L'humanité, les médecins et le travail : des changements de paradigme ?

Collection « Ad Valorem »

« AD VALOREM » s'adresse à tout lecteur universitaire, cadre, dirigeant ou autre curieux de prendre conscience des tendances économiques, techniques, sociales, culturelles et artistiques de la valeur. Riche de points de vue croisés d'auteurs et de chercheurs multidisciplinaires et internationaux, la collection propose des approches nouvelles de la valeur, dans la pluralité de ses manifestations et dans son émergence. La réflexion innovante, engageante et transverse sur le phénomène de valeur apparaît comme un formidable liant et levier pour le bénéfice des entreprises, des organisations, de la société, en faveur de l'évolution de la conscience et de la vie.
Dr. Valérie LEJEUNE, Présidente Maison Effervescence, Prof. Expert CentraleSupélec Exed, dirige la collection Ad Valorem.

OUVRAGES PARUS

Noureddine BOUDOUAZ, Valérie LEJEUNE et Daniela PESCHARD (dir.), *IA et Transports. Vers un monde autonome,* 2025.
Thierry DY, *Les profs satisfaits sont trop silencieux*, 2025.
Julien BRIOT-HADAR, Danièle HUET-KOUO et Valérie LEJEUNE (dir.), *Les apports de l'IA à la compliance. Confiance ou défiance ?,* 2024.
Gérard JANDIN, *Salariés et dirigeants en confiance, Clef de réussite et rêve pour l'entreprise,* 2022.
Virginie JACOB ALBY (dir.), *Vulnérabilités des femmes. Aux différents âges de la vie,* 2021.
Thierry CHAVEL, *Trouver sa voie. Comment faire l'entreprise buissonnière ?,* 2020.
Valérie LEJEUNE et Guy Le PÉCHON (dir.), *Le monde et la gouvernance des ETI. Création de Valeur des Conseils des ETI confrontées aux évolutions majeures du monde,* 2019
Valérie LEJEUNE (dir.), *Pour en finir avec le Coaching ?, Tel qu'on le pratique aujourd'hui,* 2018.
Catherine TRUFFERT, *L'innovation, Un pari gagnant pour les petites et moyennes entreprises*, 2017.
Heinrich ANKER, *Coévolution, culture d'entreprise et philosophie économique, Au-delà du conflit entre l'économie et la société*, 2017.
Alberto CAMPAGNOLO, *Bellezze crudeli, Traduzione e tradimento del mito della moda negli spazi museali permanent, Cruel Beauties, Tradition, translation and betrayal of the fashion myth in permanent museum spaces,* Bilingue italien-anglais, 2017.
Albert JOURNO, *La magie des justes proportions*, 2015.
Valérie LEJEUNE (dir.), *Tendances sociales et culturelles de la valeur*, 2015.
Gérard SCHOUN, *Capital Humain versus Humain Capital*, 2014.
Adélaïde DE LASTIC, *Que valent les valeurs ?*, 2014.

Catherine Montagnon

L'humanité, les médecins et le travail : des changements de paradigme ?

Découvertes, postures, démarches, de Néandertal à 1914

Préface de Marie-Pierre Samitier

L'Harmattan

Du même auteur

P.J. Dubost, C. Montagnon, *L'indispensable évolution de la formation pour savoir « produire » dans un univers changeant et à haut risque*, La jaune et la rouge, 1 sept. 2003.
C. Montagnon, *Choc de générations ou choc de civilisations ?*, La jaune et la rouge, 1 oct. 2003.
C. Montagnon, *ISO 45001 - Risk or Opportunity for Occupational health and safety*, INRS, 17 oct. 2015.
C. Montagnon & alii, *Evaluation of Occupational Safety and Health (OSH) Public Policy*, AUVA, DGUV, INRS, IRSST, IWH, NIOSH, Paris, AISS, 2017, 93 p.
C. Montagnon, C. Hubert, *S&ST en entreprise : un système de management est-il obligatoire ? Comment le choisir et le mettre en œuvre*, INRS, 1 déc. 2018.
C. Montagnon, *Le management de la santé et sécurité au travail : particularismes et évolutions*, INRS, 1 déc. 2018
B. Andéol Aussage, E. Drais, C. Montagnon, *Le management de la santé et de la sécurité au travail, levier essentiel d'une culture de prévention*, INRS, HST n° 253, déc. 2018.
C. Montagnon, *Économie circulaire : quels impacts sur la santé au travail ?*, Paris, INRS, 17 avril 2019.
C. Montagnon & alii, *Économie circulaire : un exercice de prospective pour identifier les enjeux en santé et sécurité au travail*, septembre 2019, Références En Santé Au Travail, n° 159.
C. Montagnon & alii, *Économie circulaire en 2040 : quels impacts en santé et sécurité au travail*, Paris, INRS, 11 septembre 2019.
C. Montagnon, *Économie circulaire et risques professionnels*, 11 déc., Paris, INRS, 2019.

Image de couverture réalisée par Catherine Montagnon. Ce travail a été mené à l'aide d'outils de dessin informatiques et à partir des descriptions et informations recueillies dans les archives consultées.

5-7, rue de l'École-Polytechnique - 75005 Paris

www.editions-harmattan.fr

ISBN : 978-2-336-57032-7
EAN : 9782336570327

Dépôt légal : janvier 2026

COMITE SCIENTIFIQUE

Heinrich ANKER, Doktor in Volkswirtschaft - Consultant en philosophie et culture d'entreprise, Bern

Viviane de BEAUFORT, Professeure de droit ESSEC BS - Chaire Jean Monnet de l'Union Européenne en gouvernance responsable - Directrice du Centre Européeen de Droit et Economie – ESSEC BS

Noureddine BOUDOUAZ, Diplômé de Télécom SudParis et titulaire d'un DEA en modélisation mathématique – Directeur des Etudes Bachelor à l'IPSA, en charge de la qualité pédagogique en adéquation avec les besoins du secteur aéronautique.

Christine CHIRAT, Professeure en Génie des Procédés, Head of Research Group Biorefinery Grenoble INP PAGORA, Vice-Présidente CEVU

Daniela CIRIGLIANO-PESCHARD, Docteure en Astrophysique, Docteure en Physique, Enseignante, Chargée de l'Innovation et de l'Entreprenariat, Institut Mines Télécom-Paris

Didier DELAIGUE, Docteur Ingénieur Ecole nationale des Ponts et Chaussées/Ecole Polytechnique – Président NEOSTRATA Consulting, Prof. Expert CentraleSupélec, ESSEC, HEC, Sciences Po.

Paola DUPERRAY, Docteure en Sciences de Gestion, Maître de Conférences à l'Université Catholique de l'Ouest - Coaching de Dirigeants

Karine EVRARD SAMUEL, Professeure en Sciences de Gestion, Grenoble INP CERAG, Vice-Présidente UGA (Université Grenoble Alpes)

Laurent GAUTIER, Professeur de Linguistique Appliquée, Vice-Président délégué à la valorisation de la recherche, Directeur du Centre Interlangues

Tamal GHOSH, Professor Honoris Indian Institute of Technology, Dr. Ecole Polytechnique Montréal - Vice CEO OMYA Asia Pacific

Brahim GHRIBI, Docteur Paris School of Business, University of Ottawa - Directeur des relations gouvernementales et publiques pour l'Afrique Moyen-Orient, Nokia

Danièle HUET-KOUO, Ingénieure en Management des Organisations – Consultante Internationale Afrique de l'Ouest - Membre d'honneur de Femmes Ingénieures

Adélaïde de LASTIC, Docteure en Philosophie EHESS, Chercheuse associée Institut Jean Nicod – Consultante RSE & Éthique en entreprise

Danielle LECOINTRE-ERICKSON, Docteure en Sciences de Gestion, Maître de Conférences en Marketing Digital à l'Université d'Angers

Valérie LEJEUNE, Docteure en Génie des Procédés et en Business Administration – Présidente Maison Effervescence, Prof. Expert CentraleSupélec Exed, Intervenante IPSA - Actrice

Séverine LE LOARNE LEMAIRE, Professeure en Sciences de Gestion, Grenoble Ecole de Management, Académie Leader GEM Power – Présidente de l'incubateur les Premières AURA

Guy Le PÉCHON, diplômé de l'École Polytechnique, CEO Partner de Gouvernance &Structures - Consultant en Gouvernance des sociétés dont numérique

Stéphane MALO, Docteur en Sciences de Gestion, Assistant Professor in Creativity & Innovation Management, American University of Paris

Ryane MERALLI-BALLOU, Docteure en Droit - Présidente du Think-Tank proprietes-immaterielles.org - Consultante en Droit de la Propriété Intellectuelle et Nouvelles Technologies au Cabinet Mosaik

Catherine MONTAGNON, Docteure en sciences des organisations Paris Dauphine et Ingénieure diplômée de l'École Polytechnique - Direction générale de l'Institut National de Recherche en santé au travail

Guillaume RAVEL, Docteur-Ingénieur en Physique de l'Université de Grenoble, chargé des partenariats et de la valorisation à la Direction des Energies du CEA- ancien auditeur de l'IHEST, membre fondateur de l'association Humanisme et Performance, et membre du Conseil de surveillance de la Fondation Maison des Sciences de l'Homme

Catherine TRUFFERT, Docteure en Géologie - Présidente Iris Instruments BRGM

Catherine VINDEVOGHEL, Docteure en Chimie Analytique, Université Paris VI - Conseil en développement des organisations et excellence opérationnelle – Site Manager NOVASEP

Tairan WANG, Docteur en Génie Industriel, Ecole Centrale Paris - Manager Consultant - Data & Technology Transformation - AI Analytics & Automation - IBM Global Business Services

Sarah YARMOHAMMADI, diplômée d'HEC Paris, Chef d'entreprise, Consultante en stratégie et Gestion de Projet et de Programme - Membre de Comité d'organisation de l'institut G9plus.

AVERTISSEMENT

Malgré tout le sérieux des recherches effectuées et le croisement systématique des informations recueillies, des imprécisions, erreurs ou approximations pourraient encore subsister, notamment en raison du nombre de langues différentes utilisées dans les archives compulsées.

PREFACE

La médecine du travail fait son chemin, semé d'embuches et porteur d'une histoire bien curieuse. Catherine Montagnon nous en illustre l'essentiel. D'un papyrus de l'ancienne Egypte qui fait la première description d'un lumbago aigu survenu lors de la construction d'une pyramide, aux ordonnances des médecins de la Guerre de 1914 qui décidaient de l'envoi sur le front des jeunes garçons, en passant par Hippocrate : toute la médecine du travail dans le passé nous éclaire pour appréhender celle de demain.

Les pages de ce livre nous révèlent, dans le contexte du travail, les causes des accidents, leurs conséquences, et comment les êtres ont été soignés au cours des siècles, partout dans les pays où les archives permettent d'accéder aux connaissances...

Ce sont les prémisses des médecins d'entreprise qui sont là développées dans cet ouvrage. Ceux qui travaillent y puiseront des références qui leur parleront de leur vie consacrée en grande partie à leur métier. Et tous les lecteurs plongeront avec intérêt dans les questions de santé au travail telles que les archives peuvent nous les restituer, dans les temps qui précèdent la Première Guerre Mondiale, période charnière de l'Histoire.

Il n'était pas encore question de risques psychosociaux, d'amiante, de troubles musculosquelettiques... mais déjà sous d'autres termes et dans bien des langues -dont certaines aujourd'hui mortes- de « goutte » et d'arthrite, de calculs biliaires, ou encore de tuberculose. Comment les observations anatomiques étaient-elles annotées ? Comment les diagnostics et les pronostics étaient-ils établis ? Quels remèdes étaient-ils utilisés et comment ont-ils évolué ?

Aujourd'hui, la prévention des risques professionnels s'élabore progressivement et participe à l'élaboration de l'histoire des sciences sociales et humaines. Dans ce cadre, la médecine du travail pourra jouer un rôle plus actif, qui ne se limitera pas au rendez-vous annuel prévu par le droit. Dans un monde qui compte de plus en plus de malades chroniques au travail, du fait de l'augmentation par exemple du diabète et de l'obésité, le médecin du travail occupera une place grandissante pour mieux accompagner les salariés. Le suivi de ceux qui travaillent permettra à l'Assurance maladie d'être gagnante dans un maintien des comptes publics à l'équilibre que l'on espère atteindre un jour. Outre l'amélioration de la santé de ceux qui travaillent, l'Etat en tirerait grand bénéfice.

Puisse le livre de Catherine Montagnon, laquelle s'engage avec courage et passion sur ce chemin, enrichir notre compréhension de la médecine du travail, afin d'anticiper son évolution dans un monde où la globalisation jouera un rôle encore inconnu…

Marie-Pierre Samitier
Journaliste spécialisée en santé pour l'audiovisuel public
Ecrivain, auteur de nombreux livres consacrés à la santé
Membre du COD, le Comité d'Orientation de Santé Publique France (2016-2025)

Remerciements

Ce travail aurait-il pu aboutir s'il ne m'avait été inspiré, si je n'avais été soutenue et comprise ou si je n'avais trouvé écoute attentive à mes questions et réponses éclairées et aux accents différents lors d'échanges multiples?

Avec des "si" qui se sont révélés fructueux, le premier tome de cet ouvrage a fini par voir le jour.

Je remercie les membres internationaux des groupes de travail de l'ISO sur la norme internationale ISO 45001 traitant de la santé au travail. Ces échanges toujours intenses, parfois même houleux, m'ont permis d'appréhender l'importance de l'histoire de la médecine dans les différents pays occidentaux. Ils m'ont permis aussi de mesurer son impact sur la culture de chacun, sur les méthodes de prévention proposées par les différents pays et sur leurs différentes approches de la notion de « risque ». Ils m'ont montré l'importance d'une meilleure connaissance de ces cultures pour anticiper le futur. Ils m'ont aussi conduite à défendre âprement la notion **d'opportunités pour la santé au travail** qui ne saurait se confondre avec une simple opportunité économique. Je citerai tout particulièrement Mmes Maureen Gillet, Christelle Hubert, Barbara Libowitzky, Florence Saillet, Sally Swingewood, Nancy Leppink, Mrs Thierry Lannuzel, Eckehard Bauer, Martin Cottam, Uwe Marx, Eckhard Metze, Antonio Terracina, Leonardo Omodeo Zorini, et tous les autres membres français et internationaux qui ont démontré la puissance d'un travail en équipe multiculturelle ....

Je veux souligner aussi les disponibilités de Mme Monique Rabussier, de Mr Pierre-Yves Montéléon, de Monsieur Ronald Schouller qui m'ont été précieuses. Je les remercie pour leurs apports qui m'ont permis de poser les premières briques de ma réflexion.

Enfin, je remercie les membres de ma famille pour leur soutien indéfectible, Charlotte, Marc-Antoine, Mathurin, Adrienne et Marius ainsi que mes deux relecteurs assidus et précieux, Simone et Patrick.

SOMMAIRE

Introduction

Travail, perception et prévention, de l'antiquité à demain

Globalement, ce n'est que récemment que les scientifiques du domaine économique et social se sont intéressés à la santé et à la sécurité au travail[1]. Pourtant, depuis l'antiquité et encore plus depuis l'après-guerre, divers acteurs se sont battus pour les travailleurs et leurs conditions de travail. L'historienne Catherine Omnès, et la sociologue Laure Pitti [2] soulignent aussi que l'émergence de ce sujet, a été éclipsée par sa synchronie avec de grandes catastrophes environnementales ou sanitaires (Tchernobyl, sang contaminé, vache folle), comme si la couverture assurancielle des accidents du travail et des maladies professionnelles (réparation) pouvait en faire oublier leurs gravités, leurs séquelles et les besoins en prévention qui en résultent. La crise du COVID 19 que le monde entier vient de traverser a également montré des décisions gouvernementales et des prises de position individuelles aux multiples facettes : assurer un minimum de pérennité économique, mettre la priorité sur la santé des populations, sacrifier sa vie pour en sauver d'autres, etc. Quel sera l'avenir du travail et de son organisation après cette épidémie ?

En 2010, Danièle Carricaburu et Emmanuel Henry expliquaient que plusieurs questions de santé au travail s'étaient déjà imposées publiquement sur des sujets comme l'amiante, les troubles musculosquelettiques ou les risques psychosociaux, portées par l'impact de ces risques sur la santé publique et leur publicité par les médias. Ils notaient aussi un frémissement[3] de la prise en compte de la santé et sécurité au travail dans le monde des sciences humaines et sociales. Enfin, ils précisaient que cette publicisation de certains risques professionnels n'avait pas conduit à une appropriation sociale des enjeux structurant les questions de santé au travail. On remarque notamment, parmi les travaux présentés lors de journées d'étude sur la santé au travail[4], *les travaux d'Alain Corbin[5] sur les nuisances industrielles[6], d'Alain Cottereau[7] sur la santé des ouvriers, de Laura Lee Down, sur les surintendantes d'usine, de Michel Gollac et Serge Volkoff sur les conditions*

[1] Carricaburu (Danièle), sociologue, et Henry (Emmanuel), politiste, *Méconnaissances de la santé au travail*, Paris, revue Sciences sociales et santé -Vol. 28 , 2010, p. 5 - Article disponible en ligne à l'adresse : https://www.cairn.info/revue-sciences-sociales-et-sante-2010-2-page-5.htm

[2] Omnès (Catherine), historienne, et Pitti (Laure), sociologue, *Cultures du risque au travail et pratiques de prévention*, La France au regard des pays voisins, Rennes, PUR, 2009, p 163.

[3] Carricaburu (Danièle), *Op. Cit.*, p. 7

[4] Henri (Emmanuel), *Santé au travail. Quels nouveaux chantiers pour les sciences humaines et sociales ?* Grenoble, coll. Cahiers Risques Collectifs et Situations de Crise, 2008, CNRS-MSH Alpes.

[5] Buzzi (Stéphane), Devinck (Jean-Claude), et Rosental (Paul-André). *La santé au travail. 1880-2006*, Paris, La Découverte, 2006, 120 p.

[6] Corbin (Alain), *Le temps, le désir et l'horreur : Essais sur le XIXe siècle*, Flammarion, 2014, 244 p.

[7] Cottereau (Alain), Grenoble, *L'usure au travail*, CNRS-Publications de la MSH-Alpes, Juin 2008, 266 p.

de travail, de Madeleine Rebérioux sur les enjeux de santé dans le mouvement syndical[8].

Aujourd'hui le monde du travail est à l'aube de changements importants et incertains au niveau mondial : que deviendra-t-il ? La chaîne de valeur va-t-elle continuer à se mondialiser et les métiers à se spécialiser ? Quel est l'avenir des GAFA[9], NATU[10] ou plus globalement des « géants du web[11] » et quel sera leur rôle dans l'évolution de la plateformisation génératrice (entre autres) de la parcellisation du travail ? L'industrie du futur se développera-t-elle entraînant robotisation, mécanisation, intelligence artificielle avec les conséquences positives ou négatives en fonction de leur usage ? Les épisodes épidémiques tels que celui que nous venons de traverser vont-ils se répéter régulièrement comme l'ont prédit les épidémiologistes ? Le nouveau modèle de l'économie circulaire va-t-il l'emporter face aux dérèglements climatiques et à la rareté des ressources ? La plateformisation va-t-elle se pérenniser avec son cortège de nouveaux risques ? Le travail à domicile va-t-il se généraliser ? Comment le travail sera-t-il perçu demain par tous, travailleurs, gouvernants, financiers ? Quel sera le rôle des médecins ? Celui des syndicats ? Des gouvernants ? Quel sera le pouvoir de la presse ? Des réseaux sociaux ?

Telles sont les questions qui sont posées ici.

La démarche prospective, utilisée pour rédiger ce document, s'appuie sur six variables identifiées et présentées dans le document. Ces variables, éclairées par la narration du passé, nous permettront ensuite d'envisager différents scenarii pour la santé et la sécurité des travailleurs.

L'histoire et le devenir de la santé au travail, en France comme ailleurs dans le monde ne peuvent se contenter de s'attacher à la lente évolution et/ou à la peut-être future révolution de la médecine du travail. Ils sont le fruit de la conjonction de multiples courants et de cultures différentes développées par diverses civilisations. Ces courants, parallèles, parfois en phase, parfois en opposition, ont été, tout au long de la longue histoire de l'humanité, initiés et portés par un nombre important d'acteurs :

- Les médecins (du travail), créateurs de savoirs et de connaissances, ont été les ambassadeurs d'idéologies et se sont concentrés sur les atteintes à la santé, mais parfois aussi sur sa préservation et la prévention attenante. Les progrès de toutes les branches médicales, l'intégration de la médecine du travail dans une vision multi disciplinaire, l'intégration de la prévention dans une recherche de la santé au travail, plus proactive, laissent présumer d'un

---

[8] Omnès (Catherine) et Pitti (Laure), *Op. cit.*, p 161.

[9] L'acronyme GAFA désigne quatre des entreprises les plus puissantes du monde de l'internet : Google, Apple, Facebook et Amazon

[10] NATU correspond aux initiales de Netflix, Airbnb, Tesla et Uber. Il regroupe les sociétés symboliques du phénomène de plateformisation ou ubérisation.

[11] Les « géants du Web » comprennent la quinzaine d'acteurs d'Internet d'envergure mondiale, dont les GAFA, NATU mais aussi Alibaba, LinkedIn, Microsoft, Twitter, Uber, Yahoo, etc.

changement de paradigme. Cette évolution est à rapprocher de la pénurie de médecins, de la lourdeur administrative des systèmes sur lesquels ils s'appuient. Les scenarii possibles sont donc bien différents selon les hypothèses sur le futur de la médecine du travail. Quel sera le rôle futur des médecins ?

- Les travailleurs ont été portés de tous temps par leur perception de la valeur « travail », mus par leurs attentes et leurs besoins vitaux, moraux ou construits par le « marketing social. » Ces valeurs éthiques ou religieuses et nombre de ces besoins sont aujourd'hui profondément remis en question et pourraient faire l'objet d'importantes mutations. Quelle a été leur perception des risques dans l'histoire, quelle sera-t-elle demain ?
- Les syndicats, dont l'histoire a réellement commencé au XIXe siècle, ont beaucoup agi pour la prévention des risques professionnels. La diminution du nombre de leurs adhérents remettra-t-elle en cause leur représentativité et leur pouvoir à agir, malgré les lois dictées aujourd'hui par la finance ? Les événements climatiques, de nouvelles épidémies, la raréfaction des ressources, leur redonneront-ils du pouvoir ? La prévention des risques professionnels sera-t 'elle toujours défendue aussi âprement qu'elle l'a été ?
- Les « gouvernants » défendent ou cherchent à faire grandir leurs peuples, leurs territoires, leur pouvoir et/ou leur richesse au travers d'une culture partagée, de lois ou de règles organisationnelles. Ils ont aussi trouvé une voie d'expansion et de renforcement de cette volonté au travers de différentes colonisations. Comment agiront-ils face à une mondialisation qui, bien que considérée comme inéluctable par certains est aujourd'hui controversée par d'autres modèles économiques comme l'économie circulaire ainsi que par de nombreuses peuplades qui voient leur environnement massacré et leurs coutumes disparaître ? Les mouvements épars en faveur de l'environnement deviendront-ils suffisamment forts pour changer voire faire converger les forces politiques en présence ?
- Les cadres et dirigeants d'entreprise, appliquant l'idéologie de leur pays, de leur religion, les modes de gestion « en vogue » développent différents modes de travail. Modes de travail qui sont tous amenés à être revus face à la nouvelle révolution numérique déjà en cours. Quelle sera la gestion « industrielle » de demain ? Que deviendra l'artisanat ?
- Les ingénieurs, les hygiénistes, les ergonomes, à la recherche des meilleures formes de production, ont, grâce au nombre et à la qualité de leurs observations, intégré au cœur de leur réflexion les freins à cette productivité que sont les souffrances humaines et les capacités physiques ou psychologiques des travailleurs. Aujourd'hui, ingénieurs, ergonomes, hygiénistes ont l'opportunité de mieux travailler ensemble pour un même objectif : la préservation voire l'amélioration de la santé au travail. Comment l'intelligence artificielle et la réalité virtuelle feront-elles évoluer leur regard ?

- Enfin, on n'oubliera pas le rôle des statisticiens et épidémiologistes qui ont alerté (et alertent encore) tous les acteurs susmentionnés et leur ont donné (et donnent encore) des éléments leur permettant d'asseoir leurs pouvoirs de conviction sur les actions prioritaires à mener sur une grande échelle.

L'histoire de la médecine du travail, corrélée, entre autres, à celle de la médecine est longue, parfois tumultueuse, parfois controversée et son avenir incertain. Des scenarii contrastés sont donc envisagés.

Après avoir pratiqué l'intervention magique voire mystique, les médecins, sujet de cet ouvrage, sont passés aux diagnostics, aux soins puis à la médecine préventive et enfin prédictive[12]. Petit à petit, et avec l'apparition du travail comme nécessité sociale, ils ont également intégré celui-ci comme cause d'accidents et de maladies professionnelles. Depuis le XXe siècle le médecin du travail (et plus généralement le service de santé au travail), est, lorsqu'il existe, un des acteurs essentiels de la santé et de la sécurité des travailleurs. Aujourd'hui, les progrès de la médecine, la présence de différents acteurs de la prévention de plus en plus spécialisés et complémentaires, se combinent avec force à l'intégration d'une vision positive de la santé et de la sécurité au travail.

La santé au travail, quant à elle, a ainsi subi une longue évolution et ce quel que soit le prisme d'observation, celui des médecins, des travailleurs, des syndicats, des savants, des « managers » ou des gouvernants. Aujourd'hui, quel que soit le scénario envisagé, il reste à identifier les opportunités pour la santé au travail et à en tirer parti.

Avertissement – Cet ouvrage n'a pas pour objectif d'être exhaustif mais de démontrer des tendances lourdes et des ruptures possibles dans l'évolution de la médecine du travail. Il ne traite pas, de la médecine des gouvernants ni de celle des « gens de mer » au service direct des souverains. Ces sujets, importants mais spécifiques, seront abordés dans les tomes III &IV.

---

[12] Grâce aux statistiques, aux études épidémiologiques, et aux bases de données sur la santé rendues disponibles aux médecins.

Chapitre I

La préhistoire et l'Egypte antique

Les paléoanthropologistes [13] ont démontré que plusieurs pratiques médicales existaient déjà au Paléolithique[14].

De nombreux savants travaillant dans l'une des grottes ayant abrité des Néandertal, dont celle de Krapina en Croatie ont prouvé que des manipulations et des soins dentaires avaient été effectuées [15]. Le docteur Davorka Radovčić [16] nous explique aussi que la découverte d'un crâne d'homme trouvé dans la caverne de Krapina prouve qu'un homme victime d'un violent coup porté à la tête et tombé dans le coma a été soigné comme le prouvent les signes de reconstruction osseuse. De plus, c'est dans le tartre d'une dent malade que les chercheurs ont trouvé des détails sur le type de soins apportés : Néandertal savait utiliser un champignon comme antibiotique capable d'éradiquer les bactéries ainsi que l'écorce de saule comme anti-douleur aussi efficace que notre aspirine !

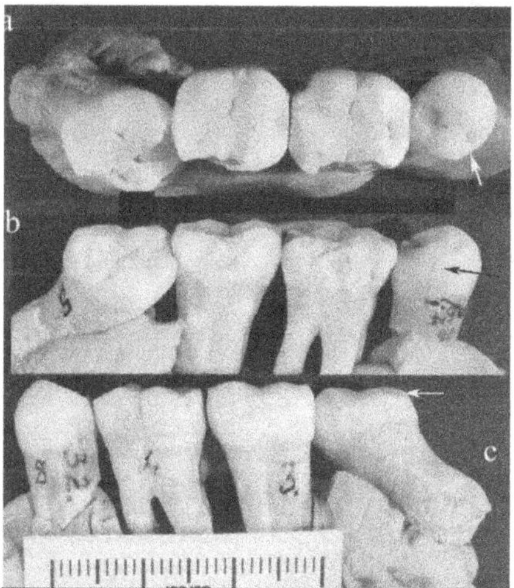

Fig. 1. Prehistoric dentistry? P4 rotation, partial M3 impaction, toothpick grooves and other signs of manipulation in Krapina Dental Person 20[15].

[13] Préhistoriens spécialisés dans l'étude des pathologies préhistoriennes à partir des squelettes et momies.

[14] Le Paléolithique comporte quatre grandes périodes: le Paléolithique archaïque qui débute il y a 3,3 millions d'années, le Paléolithique inférieur à 1,76 millions d'années et voit l'apparition de l'Homme de Néandertal en Europe et de l'Homme de Denisova en Asie il y a environ 450 000 ans, le Paléolithique moyen il y a 350 000 ans, avec l'apparition d'Homo sapiens 50 000 ans plus tard en Afrique et enfin le Paléolithique supérieur qui couvre la période de migration de Sapiens en Europe

[15] Avec l'aimable autorisation de Frayer (David W.), Gatti (Joseph), Monge (Janet), Radovčić (Davorka), *Prehistoric dentistry? P4 rotation, partial M3 impaction, toothpick grooves and other signs of manipulation in Krapina Dental Person 20*, Bulletin of the International Association for Paleodontology, Volume 11, Number 1, 2017, p. 1. https://www.researchgate.net/publication/317772956_Prehistoric_dentistry_P4_rotation_partial_M3_impaction_toothpick_grooves_and_other_signs_of_manipulation_in_Krapina_Dental_Person_20

[16] Musée d'histoire naturelle croate. Département de géologie et de paléontologie.

La trépanation[17] aurait été utilisée depuis le Mésolithique[18]. Les savants proposent plusieurs raisons à ces interventions chirurgicales comme le nettoyage des traumatismes crâniens avec enfoncement, la guérison des céphalées, méningites et convulsions (considérées comme possession par des mauvais esprits).

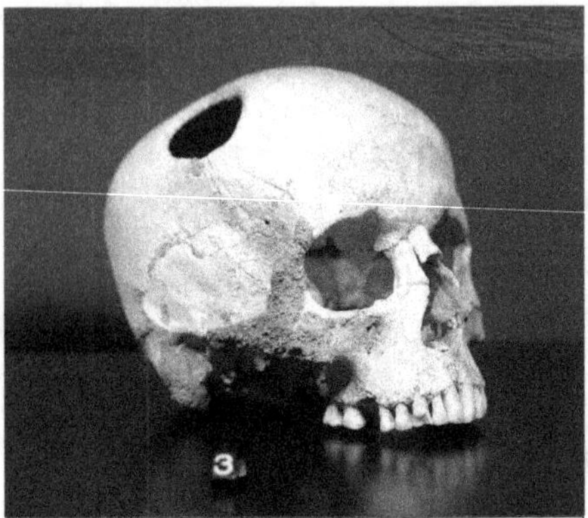

Fig 2. *Crâne trépané d'une femme - Tombeau 3 Corseaux - En Seyton.* 3500 AV. J.-C. Ph. du 23 sept. 2006, auteur : Rama. Sous licence Creative Commons.

Des fouilles réalisées sur site de Mehrgarh au Pakistan ont permis de dévoiler une véritable nécropole[19]. Les 4000 dents étudiées présentent, pour onze d'entre elles, des traces de soins datant de 9000 ans. Ces soins dentaires perforants ont été effectués du vivant du patient sur des caries à l'aide d'un petit perçoir en bois ou en os[20].

Plus étonnant encore, la découverte, en 1991, de la momie d'Ötzi[21] ou « homme des glaces[22] » démontre la présence de tatouages[23]. Cet homme, qui vivait entre la fin du Néolithique[24] et l'âge de bronze, a été tatoué par incisions de l'épiderme, sur lequel était ensuite frotté un mélange de charbon végétal et d'herbes pour les rendre permanents. Ces petits signes, « *semblent suivre le trajet de certains points d'acupuncture, pratique thérapeutique déjà mentionnée il y a environ 5 000 ans dans l'Ayurveda (médecine indienne). L'acupuncture avait-elle cours sur le continent eurasien avant qu'elle ne soit documentée en Chine*[25] *?* »

---

[17] Dastugue (Jean), *Le diagnostic des trépanations empiriques du crâne*, Lyon, 1973, Colloque du laboratoire d'anthropologie anatomique et de paléopathologie de Lyon.

[18] Le Mésolithique est la deuxième période de la préhistoire. Elle se situe entre le Paléolithique et le Néolithique : elle débute vers -9600 avant J-C et s'achève avec l'arrivée des agriculteurs-éleveurs du Néolithique.

[19] Dix sépultures ont ainsi été découvertes.

[20] Fouilles effectuées par le professeur Andrea Cucina.

[21] Aquaron (Michèle), *Dernières nouvelles d'Ötzi, l'homme des glaces*, article paru sur hominides.com, 2008, https://www.hominides.com/html/ancetres/otzi3.php

[22] La dernière datation le place aux alentours de 5300 ans avant notre ère

[23] Zink (Albert), Samadelli (R Marco), Gostner (Paul), Piombino (Mascali), *Possible evidence for care and treatment in the Tyrolean Iceman*, Amsterdam, Elsevier, juin 2019, International Journal of Paleopathology vol. 25, p 110- 117.

[24] Période comprise entre le mésolithique et l'âge des métaux, soit entre -7000 et -2500 avant J. C.

[25] Aquaron (Michèle), *Op. cit.*, p.1.

Albert Zink [1], généticien et directeur du centre de recherche européen Eurac explique ainsi que « *ces tatouages auraient pu être associés à des traitements destinés à soulager la douleur ... et avoir un rôle thérapeutique, prophylactique, religieux ou symbolique* [26] .» L'article du laboratoire de recherche va plus loin : « *Les divers problèmes de santé d'Ötzi, articulaires, gastro-intestinaux et les calcifications artérielles correspondent à l'emplacement et au nombre de tatouages. De plus et compte tenu de la découverte de champignons et de plantes médicalement efficaces, comme le polypore de bouleau ou la fougère dans son système digestif, nous suggérons que les soins et le traitement étaient déjà courants à son époque*[27] .»

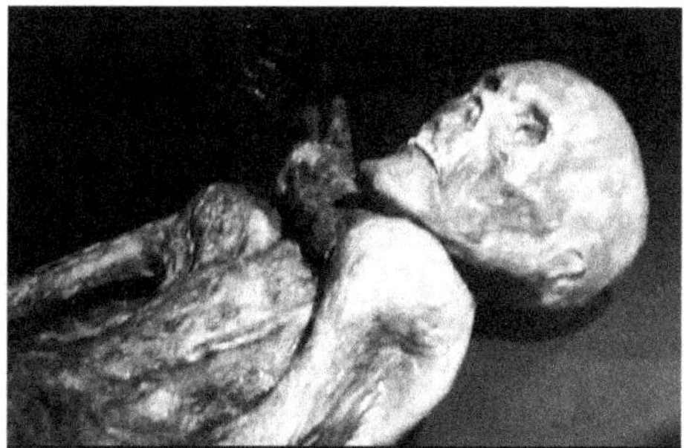

Fig. 3. Reconstitution de la momie d'Ötzi[26] telle que présentée au musée de Préhistoire de Quinson, Alpes-de-Haute-Provence, France. 22 mai 2011, auteur 120.
Via Wikimedia Commons
Est dans le domaine public.

L'ancienne Egypte

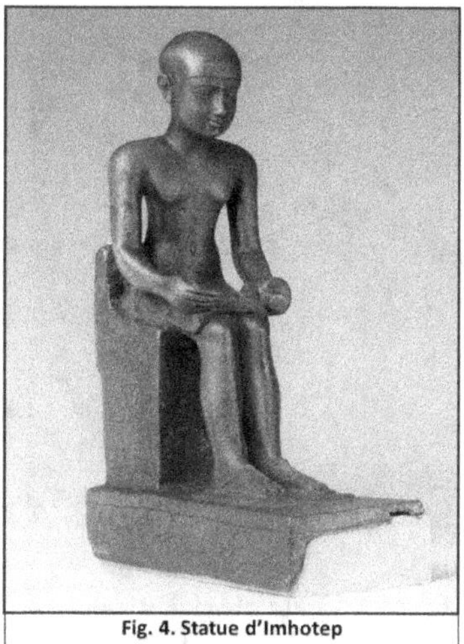

Fig. 4. Statue d'Imhotep
Musée métropolitain d'art, CC0
via Wikimedia Commons.

L'histoire de l'Egypte du troisième millénaire avant notre ère nous présente un « premier » médecin appelé ***Imhotep***[28] dont le nom (« Ἰμούθης » en grec) signifie « celui qui vient en paix », Il est considéré comme le fondateur « humain » de la médecine égyptienne. Homme aux multiples talents : médecin, philosophe, vizir et architecte du roi Djéser, « *il diagnostiqua et traita plus de 200 maladies... la tuberculose, les calculs biliaires, l'appendicite, la goutte et l'arthrite. Il pratiqua la chirurgie et un peu de médecine dentaire. Imhotep extrayait les remèdes des plantes. Il connaissait*

[26] Arnaud (Bernadette), *Ötzi : découverte de nouveaux tatouages sur l'Homme des glaces* , Paris, février 2015, Sciences et Avenir, p.1. https://www.sciencesetavenir.fr/archeo-paleo/decouverte-de-nouveaux-tatouages-sur-l-homme-des-glaces_21768

[27] Zink (Albert), Samadelli (R Marco), Gostner (Paul), Piombino (Mascali), Op. cit., p 116.

[28] Fig. 4. Statue d'Imhotep, Musée métropolitain d'art, CC0, via Wikimedia Commons, https://commons.wikimedia.org/wiki/File:Imhotep,_donated_by_Padisu_MET_DP164134.jpg

également la position et la fonction des organes vitaux et la circulation sanguine[29] .» Il est l'auteur d'un traité médical, le papyrus Ebers[30]. Ce texte décrit en détail certaines observations anatomiques, l'examen, le diagnostic, le traitement associés à des formules magiques et le pronostic pour de nombreuses blessures. Personnage historique de la troisième dynastie, il sera ensuite associé à Thot, dieu de la connaissance et de l'écriture.

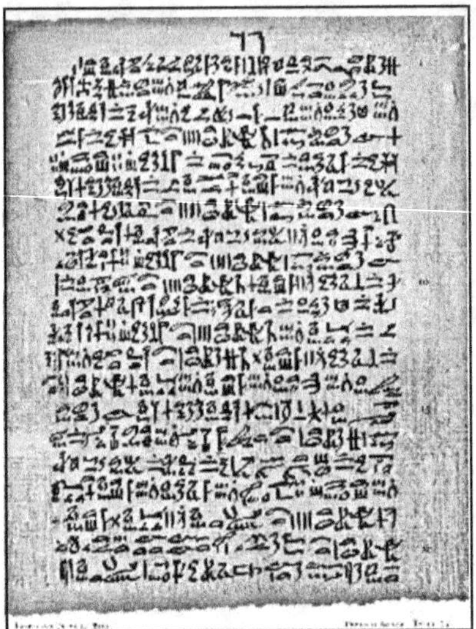

Papyrus Ebers
Bibliothèque nationale de médecine.
Découvert en Égypte dans les années 1870.
vers 1550 av. J.-C.
PDM 1.0 Scribe inconnu

La médecine de l'Égypte antique est celle pour laquelle nous possédons les documents authentiques les plus anciens comme le papyrus de Berlin, le papyrus Ebers ou encore le plafond de la salle hypostyle du temple de Dendérah.

Les diagnostics et soins sont pratiqués par des médecins spécifiquement formés et aux pratiques contrôlées. Les élèves médecins sont admis dans des écoles annexées aux temples, les « maisons de vie », et reçoivent une formation professionnelle reposant sur les livres de la collection hermétique aujourd'hui disparus, encyclopédie officielle et religieuse en 42 livres, dont les six derniers comprenaient la science médicale et qui auraient été écrits par Thot Djehouty [2]. Ces médecins vénèrent **Sekhmet,** personnifiant la puissance destructrice du soleil et maîtresse des maladies. Ainsi, un médecin initié peut-il gagner ses faveurs à condition de vaincre ses propres peurs, car, malgré sa violence, la déesse a le pouvoir de guérison.

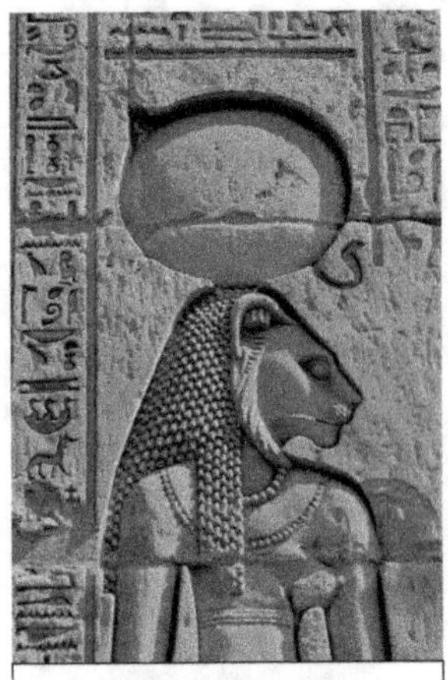

Fig. 6. Sekhmet
Temple d'Edfou
© C. Montagnon

Bien que capables d'ausculter les pulsations cardiaques en différents points du corps, ils exercent sur des bases théoriques pauvres en

[29] Zulian (Gilbert), *Peut-on ne pas avoir peur, ne pas être angoissé, ne pas déprimer face à une maladie grave*, 2010, Revue internationale de soins palliatifs, 2010/2 (Vol. 25), p. 93. Citation de Sir William Osler.

[30] Fig. 5. Papyrus Ebers de la Bibliothèque nationale de médecine. Découvert en Égypte dans les années 1870, il contient des prescriptions écrites en hiéroglyphes pour plus de sept cents remèdes. Cette prescription contre l'asthme consiste à préparer un mélange de plantes chauffées sur une brique afin que le patient puisse en inhaler les vapeurs.

anatomie et physiologie. Cependant, la pharmacopée est déjà riche et les soins nombreux. Leur art repose sur des principes qui ne sont pas sans rappeler la médecine chinoise traditionnelle.

- *Huit canaux (met) pour les souffles de vie et de mort, analogues aux huit merveilleux vaisseaux* chinois.
- *Six grands canaux-met bilatéraux, trois allant aux mains et trois aux pieds, comme les six grands méridiens bilatéraux.*
- *Vingt-deux canaux-met pour tout le corps, analogues, là encore, aux dix fonctions internes des organes et des viscères, et aux douze fonctions externes des méridiens*[31].

La pratique médicale repose sur deux postulats principaux :

- la maladie est une manifestation de la « prise de possession » du corps par des puissances surnaturelles (divinités ou esprits malins de personnes de l'entourage) ;
- le corps est une enveloppe nécessaire pour accéder à la vie éternelle, et sa destruction interdit d'y avoir accès.

Il est impératif pour chaque médecin de se conformer en tous points aux procédures enseignées et de ne pas oublier les incantations qui font partie intégrante des soins. Toute tentative personnelle, différente de l'enseignement, est considérée comme une faute grave. « *Si, en suivant les préceptes du livre sacré, ils ne parviennent pas à sauver le malade, ils sont déclarés innocents et exempts de tout reproche. S'ils agissent contrairement aux préceptes écrits, ils peuvent être accusés et condamnés à mort, le législateur ayant pensé que peu de gens trouveraient une méthode curative meilleure que celle observée depuis si longtemps et établie par les meilleurs hommes de l'art*[32]. »

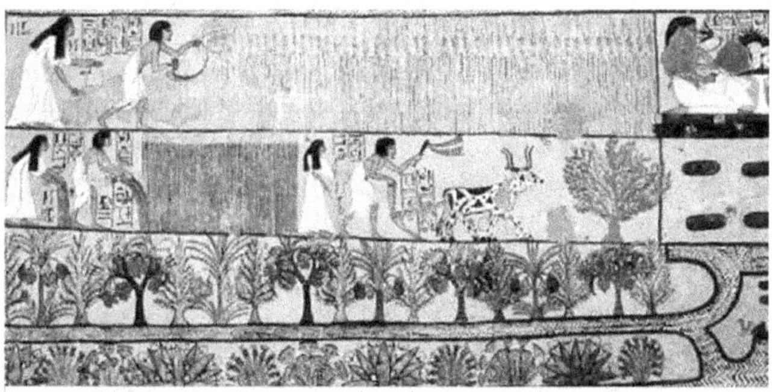

Fig. 7- Ouvriers, tombe de Sennedjem, Egypte
© C. Montagnon, 1986

---

[31] Vinel (Abel) et Pialoux (Jacques), *Médecine de l'Ancienne Egypte et Médecine Traditionnelle Chinoise*, Aix en Provence, Conférence donnée au Registre européen et français de synergétique, 31 octobre 2005.

[32] Diodore de Sicile, Paris, Bibliothèque Historique, tome premier, Livre I, Seconde partie, verset LXXXII, Traduction française : Hoefer, Hachette & Cie, 1865.

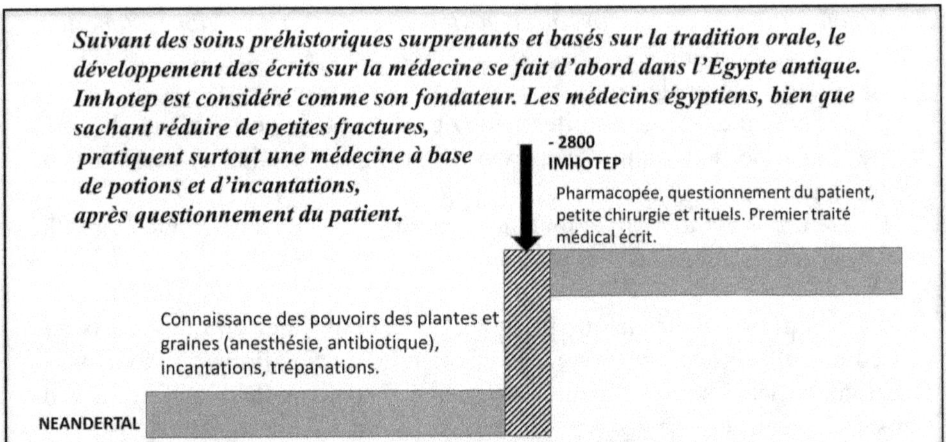

Planche I – © Catherine Montagnon – L'Humanité et le travail- Tome I - 2024

Chapitre II

Hippocrate, une rupture bénéfique

2500 ans avant J.-C. -la description et les premiers liens avec les métiers

Certaines maladies professionnelles étaient déjà dépeintes dans la Bible et dans des textes antiques. La Bible décrit ainsi les conditions de travail de l'ouvrier et les confronte à celles du professionnel de l'écriture[33].

> *Le docteur de la loi recueille la sagesse au temps de son loisir, et celui qui s'agite peu acquerra la sagesse. De quelle sagesse pourra se remplir celui qui tient la charrue, ... Tel aussi le forgeron assis près de l'enclume, et considérant le fer qu'il met en œuvre ; la vapeur du feu lui dessèche les chairs, et il résiste à l'ardeur de la fournaise. Le bruit du marteau frappe sans cesse son oreille, et son œil contemple le modèle de l'objet qu'il prépare....*
>
> Ecclésiaste– XXXVIII 25- 35

2500 ans avant J.-C. [3], ***Metm [4],*** médecin égyptien, rédigeait déjà des textes pédagogiques sur les métiers manuels, les décrivant comme harassants et même dégradants. Même si elle est écrite sous la forme classique de l'enseignement d'un père (KHETY) à son fils, la Satire des métiers est plutôt, en réalité, une caricature des difficultés que rencontraient les travailleurs manuels de l'Egypte ancienne et une apologie du métier de scribe, elle fait un ***premier lien entre pathologie et activité professionnelle***.

Metm présente ainsi le paysan[34], soumis à de lourds impôts, battu à mort s'il est convaincu de fraude, et confronté à de nombreux risques : serpents, scorpions, lions, atteintes vertébrales ... D'autres métiers sont décrits, avec les symptômes associés : l'épuisement de l'artisan-menuisier[35], les maladies transmises par les moustiques et les mouches de sable de l'arracheur de papyrus[36], le manque de sommeil du barbier[37], les attaques de lion contre le courrier[38] ou de crocodiles contre le blanchisseur[39], les doigts noircis du forgeron[40], la mort précoce du jardinier[41], les reins douloureux du maçon[42], le

[33] Ecclésiaste XXXVIII, 25-37
[34] Metm, Satire des métiers, 2500 av. J.C, vers 13.
[35] *Ibid.*, vers 6.
[36] *Ibid.*, vers 8.
[37] *Ibid.*, vers 7.
[38] *Ibid.*, vers 16.
[39] *Ibid.*, vers 18.
[40] *Ibid.*, vers 4.
[41] *Ibid.*, vers 12.
[42] *Ibid.*, vers 10.

souffle brûlant du potier-sculpteur[43], les genoux et la colonne vertébrale ployés du tailleur de pierres[44], l'air confiné que respire le tisserand[45].

> *Le paysan gémit sans cesse, sa voix est rauque comme le croassement du corbeau. Ses doigts et ses bras suppurent et puent à l'excès. Il est fatigué de se tenir debout dans la fange, vêtu de guenilles et de haillons [...]. Lorsqu'il quitte son champ et rentre chez lui le soir, il arrive complètement épuisé par la marche.*
>
> Satire des métiers

1300 avant J.-C. - Ramsès II : la première médecine du travail ?

Ramsès II voulut entreprendre la construction d'un projet monumental : le Ramesseum, temple dédié à sa magnificence. Une main d'œuvre qualifiée était si nécessaire pour l'aboutissement de son projet que celui-ci décida de mettre en place un véritable service médical en charge du bain journalier des travailleurs dans le Nil, de l'examen médical régulier et des soins à apporter aux malades qui étaient alors isolés[46].

500 ans avant J.-C. – observation, analyse, diagnostic et présomptions de corrélation

Si les premiers problèmes respiratoires d'origine professionnelle (tisserands) furent dépeints par Metm, c'est ***Hippocrate*** (-460, -~370) [5, 6] qui décrivit l'asthme chez les travailleurs de métaux, les tailleurs, les cavaliers, les fermiers et les pêcheurs. C'est Hippocrate qui initia la recherche des causes des maladies et la pose d'un diagnostic fondé sur l'observation des symptômes et des signes cliniques. Contrairement à ses

> *Les foulons avaient les aines dures et indolentes, de pareils tubercules aux environs du pubis et au cil, la fièvre les prenait avant le dixième jour, La fièvre les tourmentait.*
>
> Hippocrate, Livre 4, notes 21 et 24.

[43] *Ibid.*, vers 9.
[44] *Ibid.*, vers 6.
[45] *Ibid.*, vers 14.
[46] Soubiran A, *Medical service under the Pharaos,* Abottempo 1: 19-23, 2011.

prédécesseurs, Hippocrate ne fait plus appel aux dieux pour comprendre ces causes, ni à la magie pour guérir ses patients. Son nom recouvre en fait l'œuvre d'une école médicale qui, sous le double signe du rationalisme et de l'observation, établit une approche du corps humain affranchie de considérations religieuses ou magiques. Hippocrate étudie les métiers et les gestes des artisans, pour les utiliser ensuite comme métaphores puis les analyser (Voir tome III – L'humanité et sa perception du travail).

> *A Larisse, le postillon de Palamède, âgé de onze ans, reçut un coup de pied de cheval au front, au-dessus de l'œil droit. L'os paraissait offensé. Il en suintait un peu de sang. On y appliqua une légère couronne de trépan, jusqu'au diploé. Il fut pansé en cet état. On conserva la lame interne de l'os, afin de faciliter la réparation de ce qui avait été emporté. Il commença vers le vingtième jour de se faire une tumeur près de l'oreille, avec fièvre et frissons. La tumeur augmenta et devint plus douloureuse de jour en jour. Il eut un redoublement qui commença par froid. Les yeux, le front, tout le visage, s'enflèrent. Le côté droit était le plus affecté, quoique l'enflure s'étendît jusqu'au gauche. Cela ne fut nullement nuisible. La fièvre persista ; mais elle diminua au bout de huit jours, et le malade guérit. Il fallut appliquer le feu. Cet abcès qui se forma ne doit pas être regardé comme produit par un nouveau mal.*
>
> Hippocrate, *Traité des épidémies*, Livre V, par. 16.

Il est le premier à faire un rapprochement entre les accidents et le travail et à réaliser des analyses d'accidents.

Aurait-il également initié des réflexions sur les lieux et situations de travail ? Ainsi écrit-il que pour faire un diagnostic, l'« *on doit s'attacher à connaître la position et la nature de chaque lieu. Il est certain qu'en général, l'exposition au midi est plus chaude et plus sèche que celle au nord, parce qu'elle reçoit plus directement les rayons du soleil.... Les pays maré-cageux, où il y a des lacs, humectent et donnent de la chaleur. ... L'homme y contracte de l'humidité, en ce que les productions dont il s'y nourrit sont aqueuses. L'air qu'il y respire est plus épais, parce que les eaux y sont stagnantes...* » Et plus loin, « *Toutes les maladies, si elles sont internes, proviennent du hile*[47] *ou de la pituite*[48]*; si elles sont externes, de*

[47] Le hile est un point, généralement déprimé, par où un viscère reçoit ses vaisseaux et ses nerfs. Hile du foie, de la rate, du rein

[48] L'une des quatre humeurs cardinales dont la prédominance chez un individu donnait l'un des quatre tempéraments fondamentaux. Les quatre tempéraments sont : le sanguin, le bilieux, le nerveux et le flegmatique. Il y a chez Hippocrate une dynamique saisonnière des humeurs : la pituite prédominerait pendant l'hiver, la bile pendant l'été, l'atrabile en automne

divers accidents et des plaies : outre le chaud excessif, le froid trop fort, le sec extrême, l'humide surabondant[49]. »

Hippocrate analyse les accidents, leurs causes, leurs conséquences et les soins à apporter : le coup de pied de cheval reçu par le postillon de Palamède[50]; le cordonnier qui se pique mortellement à la cuisse en perçant le cuir[51]; l'officier d'un grand vaisseau mort de gangrène, malgré le purgatif doux, après que son pouce ait été écrasé par une ancre[52]; celui qui tombe du cheval de terre cuite (four à pain), à qui on applique aussitôt une ventouse et qui a une hémorragie avec éjection de matières qui semblaient du blé écrasé[53]; le concierge de la palestre, victime d'une chute mortelle sur la tête[54]....

Hippocrate fait aussi des hypothèses sur l'apparition des maladies professionnelles et constate par exemple que l'asthme est plus fréquent dans certaines professions, comme chez le garçon qui faisait des claies (palefrenier)[55]. Il note les effets du plomb chez le mineur[56]. Il précise qu'un jeune vigneron a un engourdissement du bras droit[57] (celui avec lequel il travaillait) associé à une toux et que les cardeurs sont plus sujets à des tumeurs aux aines[58] mais il repère aussi les problèmes de dos du cuisinier[59], les engourdissements du foulon[60,61]etc.

Hippocrate observe les effets de la force centrifuge sur les muscles et les articulations des coursiers et des écuyers. Ainsi, Ramazzini (voir infra) cite Martianus, commentateur des écrits d'Hippocrate, qui précise la pensée de ce dernier et affirme **:** « *Dans la course circulaire, le corps est très agité, parce que quand un homme court en rond, la masse et le poids de son corps, portant sur un seul côté, l'affecte sensiblement et fatigue beaucoup ; aussi ce genre de course est-il capable d'épuiser le corps. Les écuyers connaissent très bien ce phénomène*[62]**.**

---

[49] Hippocrate, *Traité des maladies*, Paris, Delahays, 1855, trad. de Gardeil et de Coray, tome II, Livre II, p. 45.
[50] Hippocrate , *Traité des épidémies*, Toulouse, Fages & Cie, 1801, traduction du texte grec, Livre V, p. 436, 16.
[51] *Ibid.,* Livre V, p. 445, 45.
[52] *Ibid.,* Livre V, p. 454, 77.
[53] *Ibid.,* Livre V, p. 411, 30.
[54] *Ibid.,* Livre V, p. 437, 14.
[55] *Ibid.,* Livre IV, p. 426, 84.
[56] *Ibid.,* Livre IV, p. 413, 43.
[57] *Ibid.,* Livre IV, p. 426, 84.
[58] Hippocrate, *Traité des maladies, Op. cit.,* Livre VII, p. 539, 93.
[59] *Ibid.,* Livre V, p. 449, 52.
[60] *Ibid.,* Livre IV, p.420, 62.
[61] Le travail du foulon consiste à malaxer, à la main, avec un bâton ou avec les pieds, les étoffes baignant dans de l'eau additionnée d'argile puis d'urine, pour les feutrer, les assouplir, les rendre imperméables, puis les nettoyer et les blanchir.
[62] Ramazzini (Bernardo), *De la maladie des Artisans,* p.403, Hippocrate, *De diaeta: (du régime salutaire), Relié – 1 janvier 2003*

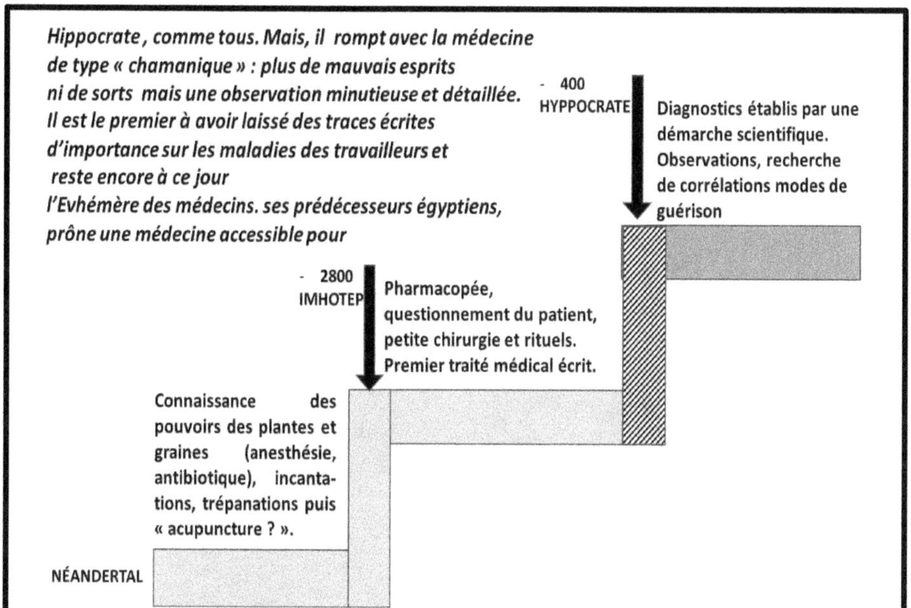

Planche II – © Catherine Montagnon – L'Humanité et le travail- Tome I - 2025

Chapitre III

L'après Hippocrate Capitalisation, renforcement des acquis et développement dans le monde

Hippocrate ayant laissé un traité médical précis et une méthodologie complète, et jouissant d'un prestige mérité, les autres médecins se contentent d'y adjoindre explications et commentaires pendant des années voire des siècles. D'autant que ses écrits sont consultables à la bibliothèque d'Alexandrie (Egypte) et à celle de Pergame (Anatolie). Pourtant, il manque à cet ouvrage des éclairages sur l'anatomie et certaines maladies ainsi qu'un regard particulier porté à des métiers.

Une trentaine d'années après la mort d'Hippocrate, Alexandre le Grand (-356, -323) entreprend ses conquêtes. Sa stratégie consiste à établir généraux et hommes de rang dans les pays vaincus et, par cette entremise, d'y diffuser la culture grecque. On peut penser que c'est ainsi que la médecine hippocratique s'est propagée au sein de cet immense empire. Cette diffusion se fait, dans un premier temps, au travers des traditions orales.

Aristote

Elève de Platon, Aristote (-384, -322) est surtout connu pour ses travaux philosophiques. Son apport à la médecine est de deux natures [7] :

- une approche philosophique accompagnée d'une vision du monde qui opposent une certitude médicale posée à partir d'observations et l'introduction de la notion du hasard qui vient la contrarier ;
- le rapprochement réalisé entre le fonctionnement organique des animaux et celui de l'homme[63].

Fils de médecin et curieux de nature, il interroge ses amis praticiens et assiste volontiers aux soins qu'ils prodiguent. Il décrit ainsi « *l'incision du bras droit afin de soulager les douleurs hépatiques, les saignements de nez, les convulsions des jeunes enfants, les maladies des yeux et les infirmités de la vue telles que glaucome, héméralopie, presbytie*[64]. »

A partir des nombreuses observations qu'il fait sur les animaux et de leur dissection, il propose des explications sur le fonctionnement humain :

« *La vie est la permanence de la respiration, permanence qui existe avec la chaleur naturelle et* ***le principe de la vie est dans le cœur***[65]*...* ***Le corps possède une âme et une chaleur vitale, chaleur créée par le cœur, organe essentiel, siège de l'âme et source de la chaleur*** *:*

– cerveau et poumons sont des organes de refroidissement,

---

[63] Aristote, *Métaphysique*, Paris, Germer& Cie, 1879, 559 p.

[64] Lombard (Jean), *Aristote et la médecine*, Paris, L'Harmattan, 2004, p.6.

[65] Société de médecins, Andrey, Caille, Chambon, Chamseru, De Brieude, Doubmet , Faure, Fourcroy, Goulin, Hallé, Huzrd, JeanRoi, Laguerenne, La Porte, Macquart, Mahon, Mauduyt, Saillant, Thouret, Verdier, Vicq Dazye *Encyclopédie méthodique de médecine*, tome III, Paris, Panckoucke, 1790, p. 255.

– la chaleur cardiaque transforme l'air inspiré en pneuma qui circule, c'est le pouls[66]. »

Il assiste également à des accouchements et se pose de multiples questions sur les fœtus et les nouveau-nés. *« L'enfant au sein de sa mère ne rend aucun de ses excréments. Ce phénomène singulier a vivement excité l'attention des physiologistes. Le méconium s'accumule pendant tout le temps de la grossesse dans le canal intestinal, qu'on en trouve lorsque l'enfant vient de naître, depuis l'estomac jusqu'à l'anus. Ces excréments sont si copieux, qu'un enfant nouveau-né en rend plus que la grandeur de son corps, et plus que les proportions ne permettraient de l'imaginer. On trouve également une grande quantité d'urine dans les fœtus qui naissent morts. Pourquoi ces différentes matières séjournent-elles ainsi dans le fœtus ? Pourquoi les organes destinés à les expulser, après les avoir contenues quelques temps, ne s'en délivrent ils pas à proportion qu'elles abondent et qu'elles s'accumulent*[67] ? »

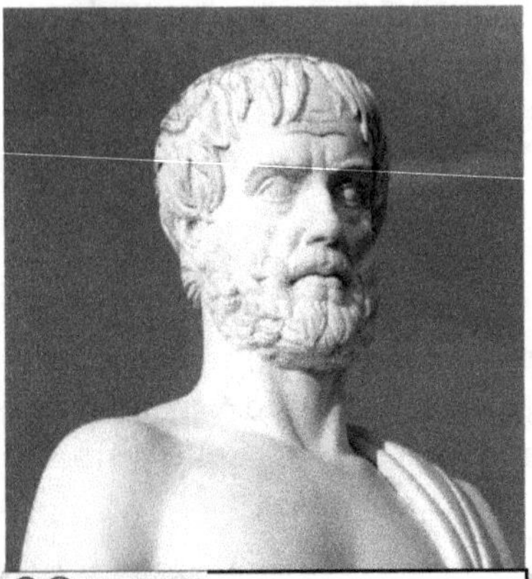

Fig. 8 – Aristote

L'influence d'Aristote[68] est immense, notamment au travers de son Ecole péripatéticienne[69] qu'il fonde à Athènes en -335. Ses pensées sur la médecine diffusent auprès des érudits de son époque et durant les siècles qui suivront.

S'ensuit, en Egypte, une courte période (-265-247), au cours de laquelle le roi Ptolémée II autorise la dissection humaine. Les connaissances acquises ne remettront pas en cause les théories hippocratiques.

Dans les pays formant l'Europe d'aujourd'hui, les celtes[70] occupent la Gaule, la Grande-Bretagne, l'Espagne, l'Autriche et la Yougoslavie. Les celtes guerroient entre eux empêchant l'unification des populations.

---

66 *Ibid.*, p. 260.

67 *Ibid.*, p. 385.

68 Fig. 8. Reprise d'une photo d'Aristote, auteur : Wilhelmy, CC BY-SA 4.0, via Wikimedia Commons, https://commons.wikimedia.org/wiki/File:Statue_des_Aristoteles.JPG

69 Terme qui indique que les philosophes enseignaient « en marchant ».

70 Les celtes sont des populations du centre ouest de l'Europe (Hallstatt).

Nicandre de Colophon

Grammairien, poète, médecin grec et prêtre héréditaire d'Apollon de Claros, Nicandre de Colophon (-250, - 170) évoque les poisons et leurs antidotes et met une emphase particulière sur la toxicité du plomb, à laquelle sont exposés, en particulier, les mineurs, les ouvriers et fondeurs, les potiers de terre, les broyeurs de couleur, les peintres, les verriers, etc. : « *considérons l'odieux breuvage où se mêle, éclatante de blancheur, la funeste céruse*[71]*... Si l'on en boit, au-dessus des mâchoires, et là où se rident les gencives, l'écume étale son enduit astringent ; la masse de la langue offre une surface rugueuse, et, dans ses profondeurs, la gorge se dessèche. Puis, c'est une toux et une expectoration sèches... tantôt, devant ses yeux, errent de trompeuses images, tantôt il a le corps saisi d'une torpeur glaciale : devenu incapable de remuer bras et jambes, il succombe à la fatigue qui le dompte. Tends-lui sur l'heure une coupe d'huile d'olive, tirée de la prémadia, de l'orchade ou de l'olive-myrte, si tu veux que son estomac, lubrifié, rejette le poison. ... Il y a encore les fleurs du coudrier ou du prunier, ou ceux que l'orme, en abondance, distille toujours sur ses jeunes rameaux ; fais-les fondre dans de l'eau chaude avec ceux de la gomme, en guise de remède, si tu veux qu'il vomisse une partie du poison et que, dompté par l'eau bouillante, il neutralise l'autre, quand la sueur lui aura trempé le corps ...Que la litharge*[72] *source de souffrances n'échappe point à ta sagacité, quand une odieuse lourdeur s'abat sur l'estomac et que les gaz, dans leur ronde, entourent le milieu du nombril en grondant ; on croirait la colique si difficile à vaincre, qui dompte les hommes en les frappant de douleurs subites. Les urines du patient ne s'écoulent plus et ses membres se gonflent, cependant que son teint prend un aspect de plomb. ...Fais griller ensemble le poivre et la rue*[73]*, puis réduis-les en poudre dans du vin pour écarter le mal terrible ; administre également des bourgeons de henné dans leur fleur nouvelle, ou le fruit qui vient de naître dans le calice du grenadier, un fruit encore fleuri*[74],[75] *.*»

---

[71] Blanc de plomb, pigment synthétique blanc opaque à base de plomb, ajoutant un pouvoir siccatif dans les peintures à l'huile.

[72] Forme minérale naturelle de l'oxyde de plomb.

[73] Plante herbacée à fleurs jaunes de la famille des rutacées, utilisée comme antidote.

[74] Colophon (Nicandre de), *Theorica; Alexi pharmaca, Parisiis, trad. Joannis Parisiensi*, Guil. Morelium, 1557, 306 p.

[75] Jacques (Jean-Marie), *Les « Alexipharmaques » de Nicandre*, In: Revue des Études Anciennes. tome 57, 1955, n°1-2. pp. 5- 35; doi : https://doi.org/10.3406/rea.1955.3519 https://www.persee.fr/doc/rea_0035-2004_1955_num_57_1_3519.

Aulus Cornelius Celsus

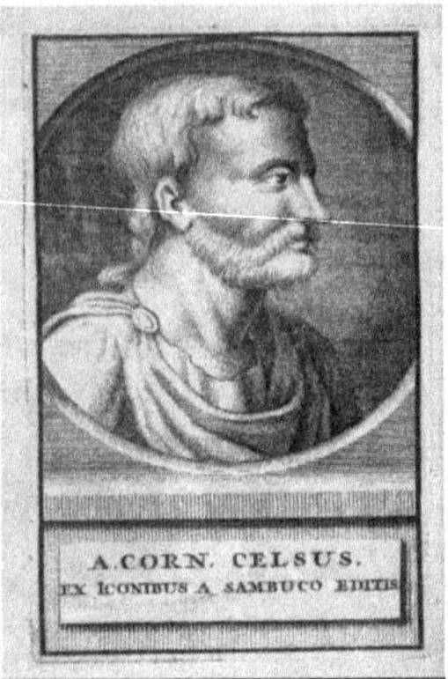

Fig. 9 - Celsus

Encyclopédiste et médecin romain, Celsus [76] (environ 1er siècle avant J.-C.) nous a laissé le premier traité de médecine latine en huit livres, le :« *De re medica* »[77].

Il récapitule les connaissances accumulées depuis Hippocrate et classe les maladies en trois catégories : les maladies curables par le régime ; les maladies curables par les médicaments et les maladies curables par la chirurgie. Il étudie les fièvres, les dysenteries infectieuses, et les parasitoses intestinales à vers plats et à vers ronds. Il consacre également un chapitre de son ouvrage aux cancers. Lui aussi signalera les dangers liés à la céruse du plomb mais se contentera de conseiller de faire vomir promptement ceux qui en ont avalé sans décrire les symptômes liés à son absorption.

Vitruve

Marcus Vitruvius Pollio dit ***Vitruve*** (-90, 20 ap. J.-C.), architecte de Jules César, et contemporain de Celse, déconseille lui-aussi l'utilisation du plomb dans les conduites d'adduction de l'eau. Il fait également de nombreux constats sur les différentes modalités des bains et leurs bienfaits[78]. (Sur les bains romains, voir tome IV).

---

[76] Fig. 9. Celsus (Aurelius Cornelius), *De medicina libri octo,* 2ème de couverture, BIU Santé (Paris), Réf. image : 04188.

[77] Celsus (Aulus Cornelius), *De re medica*, Livre VIII, Lugduni, Tornasium & Guil. Gazaum, 1549, pp 26- 572.

[78] Société de médecins, Andrey, Caille, Chambon, Chamseru, De Brieude, Doubmet , Faure, Fourcroy, Goulin, Hallé, Huzrd, JeanRoi, Laguerenne, La Porte, Macquart, Mahon, Mauduyt, Saillant, Thouret, Verdier, Vicq Dazye, *Encyclopédie méthodique de médecine*, Paris, Panckoucke, 1790, tome III, pp 527- 597.

Lucrèce

Les maladies des mineurs sont décrites par ***Lucrèce*** (~-95, ~-55) : « *Quel souffle empeste les mineurs ! Qu'elles sont meurtrières les émanations des mines d'or ! Quels visages, quel teint, elles infligent aux hommes qui y peinent ! Ne sais-tu pas, n'as-tu pas encore vu ou entendu dire comme les mineurs meurent tôt, quelle exigence précaire mène les malheureux que la nécessité enchaîne à cette dure besogne*[79]. »

Pline l'Ancien

Ecrivain et naturaliste romain mort lors de l'éruption du Vésuve, Pline l'Ancien (23 à 79 ap. J.-C.) [8], [9] fait également quelques liens entre professions et maladies dans son Histoire Naturelle en 37 livres [10], le seul de ses ouvrages qui soit parvenu jusqu'à nous. Mais l'objet de Pline n'était pas tant de faire ces liens que d'exposer l'ensemble des connaissances de l'époque en sciences naturelles, astronomie, anthropologie, psychologie ou métallurgie. Il fait cependant mention des problèmes posés par la manipulation du plâtre[80], et par l'exposition des foulons au soufre[81].

Enfin, on trouve quelques éléments de prévention chez Pline l'Ancien : la pierre d'asso[82] pour les jambes des mineurs attaquées par les vapeurs métalliques[83], la protection des jambes et des mains avec des vêtements de cuir[84] et le port de masques en vessie de porc[85].

---

[79] Lucrèce, *De rerum natura in Lucrece, Virgile et Valerius Flaccus, œuvres complètes avec traduction en français*, Paris, Dubochet, Le Chevalier & Alii, 1849, Livre VI, verset 790.

[80] Pline l'Ancien, *Histoire naturelle de Pline avec la traduction en français*, Paris, E. Littré, 1877, livre V, chap XII.

[81] *Ibid.*, livre XXXVI chap XVII.

[82] La pierre d'Asso est une pierre tirée des mines de vitriol des montagnes voisines de Lievego, village antique proche de Trente en Italie.

[83] Pline l'Ancien, *op. cit.*, Livre XXXVI, chap XVII.

[84] *Ibid.*, chap. XXXV.I.

[85] *Ibid.*, Livre XXXIII, H.N, chap V.

Julius Pollux

Philologue et rhéteur grec érudit, Julius Pollux (124, 192 apr. J.-C.)[86] propose une vraie démarche pour les mêmes mineurs pour lesquels il conseille les ventilateurs (folles), les jambières (ocreae), les gants (chirothrices) et les masques (folliculi).

Galien

Cependant, c'est Galien (129, 200 apr. J.-C.) [11], [12], médecin de l'empereur Marc-Aurèle, qui perpétue véritablement la médecine Hippocratique et son approche systémique. S'appuyant à la fois sur la raison (*logos*) et l'expérience (*empeiria*), Galien utilise, comme son maître Hippocrate, l'observation des symptômes, de l'anatomie, des modes et des conditions physiques de travail (température, humidité, lumière) pour construire un système explicatif global. Il rapproche les observations des expériences qu'il fait lui-même. Il constate par exemple que les symptômes liés à la luxation qu'il s'est faite en s'exerçant dans l'arène, se retrouvent chez les gladiateurs dont on lui confie les soins[87] à Pergame. Il nous explique de la même façon, après avoir suffoqué dans une caverne baignée de vitriol, qu'il a observé que les ouvriers occupés à transporter cette « eau verte » à l'extérieur de la caverne pour en extraire le vitriol par dessiccation risquaient fort de périr lors de cette opération[88]. Il signe ainsi près de 500 traités sur la médecine et l'éthique, dont un sur la mortalité des hommes travaillant dans les mines de cuivre.

C'est à l'époque de Galien que se prennent à Rome les premières décisions de Santé Publique : fontaines pour la distribution d'eau propre, mise en place d'égouts et de latrines publiques, construction de thermes et de valetudinaria (établissements dc soins à l'usage des vétérans et des infirmes).

Les travaux de Galien sont repris et développés à Byzance et dans le monde musulman, tandis que la médecine connait, en Europe, une longue stagnation.

L'invasion par Rome de nombreux pays (états celtes, côte marocaine, Tunisie, Egypte, Grèce, Afrique, Irak, Perse, Germanie, Turquie) commence en -260 av. J.-C. et se poursuit jusqu'en 200 après J.-C.

---

86 Pollux (Julius), *Onomasticum*, Leipzig, Kuehn, 1824, Livre VII, chap XXXII.

87 Galien (Claude), *De l'usage des parties du corps humain*, Paris, Charles Dumesnil, 1659, Commentaire, p. 170.

88 Galien (Claude), *De antidotis libri duo ejusdem Galeni de remediis paratu faciliter liber unus, eodem Guinterio andernaco*, Interprete, Parisiis, apud Simonem Colinaeum.

A partir de 250 environ, les différentes légions, trop nombreuses, se querellent tandis que l'Empire est attaqué de toutes parts et finit par se scinder. En 313, le christianisme devient la religion officielle à Rome sous le règne de l'empereur romain Constantin qui reconstruit Byzance et la rebaptise Constantinople.

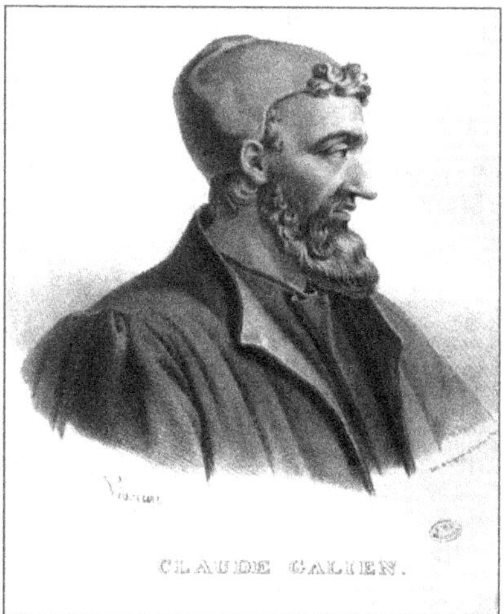

Fig. 10. Galien – Lithographie de Pierre-Roch Vigneron (avant 1872). Via Wikimedia Commons.

Les médecins de l'école d'Alexandrie, de Byzance et du monde islamique font tous de Galien [89] l'autorité médicale suprême et transforment les préceptes d'Hippocrate en dogme.

Jusqu'à la fin du Moyen Âge, le galénisme, telle une forteresse bien défendue par la scolastique et codifiée par le *Canon* d'Avicenne, domine complètement l'enseignement. Cela explique le peu d'évolution de la médecine jusqu'au XIIe siècle, son système de pensée et ses affirmations, par ailleurs largement soutenus par l'Église, ne pouvant être remis en cause.

De plus, l'invasion de l'empire romain par les barbares[90] va mettre un frein aux avancées du monde occidental. Ce sont les pays arabes qui cultiveront et feront progresser la médecine, progrès qui se propageront dans tout l'Orient avec notamment les écrits d'Asaph Hayehudi, d'Isaac Israëli, de Rahzès, ou de Maïmonide [13].

La médecine arabe

Asaph Hayehudi (VII siècle ?) - également appelé Asaph ben Berechiah ou Asaph the Physician - est mentionné dans l'ancien texte médical juif, le Sefer Refuot (« *Livre des médicaments* »). S'inspirant des théories d'Hippocrate et de Galien ainsi que de la pharmacopée décrite par Dioscoride[91], il enseigne dans les écoles de Syrie. Certains le considèrent

[89] Fig. 10. Portait de Galien. Lithographie de Pierre Roche Vigneron (vers 1865), L'auteur est décédé en 1872, cette œuvre est donc dans le domaine public dans son pays d'origine et dans d'autres pays et régions pour lesquels le droit d'auteur a une durée de vie de 100 ans ou moins après la mort de l'auteur .

[90] Les Wisigoths d'Alaric Ier (en 410) et les Vandales de Genséric (en 455).

[91] Dioscoride (Pedanius), (~ 30, ~90), médecin, pharmacologue et botaniste du sud de la Turquie, auteur du traité « *De Materia Medica* ».

comme le plus ancien écrivain médical hébreu connu[92]. Son ouvrage, *le livre d'Asaph,* propose des aperçus des médecines égyptienne, perse, babylonienne et indienne. Il comprend de nombreuses traductions en hébreu de textes grecs. Le serment d'Asaph, présenté dans son œuvre rappelle sous certains aspects le serment d'Hippocrate complété par des injonctions religieuses.

Isaac Israëli (832-930) est un médecin renommé en Tunisie, où il s'est installé. Ses travaux sont largement reconnus par ses collègues musulmans, et les cours qu'il dispense largement suivis. Entré au service du calife Ubayd Allah al-Mahdi, celui-ci lui demande de rédiger des traités de médecine[93].

C'est pendant son règne sur l'Afrique du Nord, l'Égypte et la péninsule arabique, que le septième calife de la maison des Abassides, Almanon ou Abdalla III (786, 833), décide d'organiser et de développer les sciences. Il construit une bibliothèque, s'entoure de savants et demande à Honaim, parlant parfaitement le grec, l'arabe et le syriaque de traduire Hippocrate, Aristote, Euclide, Ptolémée et Galien[94]. Ce que celui-ci fit de façon scrupuleuse favorisant ainsi la diffusion entre savants de différentes contrées.

Rahzès (854-925)**,** né en Perse mais arabe par son éducation, est considéré, par certains comme le père de la médecine expérimentale. Il étudie la médecine grecque, indienne et perse, puis syrienne, égyptienne et espagnole, lit beaucoup et s'assure de la véracité de ces écrits par les expérimentations. Nommé médecin chef à l'hôpital de Bagdad, il y organise une véritable structure, dispense son enseignement et fait ses visites accompagné de ses étudiants et assistants. Lorsqu'il veut essayer de nouveaux remèdes, il les teste sur les animaux avant de les prescrire aux malades. S'appuyant, comme Hippocrate sur des interrogatoires minutieux de ses patients et sur l'étude des symptômes, il en déduit un diagnostic et les soins appropriés. Il est le premier médecin arabe à s'intéresser à l'aspect psychosomatique de certaines maladies comme, par exemple, certaines maladies abdominales. Ses diagnostics de la variole et de la rougeole comptent parmi ses œuvres médicales les plus importantes. Sa description minutieuse et détaillée des différentes phases éruptives de la variole et leur méthode de traitement est un véritable modèle. Il décrit également la différence clinique entre les deux maladies de façon si frappante que rien depuis n'y a été ajouté.

Il est le premier à avoir décrit l'asthme, à avoir utilisé des pratiques chirurgicales innovantes ...Préfigurant les différentes approches de la santé qui verront le jour des siècles plus tard, il classe la médecine en trois catégories : la santé publique, la médecine préventive, et le traitement des maladies spécifiques.

---

[92] Rosner (Fred), Oath of Asaph - *Medicine in the Bible and the Talmud: Selections from Classical Jewish Sources*, New York, KTAV Publishing House, 1995, pp. 182- 186.

[93] Israeli (Isaac ben Salomon), *Omnia opera Ysaac in hoc volumine contenta,*1515, source Gallica BNF,420 p.

[94] Société de médecins, *Op. cit.,* tome III, p. 385.

Son œuvre la plus importante reste son encyclopédie médicale en vingt-deux volumes de médecine pratique et de thérapeutique qui fait le bilan des connaissances médicales du Xe siècle[95]. Elle contient de nombreux extraits d'auteurs grecs et hindous.

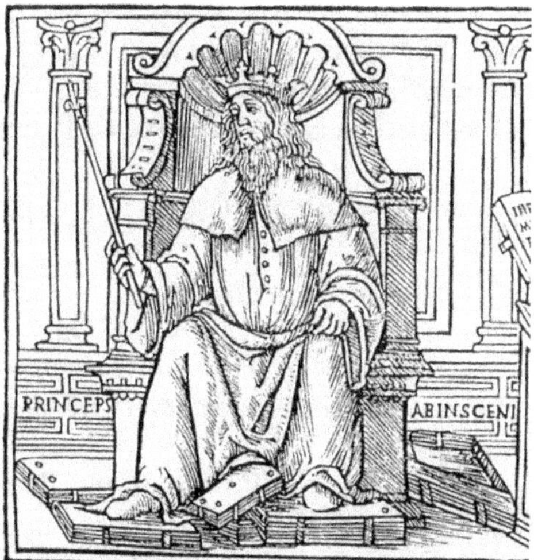

Fig. 11. Avicenne.
Édition du Canon et de son commentaire par Gentile da Foligno, Venise 1520.
Gravure sur bois, Auteur anonyme.
Photographie - M. T. d'Alverny.
Via wikimedia Commons. Est dans le domaine public.

Parmi les médecins orientaux on remarquera aussi ***Avicenne*** [96] (980-1037). Ce dernier est considéré par le monde arabe comme l'un de leurs plus grands médecins. C'est un voyageur inlassable, curieux de tout. « *Du Turkistan, à l'Irak persan, ... la multiplicité des savants avec lesquels il se met en relations, prouvent combien était puissante l'irradiation scientifique émanant de Bagdad*[97] .» Ses écrits et les soins qu'il a prodigués, sont fondés sur ses propres observations. Il place, en effet l'expérimentation en priorité afin de fiabiliser ses observations et ses déductions.

Citons, à titre d'exemple, ses travaux sur les maladies contagieuses - comme la tuberculose ou les maladies vénériennes - et leurs divers modes de propagation par l'eau, le sol, le contact. Il décrit avec minutie des maladies de la peau. Sans oublier une description pharmaceutique pour la préparation d'un certain nombre de remèdes.

Avicenne est le premier à découvrir les infections contagieuses de la membrane cérébrale, qu'il distingue des autres infections chroniques, diagnostiquant la sclérose du cou et la méningite.

---

[95] Rhazès (Mohammed Ibn Zakaria al-Razi), *Haüy seu Continens*, traduit en latin, Brescia,1486, 2 vol. in fol.

[96] Portait d'Avicenne, Fig. 11. Édition du Canon et de son commentaire par Gentile da Foligno, Venise 1520. Gravure sur bois, Auteur anonyme. Photographie - M. T. d'Alverny. Via wikimedia Commons. Est dans le domaine public. https://fr.wikipedia.org/wiki/Qan%C3%BBn_(Avicenne)#/media/Fichier:Avicenna_princeps.jpg

[97] Leclerc (Lucien), *Histoire de la médecine arabe*, Paris, Ernest Renoux, 1876, livre IV, p. 466.

Il écrivit le canon d'Avicenne, « livre des lois médicales », composé de cinq tomes, future base du code de la médecine occidentale[98] :

- Volume I- Description des principes et des théories de la médecine. Panorama de l'anatomie, de la philosophie et de la pathologie des différents organes.
- Volume II- Classification des médicaments simples par ordre alphabétique, avec description des propriétés thérapeutiques de chacun.
- Volume III- Description des maladies localisées du corps, de la tête aux pieds.
- Volume IV- Description des symptômes des maladies, les fièvres par exemple.
- Volume V- Enumération de 760 médicaments composés.

Son Canon *fut traduit en latin par Gérard de Crémone et par Alpagus et plusieurs fois imprimé. C'est à ces traductions qu'Avicenne dut de dominer l'enseignement et la pratique de la médecine en Europe pendant environ cinq siècles*[99].

Abu Marwan Abdel-Malek Ibn Abi al-Alaa Zuhr dit Aven Zoar (1091, 1162), fils et petit-fils de médecin et médecin lui-même, fait ses études de médecine, pharmacie et chirurgie à Séville, partie de l'Espagne encore sous occupation arabe à cette époque. D'origine juive, reconnu comme grand médecin, il est adepte de Galien et est adepte convaincu du bienfait des saignées mais préconise de s'appuyer sur l'expérience plutôt que sur les connaissances. Il fait ses expérimentations sur les animaux et *pose, pour maxime, que l'expérience est un guide assuré pour une pratique salutaire, et sera le fondement ou de l'absolution, ou de la condamnation en cette vie et en l'autre, pour lui comme pour tout*[100]

Après avoir essayé sur une chèvre, il propose de faire une incision sur le larynx pour nourrir les malades (ou de le faire par clystère dans l'anus) mais conseille la prudence sur les trachéotomies. Il est également le premier à décrire les symptômes du cancer du côlon[101]. Son influence sur la médecine européenne continua à se faire sentir jusqu'au XVIIe siècle, grâce à la traduction de ses ouvrages en latin et en hébreu.

---

[98] Abu Ali al-Hussein ibn-Abdullah Ibn-Sina dit Avicenne, *Kitab Al Qanum fil-Tibb - Liber Canonis revisus et ab omni errore mendaque purgatus summaque cum diligentia impressus*, Venetiis, presbyterum Bonetum Locatellum, Bergo mensem, 24 Juin 1505, 453 p.

[99] Leclerc (Lucien), *Op. cit.*, p. 472.

[100] Société de savants, *Op.cit.*, tome III, pp.442- 449.

[101] Avenzoar, *Kitab al-Tayssir fil-Mudawat wal-Tadbir* (livre de la simplification des traitements et régimes).

Moïse ben Maïmon dit Maïmonide[102] (1135, 1204) [14] a rédigé une dizaine de traités médicaux, généralement à la demande d'un haut personnage de la Cour.

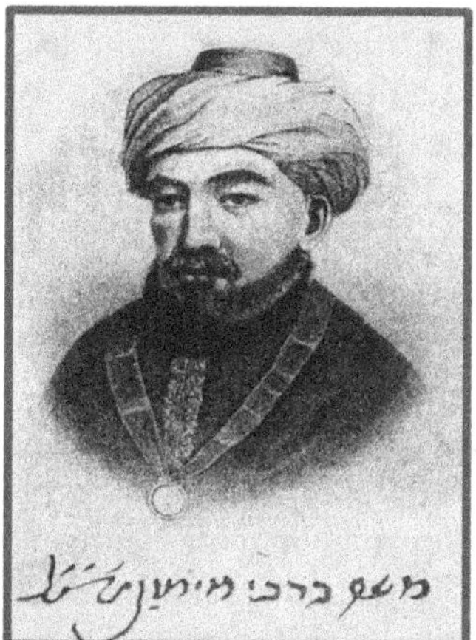

Fig. 12 - Maïmonide©

Très vite, sa réputation est assise au travers de ses écrits religieux (Michné Thora) et philosophiques (le Guide des Égarés). Ainsi, le Sultan Saladin, conquérant de l'Egypte, en fait le médecin de sa cour. On vient aussi le consulter depuis la Syrie, la Palestine, voire de plus loin encore. L'un de ses ouvrages, le « *Traité des poisons* », par exemple, fait la distinction entre les poisons injectés par des animaux et ceux ingurgités par l'homme. Ce traité fait, à huit reprises, référence à Galien dans la pharmacopée proposée. Cet ouvrage introduit un chapitre complet sur la prévention. Encore aujourd'hui, beaucoup de ses conseils sont le plus souvent pertinents : « *Aussitôt qu'un individu a été piqué ou mordu, on doit se hâter de pratiquer une ligature au-dessus de la plaie. Cette ligature doit être très-serrée pour arrêter la marche du poison, et l'empêcher de se répandre dans le corps. En même temps qu'on fera cette ligature, une autre personne devra élargir la plaie au moyen d'une incision, et avec sa bouche faire une succion aussi forte que possible, et cracher tout ce qu'elle pourrait absorber. Avant de le faire, rincer sa bouche avec de l'huile d'olive ou seule ou mêlée de vin*[103] » même si les méthodes proposées sont parfois surprenantes : « *je dirai que toute substance inconnue, plante ou chair d'un animal quelconque, dans laquelle on reconnaîtra une saveur agréable, c'est-à dire douce et une odeur qui plaise, peut être considérée comme un bon aliment, et l'homme peut en user en toute sécurité. Mais si au contraire il y a dans le goût comme quelque chose d'amer ou âcre, ou acide, ou tout autre semblable, de même que toutes les fois que la substance exhale une odeur qui n'est point agréable, on ne doit pas en manger sans s'être assuré de sa nature*[104] .»

Son « *traité des aphorismes* », divisé en vingt-cinq grands chapitres, aborde l'anatomie et la physiologie, les humeurs, la déontologie, la symptomatologie, les troubles de la parole, la thérapeutique générale, les maladies "spéciales", les fièvres, les périodes d'incubation, les saignées, les purgatifs et les vomissements, la chirurgie, la gynécologie, l'hygiène, la

[102] Fig.12 - Maïmonide. Portrait par Blaisio Ugolino. 1744. Source Ramdan Institute. Via Wikimedia Commons. Cette œuvre est également dans le domaine public dans tous les pays pour lesquels le droit d'auteur a une durée de vie de 100 ans ou moins après la mort de l'auteur.

[103] Maïmonide, *Traité des poisons*, trad. I.M. Rabbinowicz, Paris, A. Delahaye, 1865, p.21.

[104] *Ibid.*, p. 49.

condition physique et le sport, la balnéation, les aliments et les boissons, les drogues, les médicaments "magiques", la physiopathologie, les cas rares.

Il est clair pour les médecins, que l'on ne peut parvenir à la thérapeutique des maladies de manière directe ; il faut s'efforcer avant tout de bien connaître le tempérament du malade... Quant aux émotions, leur importance nous est connue ; c'est à dire que l'action de la souffrance morale et de l'oppression, que nous constatons, affaiblit les fonctions psychiques et physiques à tel point qu'au cours des repas, l'appétit disparaît à cause de la douleur, de l'angoisse, de la tristesse ou des soucis. Si l'homme veut alors élever la voix, cela lui sera impossible, car son émotion affaiblit ses organes respiratoires dont il ne pourra se servir convenablement... Il n'a même pas de force pour lever ou déplacer ses membres. Si cet état persiste, il tombera obligatoirement malade et si cela se prolonge, il mourra... La joie et le plaisir provoquent l'état contraire et renforcent le moral et les mouvements du sang et de l'esprit. Ainsi, l'organisme verra s'accomplir sa fonction aussi complètement que possible.

Maïmonide, *Traité de l'asthme*, Introduction.

Enfin, et c'est notable, il émet des doutes par rapport à certains écrits de Galien.

Nous retiendrons particulièrement son *traité sur l'asthme* [105] dans lequel il expose longuement **des problèmes physiques liés à des problèmes psychiques**. Maïmonide considère en effet que la maladie résulte de la rupture d'un équilibre. Pour lui, le corps et l'esprit, bien que réalités distinctes, entretiennent chez l'être humain des relations d'interdépendances. Tout déséquilibre dans l'un se répercute sur l'autre, compromettant ainsi l'harmonie de l'être. On retrouve ici, les résultats de recherches beaucoup plus récentes sur les liens certains entre les atteintes psychologiques et les problèmes cardiaques, la circulation sanguine ou les troubles musculo-squelettiques. L'effet bénéfique du rire et du bien-être moral sur les pronostics de guérison font également aujourd'hui l'objet de nombreuses communications de la part de savants.

---

[105] Maïmonide, *On Asthma, a parallel arabic-english text*, Provo, Utah, G. Boss éd., Brigham Young University Press, 2002, 351 p.

Prière de Maimonide

Mon Dieu, remplis mon âme d'amour pour l'art et pour toutes les créatures. N'admets pas que la soif du gain et la recherche de la gloire m'influencent dans l'exercice de mon Art, car les ennemis de la vérité et de l'amour des hommes pourraient facilement m'abuser et m'éloigner du noble devoir de faire du bien à tes enfants.
Soutiens la force de mon cœur pour qu'il soit toujours prêt à servir le pauvre et le riche, l'ami et l'ennemi, le bon et le mauvais.
Fais que je ne voie que l'homme dans celui qui souffre. Fais que mon esprit reste clair auprès du lit du malade et qu'il ne soit distrait par aucune chose étrangère afin qu'il ait présent tout ce que l'expérience et la science lui ont enseigné, car grandes et sublimes sont les recherches scientifiques qui ont pour but de conserver la santé et la vie de toutes les créatures.
Fais que mes malades aient confiance en moi et mon Art pour qu'ils suivent mes conseils et mes prescriptions. Eloigne de leur lit les charlatans, l'armée des parents aux mille conseils, et les gardes qui savent toujours tout : car c'est une engeance dangereuse qui, par vanité, fait échouer les meilleures intentions de l'Art et conduit souvent les créatures à la mort. Si les ignorants me blâment et me raillent, fais que l'amour de mon Art, comme une cuirasse, me rende invulnérable, pour que je puisse persévérer dans le vrai, sans égard au prestige, au renom et à l'âge de mes ennemis. Prête-moi, mon Dieu, l'indulgence et la patience auprès des malades entêtés et grossiers.
Fais que je sois modéré en tout, mais insatiable dans mon amour de la science. Eloigne de moi l'idée que je peux tout. Donne-moi la force, la volonté et l'occasion d'élargir de plus en plus mes connaissances. Je peux aujourd'hui découvrir dans mon savoir des choses que je ne soupçonnais pas hier, car l'Art est grand mais l'esprit de l'homme pénètre toujours plus avant.

Maïmonide – XIIe siècle- Traduction tirée de : SOULIER, *Du Serment d'Hippocrate à l'éthique médicale*, Thèse médecine, Marseille, 1985

Au XIIIe siècle, ce médecin (1240-1311)[106], philosophe et alchimiste, publie plusieurs ouvrages [15], [16]. Ayant passé une partie de son enfance en Espagne, il y apprend la théologie, le latin, l'hébreu et l'arabe, puis plus tard le grec, ce qui lui permet, à l'âge adulte, de s'appuyer tant sur les savoirs de la médecine occidentale et des remèdes appliqués que de la médecine arabe et de sa pharmacopée. Il est d'abord célèbre pour les travaux qu'il mène et l'enseignement qu'il propose à l'université de Montpellier, puis par ses rencontres avec les plus grands savants italiens et espagnols. Enfin, sa curiosité pour la médecine musulmane forcit. Il prodigue ses soins à plusieurs rois (comme Pierre III, roi d'Aragon)[107] et papes (comme Clément V en Avignon). Au plan médical, ses ouvrages visent à concilier les opinions d'Hippocrate, de Galien et des Arabes. Mais il s'appuie surtout sur son expérience personnelle, quitte à paraître en désaccord avec Galien et Avicenne. On y trouve en particulier des chapitres spécifiques à l'hygiène professionnelle ainsi qu'aux maladies des métiers : « *la profession par elle-même, modifie le corps chez ceux qui exercent des métiers indispensables ; par exemple étant donné les mouvements du corps et des membres, et tout ce qui concourt à l'exécution du travail, les forgerons, le verrier et tous ceux qui travaillent aux fours, subissent de par leur fonction, des altérations notables aux mains et au visage à cause du feu ; les ouvriers du textile et les pêcheurs, aux mains et aux pieds à cause de l'eau ; ceux qui nettoient les étoffes, aux poumons et à la gorge à cause de la poussière ; les maçons à cause de la chaux*[108]. »

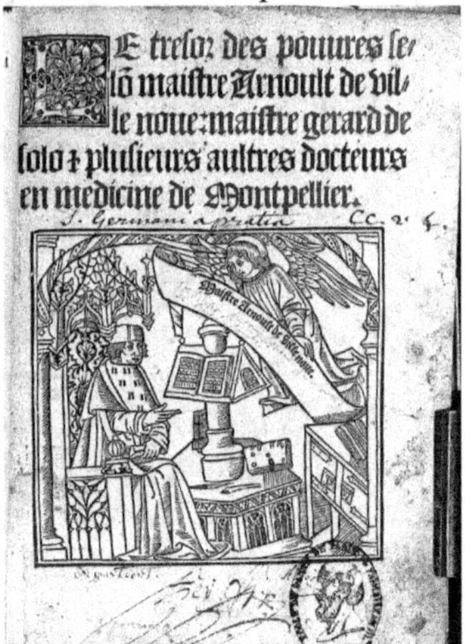

Fig. 13. Maistre Arnoult de Villeneuve
Le trésor des pauvres
Lyon, C. Nourry, 1518
BIU Santé (Paris)
Réf. image : CICL00053

[106] Société de médecins, Andrey, Caille, Chambon, Chamseru, De Brieude, Doubmet , Faure, Fourcroy, Goulin, Hallé, Huzard, JeanRoi, Laguerenne, La Porte, Macquart, Mahon, Mauduyt, Saillant, Thouret, Verdier, Vicq Dazye, *Encyclopédie méthodique de médecine*, tome III , Paris, Panckoucke, 1790, pp. 293- 297.

[107] Société de médecins, *Encyclopédie méthodique de médecine*, tome III , Paris, Panckoucke, 1790, p. 295.

[108] Villeneuve (Arnaud de), *Opera Omnia cum Nicolai Taurelli.annotationibus*, 1585, Taurellus, 1ère partie, III, LII chapitre 30, pp. 40- 42.

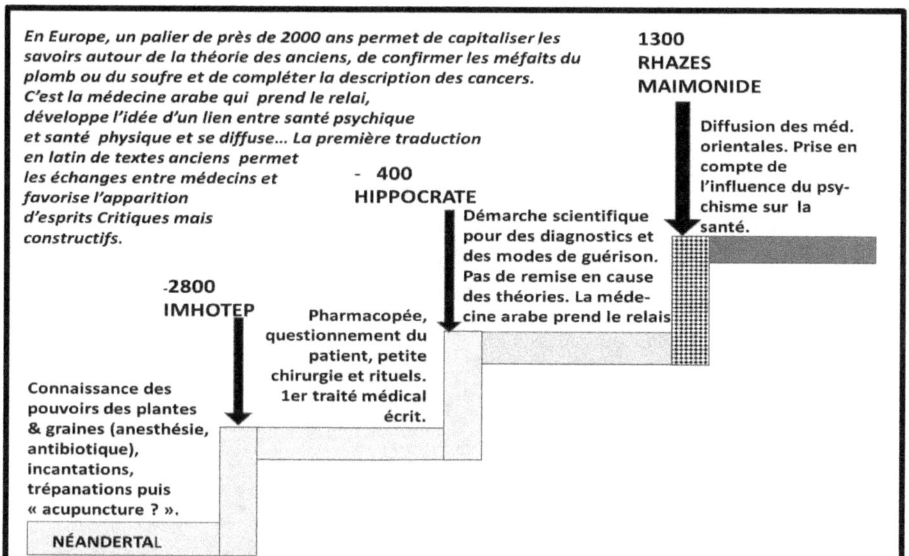

Planche III– © Catherine Montagnon – L'Humanité et le travail- Tome I - 2018

Chapitre IV

La Renaissance[109]

Remise en cause des anciens et nouvelles approches

[109] Période dont les dates sont controversées, mais qui commencerait, en fonction des pays, au début ou à la fin du XIVe siècle, suivant les pays et qui est surtout marquée par des changements philosophiques, liturgiques, scientifiques et géographiques profonds.

Trois éléments sont majeurs pour l'évolution de la médecine du travail dans ce siècle : les critiques envers la médecine des Anciens, l'importance grandissante des épidémies et le développement des mines.

- A la Renaissance, siècle de l'humanisme, le dessin, la peinture et la sculpture se métamorphosent. Cervantès, Érasme et Rabelais transforment la littérature. Copernic change la forme et le centre de l'Univers et affirme que c'est la Terre qui tourne autour du soleil. Les grands navigateurs découvrent de nouveaux mondes. Les schismes luthériens, calvinistes et anglicans secouent le catholicisme, Rome et le Saint Empire romain tandis que la puissance de l'empire Ottoman se renforce. L'heure est à la critique, au développement d'idées nouvelles et créatives, bref aux révolutions intellectuelles. La médecine va, elle aussi, faire des avancées remarquables, notamment en anatomie, et être portée par trois personnalités aux idées progressistes : **Léonicène, Paracelse** et **Vésale**.
- Tandis qu'au Moyen Age, la peste noire ravageait les pays dans le monde entier et était perçue comme une punition divine en réponse aux méfaits des hommes, à la Renaissance, c'est **la syphilis (vérole**) qui est considérée comme l'un des fléaux majeurs avec **la rougeole, la grippe ou le typhus** [17]. **Jean Fernel** sera le premier à dénoncer les superstitions religieuses et à faire sur une large échelle, un état des lieux (descriptions des cas de maladies, âge et conditions de vie des populations étudiées). Ce travail sur la vérole lui permettra de rechercher des corrélations entre les observations et d'en tirer des conclusions.
- Face aux épidémies et aux maladies inexpliquées, la médecine mène des recherches avec méthode tandis que la part accordée aux rites se raréfie.
- L'invention de l'imprimerie par Gutenberg en 1450 popularise les connaissances et les écrits dont la diffusion était jusqu'alors l'apanage des copistes. Médecins et chirurgiens échangent et croisent leurs regards sur la santé et le fonctionnement de l'homme.
- Si cette période est marquée par de mauvais résultats de l'agriculture dus à un refroidissement du climat[110], les progrès techniques se multiplient dans les autres secteurs d'activité. C'est notamment l'imprimerie qui permet la diffusion de nombreux ouvrages sur la mécanique, les moyens d'améliorer la production et les modes de travail. Des études sont consacrées à diverses industries liées à l'exploitation et à la transformation des minerais. Elles décrivent la suite des opérations à effectuer pour la transformation des matières premières en produit fini. **C'est la naissance des premières procédures et du travail prescrit.**

---

[110] A partir de 1315, trois années de fortes pluies marquent le début d'une grande famine et d'une période appelée petit âge glaciaire qui atteindra un premier record de froid en 1650.

La Renaissance est également intéressante par les spécialités médicales qui se dessinent. Le médecin « sachant », diagnostiquant, pronostiquant, opérant, soignant et préparant les « médecines » commence à laisser, petit à petit, la place à des « spécialistes » : les médecins qui diagnostiquent, soignent et prescrivent des remèdes, les chirurgiens et les apothicaires. De nouveaux angles d'études éclosent comme la biomécanique, l'ergonomie et la toxicologie. **Enfin, l'idée que l'état de bonheur ou de mélancolie peut avoir des effets sur la guérison continue à faire son chemin.**

> *La médecine naissante réunissait toutes les parties de l'art de guérir, c'est-à-dire, la médecine proprement dite, la chirurgie & la pharmacie. Dans la succession des temps, les connaissances du médecin se multiplièrent à mesure que les maux de l'humanité s'accrurent ; alors la médecine se partagea & ses branches, quoique partant d'un même tronc, portèrent des fruits différents.*
>
> Encyclopédie méthodique de médecine, tome III, p. 193.

Dans les pays anglo-saxons (Angleterre, Allemagne), les avancées en termes de santé au travail sont faibles. Il faut noter toutefois la présence de guildes (corporations), qui moyennant une cotisation, viennent en aide aux travailleurs malades et à leur famille. C'est en 1473, qu'***Ulrich von Ellenbog*** (1435, 1499), chirurgien à la cour du Tyrol, écrit un ouvrage sur les maladies des mineurs et des forgerons : *Treatise on Industrial Hygiene*[111], ouvrage qui ne sera publié qu'en 1525. Il rédige également un traité sur la toxicité du monoxyde de carbone, du mercure, du plomb, et de l'acide nitrique, propose d'aérer les lieux de travail et de porter des masques en tissu. Il ouvrira ainsi la voie à Agricola et Paracelse.

C'est dans toute l'Europe que la médecine stagne et reste dans la mise en œuvre des principes d'Hippocrate et de Galien (largement soutenu par la papauté). La théorie des humeurs n'est pas remise en cause … jusqu'à ce que quelques médecins, curieux de ce qui se passe sur d'autres continents et en particulier dans les pays musulmans, remettent en cause toutes les idées savantes en vigueur. En médecine aussi, l'on assiste à une forme de renaissance.

---

[111] Hayes (A. Walace), *Principles and methods of Toxicology*, Fifth edition, Boca Raton, CRC Press, 2007, 2296 p.

Nicolas Léonicène

Pour que le savoir aille de nouveau de l'avant, il fallait l'audace d'un ***Niccolò Leoniceno dit Léonicène*** (1428, 1524). Professeur à l'université de Ferrare et de Bologne en Italie, il est le premier à traduire Galien et Hippocrate de l'ancien grec au latin. Il traduit aussi des auteurs arabes dans la langue romaine assurant ainsi une meilleure diffusion de leurs écrits[112]. Exerçant peu et décidant de consacrer son temps à l'étude des auteurs anciens et à l'enseignement, il multiplie ainsi le nombre de médecins pouvant diffuser ses connaissances. Il acquiert une connaissance approfondie des écrits de ses prédécesseurs. Son esprit critique ne supporte ni les imprécisions, ni la médiocrité du langage et encore moins le plagiat.

Sa connaissance approfondie des différentes langues utilisées par les auteurs anciens le conduit à passer leurs textes au crible et à repérer puis dénoncer leurs erreurs[113]. Pline l'Ancien fait partie de ceux-ci.

Léonicène commence par accuser ce dernier d'avoir plagié Dioscoride et appuie ses dires en comparant le texte latin du premier et grec du second. Cette accusation entraîne une longue dispute de 17 ans (le différend de Ferrare) et de nouvelles attaques de Léonicène sur le fond [18] qui seront confirmées plus tard par de nombreux autres savants (plus de 5000 erreurs ayant été recensées).

Il explique par exemple que Pline a déclaré : « *De telles considérations emportent l'intelligence humaine dans les cieux, et de là, comme du haut d'un observatoire, nous découvrons les dimensions des trois plus grands corps de la nature. En effet, le soleil tout entier ne pourrait pas être caché à la terre par l'interposition de la lune, si la terre était plus grande que celle-ci*[114]. » et en conclut que si ce dernier s'était trompé sur un fait aussi fondamental,

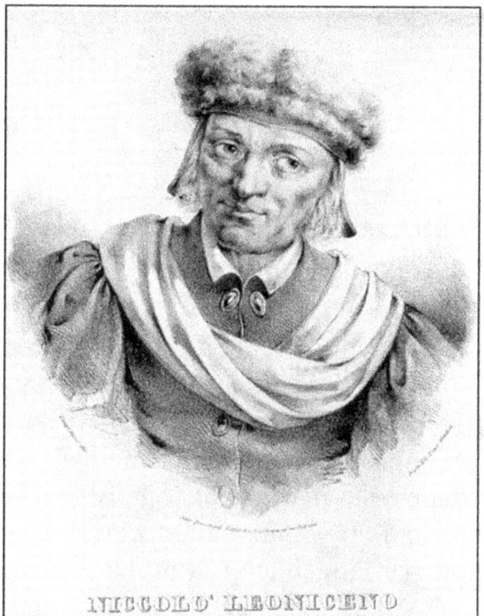

Fig. 14. Nicolas Léonicène.
Médecin et humaniste italien
Collection de portraits de la bibliothèque Clendening, CC BY-SA 4.0 via Wikimedia Commons.

[112] Eloy (J), *Dictionnaire historique de la médecine ancienne et moderne*, tome III, Mons, Hoyois éd., 1778, p.58- 62.

[113] Léonicène (Nicolas), *De Plini et aliorum medicorum in medicina erroribus*, Ferrare, Henricus Petrus Basileae Maciochium, 1529, 318 p.

[114] Pline l'Ancien, *Op. cit.*, livre II chapitre VIII, verset XI.

cette erreur justifiait un examen plus approfondi de son travail pour rechercher d'autres erreurs[115]. Ce qu'il prouve sur le sujet des hédères. Selon Pline, cette plante serait à la fois mâle et femelle. Ce à quoi Léonicène rétorque : « *Cette distinction n'est faite ni par Théophraste, ni par Dioscoride, ni par aucun homme de grande autorité au sujet des hédères, mais elle est clairement décrite dans cinthus*[116] .» D'après lui, deux plantes aux noms grecs de kissos (en latin hedera) et kisthos (en latin cinthus) avaient ainsi été confondues par Pline, ce qui est une erreur impardonnable pour qui écrit une encyclopédie sur les plantes [10]. Erreurs qui, par ailleurs, peuvent entraîner des confusions dans la composition des médications données aux patients !

Léonicène est aussi un médecin illustre qui oppose les théories humanistes et méthodiques de la médecine occidentale d'une part et celles de la médecine arabo-islamique d'autre part[117].

À la fin du XVe siècle, Leonicène s'intéresse à la syphilis[118] pour laquelle il émet l'hypothèse d'une étiologie naturelle. Il dénonce ainsi les explications surnaturelles traditionnelles (démons, sorcières, punitions divines pour fornication) proposées notamment par Avicenne et rejette la théorie humorale d'Hippocrate.

Mais qui était Ketham ?

Johannes de Ketham (~ 1415, ~ 1470 ***)*** est le nom indiqué sur un ouvrage révolutionnaire. qui propose de nombreuses planches anatomiques, Il a été « reconnu » comme étant le docteur Johannes Kellner von Kirchheim. Le nom de ce dernier est retrouvé dans le registre de l'Université de Vienne. Fils de tonnelier, il s'y inscrit sous une autre identité (Johannes Celearii de Kirchen) pour y suivre des études de médecine. Il y obtient son diplôme de licencié en arts libéraux en 1444.
Grâce à sin mariage avec la fille d'un docteur viennois, il s'installe ... avant même d'être nommé médecin. Il obtient sa licence en 1448.... Mais reste mal noté par la faculté qui finit par l' « expulser ».

Il est le signataire d'un monumental traite de médecine[119]. Ce premier ouvrage imprimé en 1491, reprend les textes des anciens mais les complète de nombreuses illustrations anatomiques encore basiques. Les discussions restent

---

[115] Léonicène, *Op. cit.,* p. 4.

[116] *Ibid.,* p. 91.

[117] *Ibid.*, p 318.

[118] Léonicène (Nicolas), *De epidemia quam Itali morbum Gallicum vocant*, Ferrare, A. Manuzio, 1497, 48 p.

[119] Ketham, (Johannes de), *The Fasciculus Medicinae, Vénétie, Alemanus: facsimile of the first edition*, 1491, English translation by Luke Demaitre; commentary by Karl Sudhoff; trans. and adapted by Charles Singer, Birmingham, Ala.: The Classics of Medicine Library, 1988, 128 p.

ouvertes sur son rôle véritable. Editeur, utilisateur du contenu dans ses cours, créateur de l'ouvrage à partir de données externes compilées ?

Ce qui est patent, c'est la richesse de ces illustrations inédites.

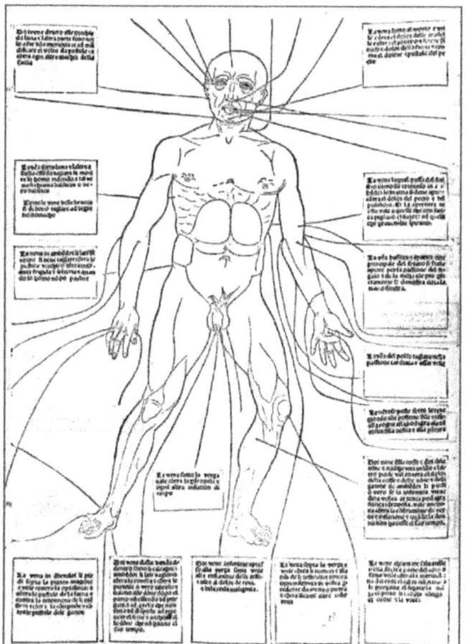

Fig. 15. Homme Ecorché
Khetam (Johannes), *Fasiculus Medicinae*,
Venice, 1495, p. 16.
Courtesy of the US National Librai
Medicine
Est dans le domaine public.

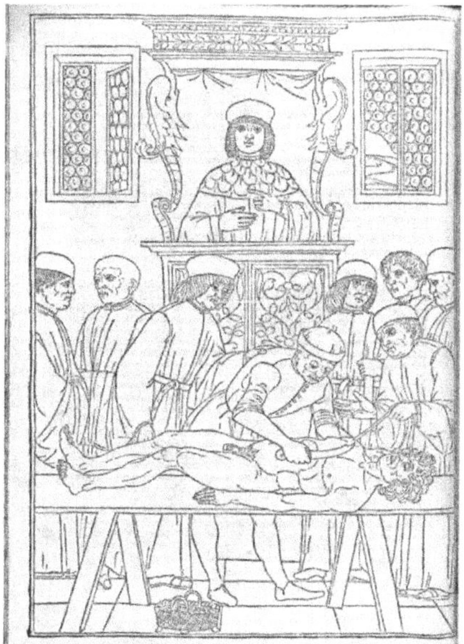

Fig. 16. Représentation d'une dissection
Khetam (Johannes), *Fasiculo de Medicina*,
Venice, 1495, p. 64.
Wikimedia Commons.
Est dans le domaine public.

Paracelse (Philippus Theophrastus Aureolus Bombastus von Hoheneim) – le renouveau et le développement de la toxicologie

Paracelse (1493, 1541), chimiste et médecin né en Suisse d'un père médecin, vulgarise la médecine et la philosophie et guérit les malades avec des méthodes en opposition complète avec les écrits des anciens. Il aura ainsi été l'instigateur de la fin d'un long sommeil des sciences médicales engluées dans la répétition inlassable des préceptes et certitudes de Galien.

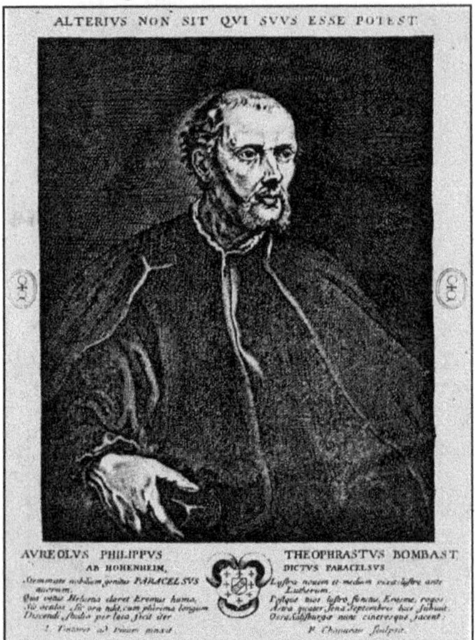

Fig. 17. Paracelse.
BIU Santé Paris Descartes.
Réf. image Medica : med00369x01x0002
Est dans le domaine public

Ses affirmations, ses idées, sa vie même ne sont que rébellion. Ses révoltes, son goût des voyages et son désintéressement de tout attachement sont la source d'une réputation toute en contradictions, allant des fidèles disciples ou plus farouches adversaires. Il est ainsi traité de « *monstre vomi par les enfers*[120]. »

Son goût pour l'alchimie[121], les remèdes « de bonne femme » glanés ici et là au cours de ses nombreux voyages, son vocabulaire caustique envers les scientifiques de son époque, entraînent la mise à l'écart de ses contemporains qui le traitent de chef de secte[122]. Sir Francis Bacon, lui-même, dit à son endroit : « *les chimistes reconnaissent une espèce de monstre, Paracelse, véritable singe d'Epicure, donnant comme des oracles, ce que le philosophe grec n'a proposé que comme des opinions... Paracelse règle l'Univers à son gré, en explique les phénomènes, d'après une imagination malade et déréglée. Plus une chose est absurde et mieux elle obtient son assentiment*[123]. »

Malgré sa mauvaise réputation, due à sa personnalité sarcastique et à ses croyances religieuses radicales, il convainc les médecins des cours d'Europe d'abandonner leurs anciens principes et d'en chercher de nouveaux. Paracelse ne se contente pas d'approximations et précise que les médecins authentiques

---

[120] Dessenius (Bernardo), *Medicina veterum*, Monocente, Col. Agrippac, 1573, p. 202.
[121] Société de médecins, *Op. cit.*, 1787, tome I, p. 643.
[122] Société de médecins, *Op. cit.*, 1824, tome XI, p. 299.
[123] *Ibid.*, p. 297.

doivent douter et fonder leurs conclusions sur l'esprit critique, l'expérience et la preuve. Il proclame que les médecins *« se sont attachés, avec un pédantisme extrême, aux sentences d'Hippocrate, de Galien et d'Avicenne (...). L'expérience [savante] est notre maître d'école suprême et de mon propre travail. Ce sont donc l'expérience et la raison, et non les autorités (Hippocrate, Galien, Avicenne) qui me guideront lorsque je prouverai quelque chose*[124]. »

> « *Toutes les choses sont poison, et rien n'est sans poison ; seule la dose détermine ce qui n'est pas un poison.* »
>
> Paracelse, *Septem Defensiones 1538, die dritte Defension wegen des Schreibens der neuen Rezepte*

Il sera un fervent adepte de l'alchimie dont les concepts ont joué un rôle décisif dans cette nouvelle évolution de la médecine. Il affirme que presque tous les maux dérivent d'altérations d'organes particuliers, dues à la présence de substances étrangères. Il sera le premier à utiliser l'opium et le mercure comme ingrédients médicaux. Et c'est en novateur qu'il indique que **ce sont les doses qui font la dangerosité**, il est considéré comme le précurseur de la toxicologie et comme celui qui a fait les premiers pas vers l'homéopathie.

Dans ses ouvrages majeurs *Des mineurs* et le *mal des montagnes*, il décrit les risques pulmonaires, liés à l'extraction des minerais et au travail des métaux[125], il aborde le traitement médical et les stratégies de prévention. **Serait-il l'ancêtre du médecin du travail** ? Il parle ainsi du « mal des montagnes » dû à une irradiation par un gaz qui se dégage des roches et qui s'accumule dans les mines[126].

---

[124] Paracelse, *Liber paragraphorum, épître, cours de médecine à Bâle (en 1527 ?)*, Milan, trad. partielle in Paracelse, Traité des trois essences premières, Le trésor des trésors des alchimistes, Discours de l'alchimie et autres écrits, 1981, Disponible sur Gallica BNF, pp. 47- 60.

[125] Paracelse, *De la maladie des montagnes et d'autres maladies semblables*, (Von der Bergsucht, 1533- 1534), in Œuvres médicales choisies, trad. B. Gorceix, PUF, 1968, pp. 141- 192.

[126] Il s'agit ici de l'exposition au radon.

Agricola (George Bauer)

Georg Bauer (1494, 1555), né dans le duché de Saxe-Wittenberg, au sein du saint Empire germanique, sous le règne de Maximilien Ier puis de Charles Quint en 1530. La Saxe est alors une région riche du fait de ses nombreuses mines dont son père, artisan tire de bons profits[127]. C'est un érudit, par goût en premier lieu, mais aussi grâce aux subsides de son père. Il commence par apprendre le latin qu'il maîtrise à 12 ans, puis s'inscrit à l'université de Leipzig où il étudie théologie, philologie et philosophie ainsi que le grec et le latin pour approfondissement des auteurs anciens. Bien que nommé recteur de grec ancien à l'université de sciences appliquée de Zwickau. Trois ans plus tard, insatiable, il s'inscrit de nouveau à l'université de Leipzig pour y étudier la médecine, la physique et la chimie et trois ans plus tard, encore, se rend dans les universités italiennes pour renforcer ses connaissances en médecine et en lettres. De retour en Allemagne, il est nommé médecin et exerce en Bohême. Mais son attrait pour les mines est trop grand… C'est en visitant ces dernières et en s'entretenant régulièrement avec les artisans, qu'avec son regard de médecin et d'ingénieur, il écrit son premier ouvrage *Bermannus*[128] sous la forme d'un dialogue entre un mineur et deux médecins à propos des mines de référence sur les techniques minières et le travail du métal. L'axiome est posé : « *non seulement, il est possible de concilier le risque naturellement lié à l'entreprise minière et le désir de l'entrepreneur de la faire durer, mais le lieu de cette conciliation n'est pas l'entreprise en elle-même, mais son observation méthodique, publiquement posée par l'écrit*[129] .»

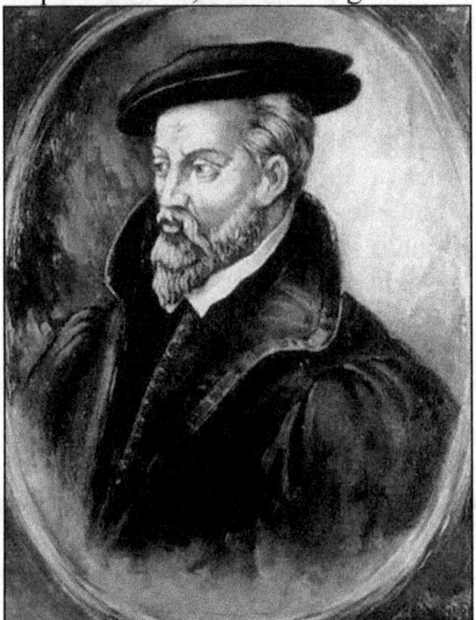

Fig. 18. Georg Bauer dit Agricola, Le « Père de la Minéralogie » Via Wikimedia Commons. Est dans le domaine public.

[127] Dubourg Glatigny (Pascal), *Réduire en art: La technologie de la Renaissance aux Lumières, 2018*, Paris, La maison des sciences de l'homme éd., p. 258.
[128] Agricola (Georg), *Bermannus (le mineur) dialogue sur les mines*, Bâle, Froben, 1530, In-8 de 135 p chaque.
[129] Garçon (Anne-Françoise), *Réduire la mise en sciences… ? Anatomie des « De re metallica d'Agricola)*, Paris, texte présenté au séminaire « Technologie et réduction en art », 2003, p. 5.

Agricola va sur le terrain, comme préconisé par Bermannus, observe la ventilation et les conditions de sécurité, ainsi que les horaires et les pauses, et rédige son ouvrage de référence le *Re Metallica* [130] dans lequel il explique non seulement tout ce qui a trait aux minéraux et à leur exploitation, mais aussi les conditions de travail, les dangers et les risques notamment dus aux poussières. Il présente le travail continu en trois postes, et, s'appuyant sur les « indices de risques » il dessine des masques de protection, des circuits de ventilation et des commandes de treuils « ***adaptés aux hommes.*** »

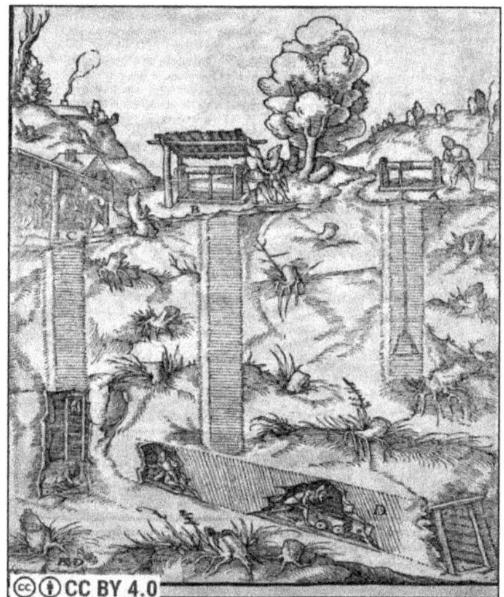

Fig. 19. Mineurs au travail dans des puits et galeries
Agricola (Georg), 1556
De re metallica, livre XII
Source Wellcome Collection

Il nous apporte ses regards sur l'organisation du travail, la conception des lieux de travail, les équipements de protection collective et des principes d'ergonomie bien affirmés[131]. (Voir tome IV)

André Vésale, le parangon de l'anatomie ?

Au sortir du long tunnel moyenâgeux pendant lequel l'église romaine toute puissante, comme la tradition coranique, voyaient d'un mauvais œil la dissection d'un corps humain (hors enseignement universitaire), les connaissances anatomiques n'ont pratiquement pas progressé depuis Galien. La médecine s'appuie sur deux piliers encore séparés, l'anatomie des animaux (purement descriptive) et la physiologie (étude du fonctionnement de chaque organe).

Pourtant en Italie, artistes et médecins font des progrès dans la représentation anatomique grâce à des dissections secrètes (voir tome IV). C'est l'empereur du Saint Empire[132], Frédéric II, qui, au XIIIe siècle, sur les conseils de ***Mauritius,*** son médecin, décide de créer, à Salerne, une chaire d'anatomie, pratiquée sur des cadavres humains[133], dont les enseignements

[130] Dont la publication, posthume, se fera en 1556.
[131] Fig. 19 - Mineurs au travail dans des puits et galeries, Agricola (Georg), 1556, *De re metallica*, livre XII, Licence : Attribution 4.0 International (CC BY 4.0).
Source Wellcome Collection
[132] Roi de Germanie, de la Sicile, de la Provence-Bourgogne et de Jérusalem.
[133] Société de savants, *Op.cit.*, tome III, p. 625.

sont alors déclarés obligatoires pour tout chirurgien. Cette université est bientôt fréquentée par maints chirurgiens et médecins et peu après une autre chaire est créée à Bologne.

André Vésale (1514, 1564), né à Bruxelles (duché de Brabant) aurait fait un magnifique héros de l'antiquité grecque tant sa destinée semble toute tracée. Arrière-petit-fils et petit-fils de médecins de la cour, il passe son enfance dans une maison située en face du Mont de la Potence sur lequel sont exhibés les cadavres de pendus, bientôt nettoyés par les oiseaux. Son père, d'abord apothicaire à la cour d'Autriche, finit comme valet de chambre à l'arrivée de Charles Quint et encourage son fils à entreprendre des études de médecine.

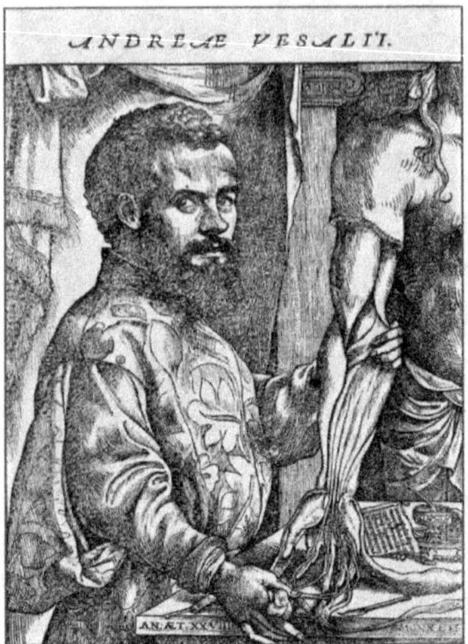

Fig. 20. Vésale, *De humani corporis fabrica*. Collection BIU Santé. Réf. image : med00154x0009

Après des débuts à l'université de Louvain, ce dernier s'inscrit à l'université de Paris (pour s'éloigner d'une ville dans laquelle son père n'est plus que valet de chambre ?). De son logement, il a vue directe sur ... le gibet de Montfaucon. Une aubaine !

Vésale[134], parlant latin, grec et arabe, étudie les écrits de ses prédécesseurs et dissèque, après l'avoir demandé, des cadavres de Montfaucon. C'est le début d'une grande carrière d'anatomiste, combinant savoirs bibliographiques et pratique. Tout comme Paracelse,

Vésale est très critique envers les médecins de son siècle. Il affirme ainsi que ceux-ci, « *à la façon des geais, parlant de choses qu'ils n'ont jamais abordées de près, mais qu'ils ont prises dans les livres et confiées à leur mémoire, sans jamais regarder les objets décrits, plastronnent, juchés sur leur chaire, et y vont de leur couplet*[135]. »

A partir de ses propres dissections de cadavres humains, il publie un impressionnant traité d'anatomie en sept volumes, illustré de planches de

---

[134] Fig. 20. Andreae Vesalii - Andreae Vesalii Bruxellensis, medici caesarei Epistola, rationem modumque propinandi radicis Chynae decocti, quo nuper invictissimus Carolus V. imperator usus est, pertractans : & praeter alia quaedam, epistolae cuiusdam ad Iacobum Sylvium sententiam recensens, veritatis ac potissimum humanae fabricae studiosis perutilem: quum qui hactenus in illa nimium Galeno creditum sit, facile commonstret. Accessit quoq[ue] locuples rerum & verborum in hac ipsa epistola memorabilium, Vésale, De humani corporis fabrica, Bâle, J. Oporinus, 1543. Gravure sur bois. Collection BIU Santé.. Réf. image : med00154x0009 .

[135] Vesalii Bruxellensis (Andreae), *de Humani corporis fabrica*, Ouvrage dédié à Charles Quint, Libri septem, 1543, préface.

grande qualité[136]. Grâce à ses écrits, il est salué comme étant le père de l'anatomie. Ces planches sont accompagnées de description sur le fonctionnement des organes pour lequel il s'appuie essentiellement sur Galien. Les erreurs qu'il y relève tiennent, la plupart du temps, au fait que Galien travaillait à partir de dissections d'animaux pour en tirer ses conclusions sur l'homme.

Vésale devient bientôt célèbre et enseigne à Pavie, Bologne puis à Pise. Mais Charles Quint, voulant maintenant le garder auprès de lui, le nomme comme premier médecin du roi, titre qu'il conservera ensuite sous Philippe II d'Espagne, son fils.

Et le voici médecin de la cour … son destin l'avait rattrapé.

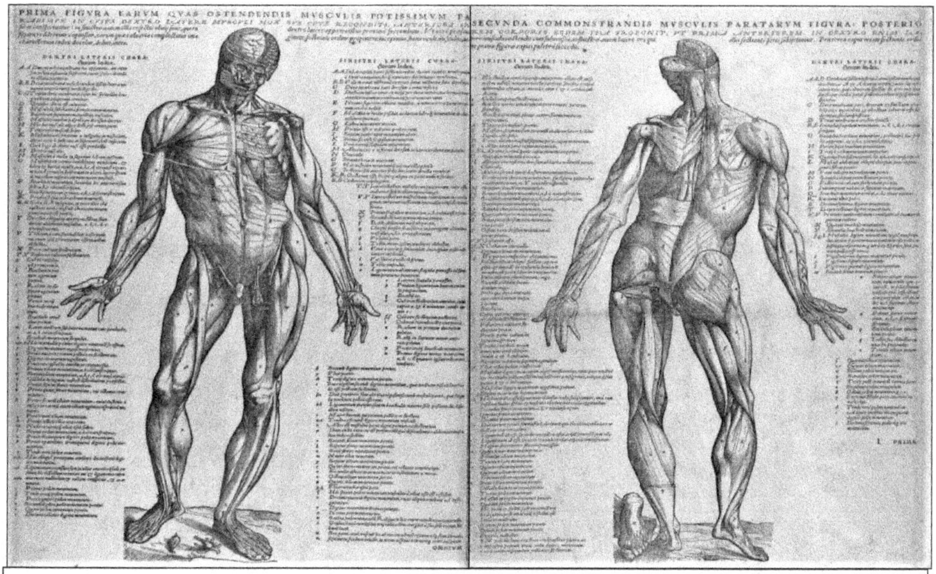

Fig. 21. Planches anatomiques. Vésale, *Epitome*, Bâle, J. Oporinus, 1543. Gravure sur bois. Collection BIU Santé. Réf. Image : CICL03814 et CICL 3813.

[136] Vesalii (Andreae) & alii, *Omnia Anatomica et chirurgica cura*, Verbeek, Joannem du Vivie, et Joan. & Herm, 1725, 2 vol., 572 p.

Les travaux menés sur les épidémies sont à la base du développement de l'épidémiologie dont elle tire son nom.

Jean Fernel d'Amiens (1497, 1558), bien que n'ayant pas embrassé la médecine avec enthousiasme, se fera rapidement connaître grâce à ses capacités de travail et à son opiniâtreté. A la mort de François Ier, en 1547, il refuse par exemple le poste de premier médecin du roi comme le lui proposait Henri II. Il préfère en effet se consacrer à « *ses livres, ses études et surtout ses cours*[137]. »

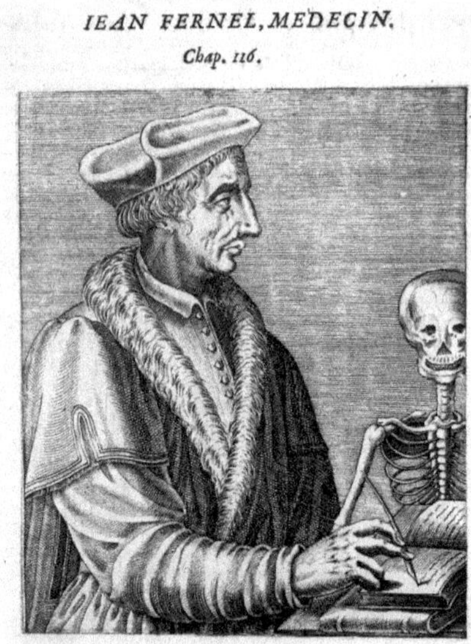

Fig. 22. Portrait de Jean Fernel. Image :M0000283 Est dans le domaine public Source: Wellcome Collection. https://wellcomecollection.org/works/q7scvnvx

Il commence par dénoncer l'ensemble des croyances et des superstitions liées aux épidémies, comme dans son ouvrage sur la syphilis [19].

Il expose les erreurs de raisonnement commises et, au travers d'une démarche scientifique basée sur un état des lieux (théories médicales, pathologies et symptômes, âge et conditions de vie des populations étudiées), il recherche des corrélations entre les observations et en tire des conclusions.

Il classe les différents « poisons » répertoriés à l'époque en fonction de leur mode de transmission : par inhalation, par contact ou par ingestion. Il précise que les germes inhalés sont les plus nocifs car ils vont directement aux poumons et donc au cœur[138]. Il fait alors une première distinction entre les poisons ingérés (qui ne se transmettent pas) et ceux qui se transmettent par inhalation (maladies pestilentielles) ou par contact (maladies contagieuses) et introduit ainsi une précision dans la notion de contagion. Enfin, dans ce même traité, il démontre que « *puisque la respirationn'a jamais donné de mal...* »[139], la syphilis est une maladie non pas pestilentielle (transmission par inhalation), mais contagieuse (transmission cutanée).

[137] Fernel (Jean), *Le meilleur traitement du mal vénérien*, 1579 , traduction, préface et notes par L. Le Pileur, Paris, G. Masson éd., 1879, Introduction, p. XIII.
[138] *Ibid.*, p. 11.
[139] *Ibid.*, p. 17.

> *Pour lui, dans la vérole, il n'y a rien de surnaturel, et, en quelques mots, il fait justice des erreurs que le public et beaucoup de médecins même propageaient, dans un intérêt facile à comprendre.*
>
> Fernel (Jean), *Le meilleur traitement du mal vénérien,* 1579, préface de la traduction de 1879 par Le Pileur .

Si Jean Fernel appuie ses arguments sur des théories qui, pour la plupart sont erronées comme celle des humeurs, qu'il finira d'ailleurs par contester, sa démarche est nouvelle et s'appuie sur toutes les données épidémiologiques qu'il peut récolter.

Fernel développe aussi de nombreuses théories sur les modalités de fonctionnement des organes dans son traité des causes cachées et donnera ainsi naissance à la physiologie.

Enfin, comme beaucoup d'autres, il explique la dangerosité potentielle du métier de sage-femme ; précisant que l'une d'entre elle, ayant accouché une femme atteinte d'une maladie vénérienne, *fut prise d'un ulcère à la main qui la fit tomber en pourriture*[140].

Une centaine d'autres ouvrages seront ensuite écrits sur les épidémies sans réel apport supplémentaire. Mais l'élan était donné !

> *Les substances absolument vénéneuses de leur nature nous atteignent de trois façons : elles sont introduites avec l'air dans la respiration, comme les germes de la peste ; par le contact extérieur, comme le venin du chien enragé ou des bêtes venimeuses ; par l'intérieur, comme les aliments, les boissons ou les médicaments. Le poison qui n'a d'effet que s'il est pris par la bouche est le plus faible de tous.*
>
> Fernel (Jean), *Le meilleur traitement du mal vénérien,* p. 9

[140] Patissier (Philibert), *Traité des maladies des artisans*, Paris, J. B. Baillere, 1822, p. 22.

Guillaume de Baillou (1538, 1616) [20], médecin parisien, reconnu pour sa rigueur, sa bienveillance et le soin apporté à ses diagnostics[141], a laissé une œuvre importante sur ce sujet. Il a longuement observé les pathologies avec un regard sur leur répétition et la récurrence de facteurs potentiels. Ses livres des *Epidémies et Ephémérides* ont largement inspiré les médecins environnementalistes du XVIIIe siècle qui établirent les fondations de l'épidémiologie et de la santé publique moderne.

Il introduit le concept de pathologies professionnelles et dépeint les problèmes aux yeux et les céphalées d'un ouvrier ramassant les boues dans Paris[142].

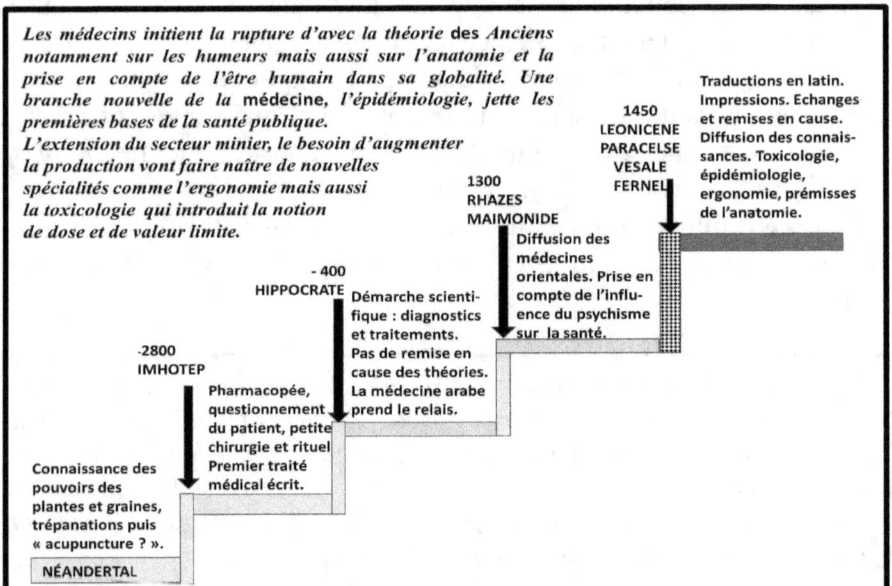

Planche IV - © - Catherine Montagnon – L'humanité et le travail – Tome I - 2018

[141] Société de médecins, *Encyclopédie méthodique de médecine*, tome III , Paris, Panckoucke, 1790, p. 313.
[142] Baillou (Guillaume de), *Epidemiorum & ephemeridum*, libri duo, Paris, Quesnel, édition Thévart, 1640, 2 livres réunis, 206 p.

Chapitre V

Le XVIIᵉ siècle, ère de querelles

L'époque est maintenant aux affrontements entre pays, philosophes et médecins ; et ces conflits sont exacerbés par les guerres de religion (voir tome III).

- **Sur le plan religieux** :
    - En France, après des années d'affrontement entre catholiques et protestants, l'édit de Nantes (1598) instaure des lieux « de sécurité » (villes ou places fortes) au sein desquels les protestants peuvent célébrer leurs cultes, tandis que les catholiques ont tout le territoire français pour leurs églises. Cependant, pour pouvoir s'inscrire à l'université de médecine, il faut être catholique, savoir le latin et habiter la ville (Montpellier, Paris, etc.). Les médecins sont classés en deux catégories : ceux ayant étudié à Paris et Montpellier qui peuvent exercer sur toute la France et les autres qui ne peuvent que rester dans la région de leur école. Enfin, après l'avoir modifié, Louis XIV révoque l'édit de Nantes en 1685. S'ensuit une série de représailles contre les protestants (les dragonnades), puis la guerre des Cévennes contre les Camisards affaiblit notablement les inscriptions à Montpellier[143].
    - Charles Quint, empereur de l'empire germanique se trouve en prise avec les luthériens en Allemagne comme avec l'Italie et ne parvient pas à reconquérir la Bourgogne. Il a néanmoins conquis une grande partie des Amériques Après son abdication puis sa mort, l'Empire a perdu la Savoie, les Provinces-Unies, la Suisse puis l'est de la France.
    - Les hostilités entre catholiques et protestants reprennent avec la guerre de Trente Ans (1618, 1648). Celle-ci ravage l'Empire germanique puis met aux prises toutes les puissances européennes. Danemark, Suède, Hongrie tandis que les Pays-Bas espagnols[144] conquièrent leur indépendance après une guerre de 80 ans (1568, 1648). La paix à peine retrouvée, Louis XIV lance des combats pour agrandir son territoire.

Tous ces affrontements fragilisent l'Europe, d'autant que la peste noire y sévit et que le petit âge glaciaire atteint un nouveau pic. Hivers longs et froids, agriculture en berne, famine et peste … les soignants ont du travail tandis que les échanges sont rares mais belliqueux entre médecins, chirurgiens, apothicaires et alchimistes.

---

[143] Berlan (Hélène), *Le recrutement étudiant à la faculté de médecine de Montpellier du XVIème au XVIIIe siècle : histoire d'un succès*, Annales du Midi : revue archéologique, historique et philologique de la France méridionale, 2009, tome 121, n°268,Universités du Midi de la France à l'Époque Moderne, sous la direction de Patrick Ferté. pp. 526- 527.

[144] Les Pays-Bas espagnols comprenaient à l'époque les actuels Pays-Bas, la Belgique, le Luxembourg et le nord de la France.

- **Les écoles de médecine** fleurissent maintenant en Europe et l'enseignement s'organise autour de spécialités Si les universités italiennes restent la référence, d'autres s'organisent en Angleterre, Écosse, France, Hollande et au Danemark,.
  - Les écoles proposent des programmes fixés avant l'année d'étude et comprennent des parties théoriques et pratiques. Elles scindent de manière officielle les différentes spécialités : botanique, chirurgie, hygiène, physique et chimie, pharmaceutique, obstétrique et médecine légale. Mais le nombre de professeurs est limité, comme celui des étudiants. Aussi, les accès aux médecins sont-ils « réservés » à la cour, aux nobles et à quelques bourgeois aisés [145] . Les différentes spécialités médicales entraîneront des querelles, un médecin, par exemple, n'hésitera pas à traiter de charlatan un chirurgien ou un apothicaire voire tout médecin ne suivant pas les préceptes des anciens !
  - Le développement des connaissances en anatomie, pharmacopée, physiologie et la spécialisation qui en découle s'oppose maintenant à l'esprit des anciens qui s'appuyaient sur une culture générale et éclectique ainsi que sur une vision globale de l'homme, centre de l'Univers.
- **Les philosophes** sont confrontés aux schismes religieux et aux découvertes tant sur l'Univers que sur l'anatomie humaine.
  - Le 12 mars 1610, Galilée, qui a perfectionné les lunettes astronomiques, publie les résultats de ses premières observations[146]. Il apporte la preuve d'un monde dont le centre est le soleil, les autres planètes tournant autour sur des trajectoires elliptiques. La Terre n'est plus le centre du monde ! L'église est atterrée et le poursuit pour hérésie. Les philosophes se rebellent, débattent, arguent, tout en s'assurant de ne pas être eux-aussi, poursuivis par l'Inquisition.
  - Le siège de l'âme, sujet abordé depuis la nuit des temps, fait encore l'objet de dissertations durant ce siècle, jusqu'à ce que William Harvey prouve que le cœur n'est qu'une pompe pleine de sang et affirme que celui-ci ne peut être le siège de l'âme .... Les croyances fondamentales sur l'Homme et sur l'Univers sont remises en cause ! Aristote avait pourtant affirmé que le cœur était le siège de l'âme ! Et le cœur du Christ des catholiques saigne pour expier les péchés des humains !

---

[145] Ainsi, la faculté de Montpellier, qui a formé plus de la moitié des médecins français, n'enregistrait en moyenne qu'une dizaine de formés par an.

[146] Galilei (Galileo), *Sidereus Nuncius*, Venise, Thomam Baglionum, 1610, 58 p.

William Harvey, une découverte qui déconcerte et divise

Une des découvertes médicales majeures de ce siècle revient à l'anglais ***William Harvey*** (1578, 1657) né à Folkestone.

Il est de ceux qui mit le feu aux poudres chez les scientifiques.

Après l'université de Cambridge où il étudie le latin et les arts, il s'inscrit à Padoue en 1599 où il obtient le titre de médecin en 1602. Déjà, durant ses études, il a des doutes sur le fonctionnement des valves cardiaques et sur la circulation du sang tels qu'expliqués par son professeur Fabrici d'Acquapendente.

Rentré en Angleterre, il devient responsable du St Bartholomew's Hospital, au sein duquel il prodigue ses soins et transmet son savoir à ses étudiants. Il mène des expériences multiples et s'entraîne à différentes ligatures en observant leurs effets.

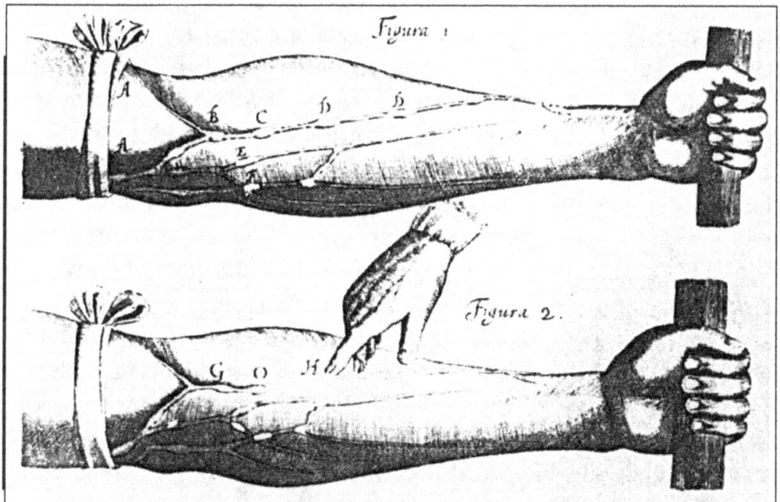

Fig. 23 - Harvey (W.)

Exercitatio Anatomica de Motu Cordis et Sanguinis,

Francfort, Guillermi Fitzeri, *1628*, p.73, fig. 1 & 2.

A partir de 1616, il diffuse ses connaissances en anatomie au travers de conférences itinérantes en Angleterre. Les débats entre praticiens y sont multiples et enrichissants.

Et c'est en 1628 qu'il publie son traité sur la circulation du sang *Exercitatio Anatomica de Motu Cordis et Sanguinis in Animalibus*[147].

Pourquoi si tard ?

L'auteur nous l'explique dans sa préface : il a préféré *confirmer sa théorie pendant neuf ans et plus par des expériences directes, complétées par des raisonnements et des arguments, et l'a défendue victorieusement contre les objections des plus illustres et des plus habiles anatomistes*[148]. Mais, même s'il le pressent et précise : « *je n'ai voulu mettre sous le coup d'une accusation de mauvaise foi ou d'erreur aucun de ceux qui cultivent la science. Je ne cherche qu'une chose, la vérité*[149]. », **ce traité-ci fait l'effet d'une bombe !**

Le docteur Harvey consacre ses 50 premières pages à démontrer les erreurs des anciens : le sang ne peut venir du ventre comme l'assure Hippocrate dont il assure que les idées sur la circulation du sang *sont remplies d'erreur et n'ont aucun fondement (*et qu'*) il est inutile de nous y arrêter*[150].Il récuse aussi la théorie d'Aristote qui considère que l'air arrive dans le cœur par la trachée et il affirme que tous les vaisseaux partent du cœur pour arriver aux poumons car *le cœur est le seul organe qui ait du sang par lui-même dans ses propres cavités tandis que le sang du poumon est contenu dans des veines*[151]. Enfin, Harvey conteste l'explication du mélange des deux sangs au sein du cœur au travers de la cloison interventriculaire : « *cette perforation n'existe pas*[152].» Galien explique, en effet, que chaque ventricule possède deux orifices. Le ventricule gauche reçoit le « pneuma » en provenance du poumon par un orifice et expulse le sang par l'aorte tandis que le ventricule droit reçoit le sang en provenance du foie et le restitue ensuite dans les poumons. Harvey considère que les erreurs de Galien proviennent essentiellement du fait que ce dernier a considéré comme acquises les idées d'Aristote.

Après avoir réfuté, preuves à l'appui les erreurs des anciens, il commence par expliquer que les valves des ventricules droit et gauche étant identiques (ce qui l'avait déjà intrigué durant ses études), elles ne peuvent qu'avoir des fonctions identiques. En conséquence, pour que le courant sanguin ne se heurte pas à l'obstacle des valves, il faut que le sang remonte vers le cœur par les veines. Il remet ainsi en cause l'explication de Galien.

Le cœur [21] serait le centre de la circulation humaine et n'aurait qu'une fonction mécanique : une pompe aspirant le sang des veines, le renvoyant vers les poumons, puis aspirant le sang des poumons pour le renvoyer vers les artères. Ce qu'il démontre avec force détails pendant soixante-dix pages :

---

147 Harvey (William), *Exercitatio Anatomica de Motu Cordis et Sanguinis in Animalibu*, Francfort, Guillermi Fitzeri, 1628, 72 p.

148 Harvey (William), *La circulation du sang. Des mouvements du cœur chez l'homme et chez les animaux*, Traduction française par Charles Richet, Paris, G. Masson, 1879, dédicace, p. 41.

149 *Ibid.*, p. 44.

150 *Ibid.*, p. 3.

151 *Ibid.*, p. 4.

152 *Ibid.*, p. 19.

expériences, démonstrations et calculs sur le rythme cardiaque, capacité dudit cœur, nombre de litres de sang perdus qui entrainent la mort, stabilité du pouls quel que soit l'endroit de l'examen, etc.

Malgré ses observations et le nombre de preuves apportées, sa théorie sur la circulation lui vaut des attaques virulentes notamment de Jean Riolan, médecin ordinaire d'Henri IV puis de Louis XIII, auquel il répond[153] ; de Guy Patin, doyen de la faculté de médecine de Paris qui le traite de charlatan et, dans une lettre à Riolan, assure que la description faite par Harvey de *la circulation est paradoxale, inutile à la médecine, fausse, impossible, inintelligible, absurde et nuisible à la vie de l'homme*. D'autres médecins le critiquent violemment comme Jacques Primerose en Angleterre, Hofmann en Allemagne, Giovanni Della Torre en Italie.

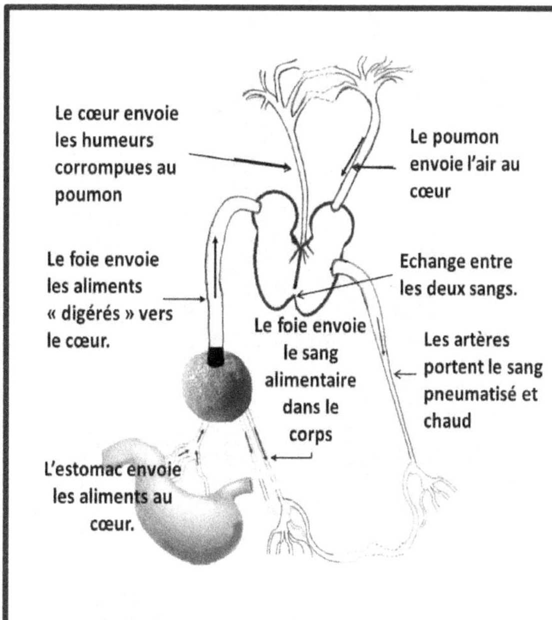

Fig. 24- C. Montagnon
Circulation sanguine selon Galien (d'après Harvey)

Il aura quelques soutiens de son vivant mais perdra une bonne partie de sa clientèle. En 1637, dans le Discours de la méthode, Descartes adhère à sa découverte tout en contestant ses principes explicatifs. Quant à Boileau, il écrit son « arrêt burlesque » : *la Cour fait défense au sang d'être vagabond, errer et circuler à travers le corps sous peine d'être entièrement livré et abandonné à la Faculté de Médecine. Défend à la raison et à ses adhérents, de plus s'ingérer à l'avenir de guérir*[154].

Il ne verra apparaitre un consensus sur ses travaux qu'à la fin de sa vie et ne saura donc pas que 15 ans plus tard, Louis XIV nommera Pierre Dionis comme chirurgien afin que celui-ci enseigne sa théorie en France.

[153] *Ibid.*, pp. 181- 246.
[154] Boileau (Nicolas), *Œuvres avec commentaires*, Paris, Lefèvre, 1821, p.401.

Né à Angers, Poterius (1581, 1643), Poterius[155] s'établit en tant que médecin à Bologne, en Italie.

Adepte des théories de Paracelse, il rejette les saignées et les clystères et s'intéresse surtout à la pharmacopée, combinant l'usage des plantes et des minéraux, selon des « recettes chimiques » qu'il explique longuement dans son livre *Pharmacopea Spagirica* [22].

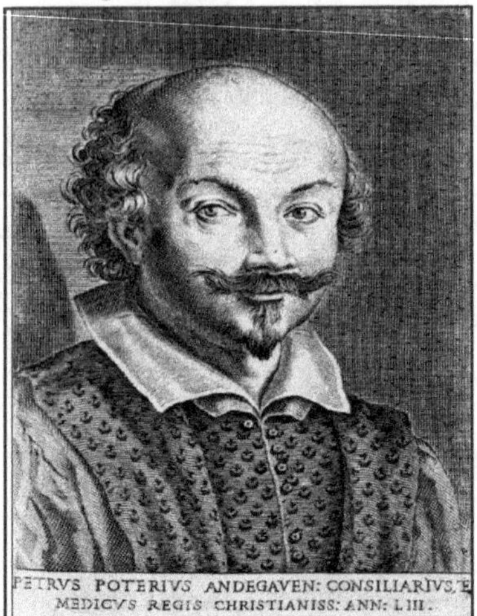

Fig. 25 - Petrus Poterius Andegaven
à l'âge de 53 ans
Gravure attribuée à Claude Mellan

Il nous présente, par exemple, les modalités de préparation des décoctions, infusions, liqueurs, etc. puis décrit les fleurs et plantes comme la rose et le romarin et nous explique les différentes façons de les préparer. Il nous donne la recette de la guérison des maladies comme les coliques néphrétiques et la phtisie.

Sa *pharmacopée spagyrique*[156], parue en 1622 connait de nombreuses éditions mais est bientôt évincée par son fameux **remède antihectique** consistant à mettre au feu, dans un creuset, de l'antimoine, puis de l'étain fin, et enfin, après diverses manipulations de chauffage et de broyage, le rajout de nitre[157] et autres opérations de finition[158]. Il prescrit l'antihectique, en commençant par des doses homéopathiques, *pour la plupart des maladies qui viennent d'obstruction, pour le scorbut, les écrouelles, et surtout pour l'éthisie*[159,160].

De manière générale, Poterius choisit de traiter les maladies avec une approche « psychologique », puis d'utiliser une pharmacopée soignée dont les doses sont adaptées à la gravité de la maladie et aux caractéristiques du patient.

Comme Maïmonide, Poterius croit profondément à la force du psychisme sur la guérison. Il promeut ainsi l'idée que l'état psychologique peut influencer l'état physique, que la peur peut rendre malade et que la joie peut guérir[161] !

---

[155] Fig. 25, Petrus Poterius. Petrus Poterius Andegaven à l'âge de 53 ans. Gravure attribuée à Claude Mellan (1680-1688). Est dans le domaine public https://id.rijksmuseum.nl/200232816.

[156] La spagyrie est l'art de séparer et de combiner les principaux constituants des corps.

[157] Ancien nom de l'acide nitrique.

[158] Société de savants, *Op.cit.*, vol.3, p. 73.

[159] *Ibid.*, p. 73.

[160] Maladie de consomption et/ou phtisie.

[161] Zweiacker (Pierre), *Morts pour la science*, Lausanne, Presses Polytechniques et Universitaires Romandes (PPUR), 2007, pp. 151-152.

Il est certainement le premier à affirmer aussi fort l'existence de maladies psychosomatiques. Ce qui ne manque pas de soulever de nombreuses réactions. Cependant, c'est bien lui qui guérit Nicolas Poussin de la syphilis[162], faisant ainsi la preuve que les soins psychologiques associés à ses médications portent leurs fruits. C'est dans son œuvre magistrale qu'il fait référence aux métiers et à leur lien avec des maladies[163]

Poterius est donc caractéristique d'une époque pendant laquelle de nombreuses tendances médicales s'affrontent : clystères et purgatifs contre médication ; pharmacopée à base de plantes comme en France opposée aux médications allemandes à base de minéraux. Son succès et sa renommée deviennent gênants. Au point qu'il meurt assassiné, en pleine gloire, après de multiples accusations de charlatanisme notamment par le docteur Guy Patin, décidément opposé à tout changement.

Traitement des coliques néphrétiques

Extractum Neophritium : Non semper eodem consimilia extracta paramus saepe pro ratione temporis,& aegri natura aliquando simplicia, & ex unica herbula : aliquando ex tribus, & quatuor diversisicantur etiam occasione
Rec. Radicum ononidos lib ii.j...
Infutantur omnis minutim incisa in sufficienti quantitae aque graminis, cum lib. Succi limonum depurati....

Poterius, *Pharmacopola Spagirica*, p. 91- 92

[162] Fiorino (Mario Di) & Martinucci (Mirko), *The Figures of Melancholy and Mania, Bridging Eastern and Western Psychiatry*, 2007, p. 95.
[163] Poterius (Petrus), *Opera Omnia Medica et Chimica*, Lugduni, Huguethan, 1645, 856 p.

Jean-Baptiste Denis opère la première transfusion sanguine chez l'homme

Fils de pompier, Jean-Baptiste Denis(1635, 1704) naît à Paris et y suit ses études au collège de Grassins où il obtient son diplôme de bachelier en théologie[164]. Il décide alors de poursuivre ses études à la faculté de médecine de Montpellier[165] où il est diplômé en 1667.

Cet homme est curieux, s'intéresse à tout et n'a peur de rien : médecin, agrégé de la Chambre Royale de Paris et professeur de philosophie et de mathématiques, il fait des conférences sur les arts comme sur les sciences, s'intéresse à la pharmacopée, à l'astrologie et aux horoscopes et deviendra même médecin ordinaire consultant de Louis XIV , en 1668.

Le 15 juin 1667, tout juste devenu médecin, il se trouve confronté à une « maladie de langueur » chez un jeune homme de seize ans. Faisant un rapprochement avec les nombreuses saignées que ce patient avait subies, il n'hésite pas et décide de lui injecter neuf onces (300 ml) de sang d'agneau [166] ... avec succès. Il recommence son essai sur un deuxième patient de quarante-cinq ans qui supporte bien cette transfusion... et écrit une lettre à Monsieur de Montmor dont il sait qu'il organise des réunions/conférences sur le sujet[167] en présence de l' « illustre compagnie des savants ».

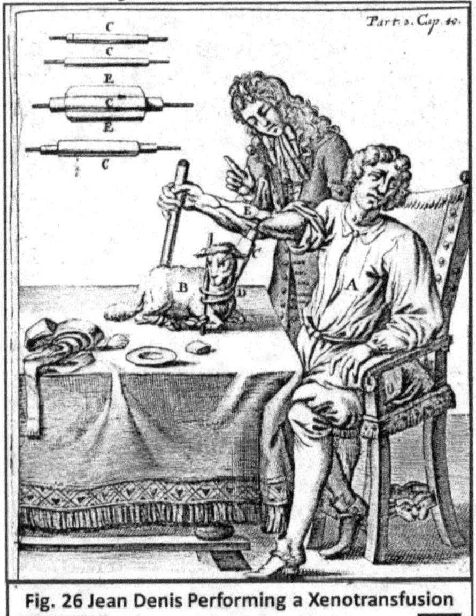

Fig. 26 Jean Denis Performing a Xenotransfusion from Dog to Man, 1693.

Source : *Armamentarium chirurgicum*

Ses expériences font du bruit ... Voici qu'il est appelé, par le comte de Montmor auprès de Monsieur du

[164] Peumery (Jean-Jacques), *Jean-Baptiste Denis et sa liqueur hémostatique,* Revue d'histoire de la pharmacie, 62e année, n°222, 1974. pp. 195-200.

[165] Dechambre (Amédée sous la direction de), *Dictionnaire encyclopédique des sciences médicales,* Paris, : G. Masson : P. Asselin, 1882, série 1 tome 26, DAT – DEN, p.742.

[166] Fig. Illustration tirée de l'Armamentarium chirurgicum (1693) de Johannes Scultetus, représentant Jean Denis une xénotransfusion d'un chien à un homme. L'image fut initialement publiée par un illustrateur anonyme en 1667.

[167] Denis (Jean-Baptiste), *Lettre à M. de Montmor touchant deux expériences de la transfusion faite sur des hommes,* 1668, Paris, in-4.

Denis (JB). *A Letter Concerning a New Way of Curing Sundry Diseases by Transfusion of Blood,* Written to Monsieur de Montmor, Counsellor to the French King, and Master of Requests.

Mauroy frappé de graves crises de folie. Pour le délivrer de ce mal, il tente une transfusion à partir de sang de veau. Le patient survit et semble aller beaucoup mieux.1668, le docteur Denis écrit pour relater cette expérience[168]. Deux mois plus tard, les symptômes réapparaissent et l'épouse de monsieur du Mauroy fait de nouveau appel au docteur Denis qui effectue une nouvelle transfusion qui sera fatale. Le docteur Denis est poursuivi en justice mais le verdict tombe rapidement… Le 17 avril 1668 c'est Madame du Mauroy qui est condamnée pour avoir empoisonné son mari à l'arsenic.

Par contre, le juge va plus loin et précise qu' « *à l'avenir, aucune transfusion ne peut être autorisée qu'après approbation des médecins de la faculté de Paris* ». Querelle entre médecins ? Jean-Baptiste Denis est diplômé de Montpellier et ne fait donc pas partie des médecins de la faculté de Paris. De plus, la majorité de ces derniers sont pour les saignées et contre la transfusion ….

Quoiqu'il en soit le docteur Denis a bien d'autres intérêts dans la vie et arrête là ses expériences sur la transfusion, pour se concentrer, notamment, à une nouvelle invention de son cru et à son expérimentation : la liqueur hémostatique. Jusque-là, arrêter les saignements traumatiques ou post-opératoires se faisaient par cautérisation, suture ou applications de tampons imbibés de substances très agressives… Le docteur Denis croit en les bienfaits du progrès, connaît parfaitement la formule de sa découverte et décide de prouver les vertus de cette liqueur. Il ampute, blesse des chiens d'abord puis d'autres animaux, coupant veines et artères avant d'appliquer sa potion …. Et c'est encore un succès. Il affirme avoir prouvé que cette essence arrête tout saignement, empêche la suppuration des plaies et ne laisse aucune cicatrice. Bientôt, et malgré l'opposition farouche des médecins parisiens, le succès est tel que la contrefaçon se répand … Ce qui met Jean-Baptiste Denis en colère : « *La mienne ne se trouve qu'en un seul endroit qui est sur le quai des Augustins, chez le sieur Quenet, libraire, à l'enseigne de l'Espérance, auquel lieu on la donnera toujours gratuitement aux pauvres et aux autres, dans des bouteilles cachetées, afin que personne ne puisse être à l'avenir abusé par de semblables imposteurs*[169]. » affirme-t-il.

Cherchant des solutions pour faire scientifiquement reconnaître des travaux systématiquement attaqués par le collège des médecins parisiens, le docteur Denis se tourne vers l'Angleterre et écrit au secrétaire et rédacteur du « Physical Transactions », Monsieur Oldenbourg, qui lui demande un échantillon afin qu'il puisse effectuer des essais. C'est ainsi que parut le compte-rendu de quatre expériences londoniennes menées par le docteur Needham sur deux chiens, une femme et un homme qui devaient être

---

[168] Denis (Jean-Baptiste), *Lettre touchant une folie invétérée qui a été guérie depuis par la transfusion sanguine,* Paris, in-4.
[169] *Op. cit.,* p.199.

amputés[170]. Le roi anglais, Charles II passe tout de suite commande pour ses armées, où la liqueur se montre très efficace.[171] La marine française lui passe alors commande et se montre tout aussi satisfaite....

Le 3 Octobre 1704, le docteur Denis emportera dans sa tombe le secret de sa liqueur « miracle », sans avoir été témoin de la « renaissance » de la transfusion sanguine.

Stockhausen, un médecin dans les mines

Dans les mêmes temps, l'allemand ***Samuel Stockhausen*** est nommé médecin des mineurs de la haute et basse forêt du Hartz par les Ducs de Brunswick et de Lunebourg. Parmi les maladies qu'il observe, il décide d'étudier particulièrement la colique du Poitou dont il attribue la cause aux vapeurs nocives d'un composé du plomb : la litharge[172]. Il commence par s'étonner que cette maladie ne soit pas mieux connue et plus reconnue alors même que ses méfaits sont décrits depuis l'Antiquité. Ainsi écrit Gardanne, traducteur de son ouvrage « *nous démontrâmes par le propre texte des Médecins de tous les tems, à commencer par Hippocrate, qu'ayant été autrefois bien connue et bien décrite ; elle n'avoit pu échapper au grand nombre d'observateurs que la Médecine avoit fourni... En effet dans tous les tems on a cultivé la Peinture ; l'art d'exploiter les Mines existoit dans les siècles les plus reculés ; on retiroit le plomb des mines, on l'employoit dans divers ateliers. Une foule d'Ouvriers et d'Artistes, étoient alors comme aujourd'hui, sans cesse exposés à ses pernicieux effets : la colique des Peintres devoit donc être commune ; l'œil attentif des anciens ne pouvoit pas*

---

[170] 1. Oldenbourg, *Extract of a letter, written to the publisher by M. Denys from Paris*, London, Philosophical Transactions, n° 94, vol -, May 1, 1673 *giving notice of an admirable liquor, instantly stopping the blood of arteries prickt or cut, without any suppuration, or without leaving any scar or cicatrice*, p. 6039.
2. Oldenbourg, *Experiments made at London concerning the liquor sent out of France, which is there famous for staunching of the blood of arteries as well as veins; of which see Numb 94*, London, Philosophical Transactions, n° 95, 30 may 1673, pp. 6052- 6054.
3. Oldenbourg, *Experiments made at Paris with the same liquor; as they are described by Monsieur Denis in his 11th. Conference, printed in French at Paris April 30. 1673, of which the substance here follows in English*. Philosophical Transactions, 1673, n° 95, p. 6054.
4. Oldenbourg, *An account of the experiments promised at the end of the next precedent Transactions, concerning the wonderful effects of the blood-staunching liquor upon a man and a woman in St. Thomas's Hospital in South-wark London,* Philosophical Transactions, 1673, n°96, p. 6078- 6079.

[171] Oldenbourg, *A letter to the publisher written by one of the principal chirurgions of his Majesties fleet, concerning the further success of the blood-staunching liquor, formerly taken notice of,* London, Philosophical Transactions, 1673, n° 97, p. 6115:

[172] Stockhausen (Samuel), *Traité des mauvais effets de la fumée de la litharge*, Paris, Ruault, éd., 1726, 260 p.

ne l'avoir point appercue et il répugnoit qu'on eût attendu pour cela jusqu'à la fin du seizième siècle [173]. »

Après avoir consulté l'ensemble des écrits à sa disposition, Stockhausen décide de suivre la méthode analytique : observer tous les symptômes, se rendre dans les souterrains et les fonderies, examiner la manière dont sont séparés les métaux, et essayer des remèdes avec le bonheur d'assister à plusieurs guérisons [174]. Critiqué pour n'avoir pas suivi les préceptes de Paracelse, il se défend avec véhémence, assurant que « *plaire à la multitude, c'est déplaire aux Sages* [175]. »

Il insiste sur le fait que la colique est loin d'être le seul des symptômes et y ajoute la pleurésie, la péripneumonie, la phtisie, la toux et l'asthme. Il en conclut qu'un diagnostic complet doit être fait pour ne pas affaiblir par des purgatifs un malade atteint aux poumons.

Considérant que plusieurs vapeurs sont présentes dans les fonderies, il aura à cœur de prouver qu'aucun de leurs autres composés (mercure, antimoine, arsenic, soufre, cadmium, pompholix, pierre calaminaire, vitriol), ni même la fumée en tant que telle, n'est la cause de la colique du plomb[176].

Il détaille les symptômes permettant de s'assurer du diagnostic[177] ainsi que ses préconisations de soins[178].

Il reconnait la notion de causalité dans l'inhalation des poussières de litharge, mais, contrairement à Paracelse, **recommande de l'éviter, quelle que soit la dose**.

Ramazzini (1635, 1714) : le père de la médecine du travail

Un jour donc, et après avoir observé, à Modène, les conditions de travail épouvantables des vidangeurs qui nettoyaient les latrines de sa maison, ***Bernardino Ramazzini,*** médecin et travailleur infatigable, décide d'écrire un ouvrage complet et d'ouvrir ainsi les yeux des médecins sur le sort des artisans [23].

La difficulté de traiter, pour la première fois, un tel sujet, l'immense travail de recueil et d'analyse des travaux antérieurs, les détails innombrables à collecter auprès des artisans eux-mêmes, rien n'a empêché Ramazzini de venir à bout de ce gigantesque travail d'observation, de recherche et de compilation de l'existant.

173 *Ibid.*, pp. 10- 11.
174 *Ibid.*, pp. 20- 22.
175 *Ibid.*, p. 28.
176 *Ibid.*, p. 32 - 126.
177 *Ibid.*, pp. 157- 162.
178 *Ibid.*, pp. 163- 216.

Pour écrire les cent soixante-quatre pages de son *Traité des artisans*[179] [24], il recueille minutieusement les observations faites par les anciens, consulte les ouvrages des praticiens, des historiens et des économistes, écrit aux médecins célèbres des autres villes et surtout, observe sans relâche les lieux, les modalités du travail et les symptômes desdits artisans.

Il présente lui-même les raisons pour lesquelles il se lance dans ce travail titanesque : « *Cependant, je remarque que l'on oublie assez souvent dans la pratique, ou que le médecin, qui sait d'ailleurs la profession du malade, n'y fait pas assez attention quoiqu'elle soit capable d'influer beaucoup sur le succès de la cure. C'est dans ces vues et pour contribuer au bien de la république et au soulagement des artisans, que j'offre mon traité au public*[180]. »

Ramazzini explique le phénomène dans sa globalité : type d'exposition et impact sur les viscères ou les « humeurs », symptômes et pathologies, soins curatifs et solutions de prévention.

Bien que ses chapitres portent le nom des métiers qu'il va traiter, il classe ceux-ci par type de risque : chimique, biologique, physique, liés aux mouvements ou à l'organisation du travail. Tout cela sans oublier d'indiquer que, s'il existe en général un risque majeur, d'autres risques peuvent également impliquer des nuisances pour tel ou tel artisan.

Il innove donc à bien des égards : analyse multirisque de la situation de travail, observation des modalités et conditions de travail (horaires, température, humidité, éclairage, froid, chaleur, ventilation, etc.), soins à porter aux personnes atteintes.

Pour chacun des cent métiers qu'il a investigués, il dépeint, au travers des cinquante-deux chapitres, les symptômes, les organes atteints avec souvent une explication scientifique des agents incriminés et une explication physiologique des dégâts occasionnés. Il dénonce ainsi les métaux (fer, plomb, or, argent, cuivre, mercure, étain, …), le soufre, les colorants, les vapeurs acides et alcooliques, les poussières (de bois, de farine, de plâtre), le bruit, les mauvaises postures de travail (port de charge, travail sédentaire, exercices et efforts violents, respiration forte), les travaux de précision, les substances addictives (vin, alcool, opium, tabac), les risques biologiques (eau croupie, cadavres, moisissures, fumier, fermentation, gale, poux, punaises, épidémies et autres transmission de maladies, …).

---

[179] Ramazzini (Bernardino), *De morbis artificum diatriba* , Editions Mutinae , 1700, A. Capponi , *Essai sur les maladies des artisans* –Traduit du latin par Antoine-François de Fourcroy, Paris, 1777, Moutard, pp 1- 164.

[180] *Ibid.*, Introduction.

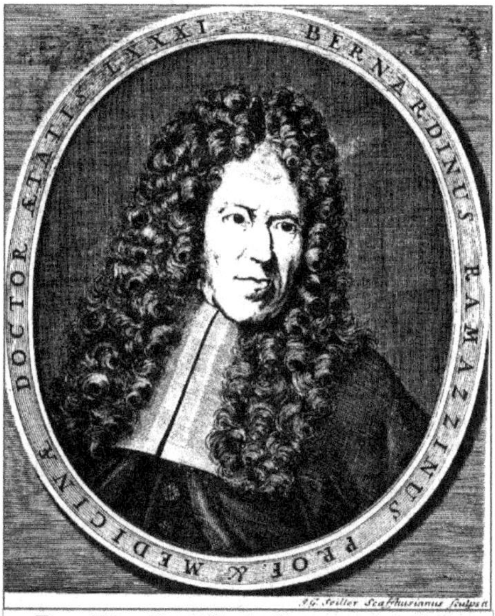

Fig. 27 – Portait de Ramazzini (B.), *Opera omnia medica et physiologica*, Genève, Perrachon, 1717 Graveur Seiller Scasshusianus.
Est dans le domaine public
Collection BIU Santé. Réf. Im. CICL03604

A titre d'exemple, il identifie avec acuité les affections respiratoires associées à l'exposition aux poussières des tailleurs de pierre [181], des plâtriers [182], des travailleurs du textile [183], etc. Il mentionne les irritations respiratoires et cutanées dont souffrent les blanchisseuses[184] et les attribue aux lessives et aux dérivés du soufre. Les intoxications systémiques au mercure sont pointées chez les doreurs [185], miroitiers [186] et les chirurgiens [187] pratiquant les controversées frictions mercurielles.

Ramazzini fait également une analyse précise des troubles dits aujourd'hui musculosquelettiques. Il analyse le port de charges, les différentes postures adoptées, leurs avantages et leurs inconvénients. Tout comme Hippocrate, il indique que l'effet de la force centrifuge est néfaste au coureur lorsque celui-ci prend un virage, préconise les pauses lorsque les gestes sont répétitifs ou précis. Il va même jusqu'à consacrer un chapitre entier à ceux qui travaillent debout tels que « *les ouvriers en bois, les menuisiers, les scieurs de long, les sculpteurs, les ouvriers en fer et beaucoup d'autres … Il faut donc avertir les ouvriers qui travaillent debout de ne pas continuellement se tenir dans cette attitude, de s'asseoir, de se promener, ou de faire quelque exercice*[188]. »

Dans la dernière partie de son traité, publié en 1701, il conclut : « *Il y a, selon moi, peu de métiers qui ne nuisent plus ou moins aux ouvriers qui les exercent*[189] » et précise que les risques auxquels les artisans sont exposés ne tombent pas forcément sous le sens « *qui pourrait croire, par exemple, que*

---

[181] *Ibid.*, p. 102.
[182] *Ibid.*, p. 46.
[183] *Ibid.*, p. 106.
[184] *Ibid.*, p. 25.
[185] *Ibid.*, p. 46.
[186] *Ibid.*, p. 58.
[187] *Ibid.*, p. 30.
[188] *Ibid.*, p. 112.
[189] *Ibid.*, p. 151.

ceux qui aiguisent à une meule de grès les rasoirs et les lancettes affaiblissent leurs yeux à cet ouvrage[190]. »

Les fondements de l'analyse des risques et de la démarche de prévention sont posés. Car, même si ces préconisations restent souvent basiques (détourner le visage pour ne pas avaler les vapeurs nocives [191]), reprise d'anciennes méthodes (se couvrir le visage d'un mouchoir[192] ou porter des gants et des bottes[193]), il nous propose cependant de soustraire du risque les artisans trop atteints (**aurait-il inventé le concept d'inaptitude ?**), de remplacer les masques organiques par des masques en verre[194] (qui ne sont pas perméables), de faire des pauses[195], d'aérer et de ventiler les pièces, de mieux les éclairer[196], etc.

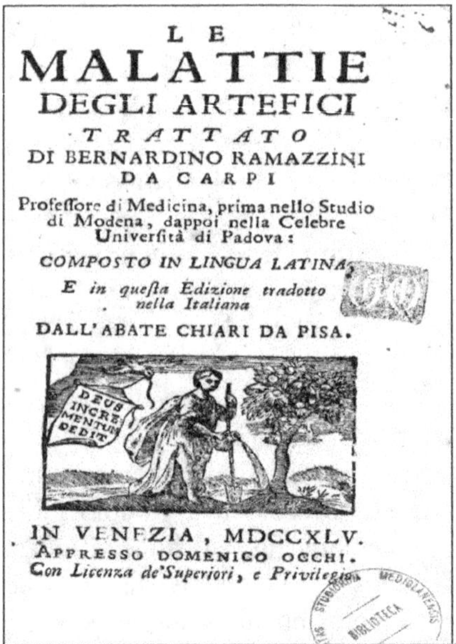
LE
MALATTIE
DEGLI ARTEFICI
TRATTATO
DI BERNARDINO RAMAZZINI
DA CARPI
Profeffore di Medicina, prima nello Studio di Modena, dappoi nella Celebre Univerfità di Padova:
COMPOSTO IN LINGUA LATINA,
E in quefta Edizione tradotto nella Italiana
DALL'ABATE CHIARI DA PISA.

IN VENEZIA, MDCCXLV.
APPRESSO DOMENICO OCCHI.
Con Licenza de'Superiori, e Privilegio.

,Fig. 28 – « *De Morbis Artificum Diatriba* », Bernardino Ramazzini, Venezia 1745. Page de titre

Son ouvrage, qui sera réédité vingt-quatre fois, servira de référence jusqu'au XXème siècle. Le langage scientifique utilisé à cette époque est le latin pour permettre le maximum d'échanges : les traductions en langage vernaculaire ne se feront que petit à petit jusqu'à la fin de ce siècle et se limiteront à l'Occident industrialisé : en allemand et en anglais (1705), puis en néerlandais (1724), en italien (1730) ainsi qu'en espagnol, portugais et russe (1801)[197]. En France, il ne sera traduit et introduit qu'en 1777 par le Comte de Fourcroy puis sera repris et largement complété plus tard par le docteur Philibert Patissier.

[190] *Ibid.*, p. 151.
[191] *Ibid.*, pp. 25, 38, 87, 104.
[192] *Ibid.*, p. 19.
[193] *Ibid.*, p. 38.
[194] *Ibid.*, p. 28.
[195] *Ibid.*, p. 143.
[196] *Ibid.*, pp. 19, 87, 97.
[197] Carnevale (Franco) & alii, *Opere mediche e fisiologiche*, Vérone, Cierre éd., 2009, 856 p.

Quelques autres écrits intéressants

Georg Wolfgang Wedel, dit Vedelius

Fils de pasteur, Vedelius (1645, 1721), considéré comme *l'un des plus savants et l'un des plus laborieux écrivains de l'Allemagne*[198], s'inscrit à l'université de médecine tout en suivant des cours de philosophie. Nommé médecin de Saxe-Gotha, il acquiert rapidement une certaine renommée à la cour saxonne de Weimar. Ayant obtenu ses diplômes, il devient professeur titulaire de médecine en 1673 ainsi que responsable des chaires d'anatomie, de chirurgie, de botanique puis également de médecine théorique. À partir de 1679, s'y rajoute la charge de médecin de la cour.

Médecin et alchimiste, Vedelius décrit aussi les maux des artisans comme l'asthme des montagnes que subissent les mineurs. Il rappelle que Stockhausen a écrit un traité sur ce type de problèmes précisant que la cause en est le mercure contenu dans le plomb[199]. Il constate qu'un vieux cordonnier a le dos courbé après s'être trop penché pour travailler. Pour lui, les ligaments externes de ses vertèbres sont distendus et endurcis empêchant ainsi le retour à la normale[200].

Il expose le cas de la servante d'un marchand de chaux, décédée, et dans les poumons de laquelle il trouve une pierre. Il partage sa certitude : cette pierre est le résultat de la présence de particules de chaux qu'elle avait avalées[201, 202]. Il présente aussi, à plusieurs reprises les maladies des ouvriers en petits objets, qui subissent de terribles problèmes oculaires pouvant aller jusqu'à la cécité[203].

---

198 Société de savants, *Op.cit.*, tome XIII, p. 546.

199 Paganetto (Guglielmo), *Evoluzione storica del rischio di patologie umane per contaminazione chimica ambientale*, Sassari, R.A.H.P. sas, Revue mensuelle de médecine Caleidoscopio, année 22, numéro 17, 2004, p. 20.

200 Patissier (Philibert), *Traité des maladies des artisans, et de celles qui résultent des diverses professions*, Paris, 1822, J. B. Baillère, p. 359.

201 Société de savants, *Op. cit.*, vol. 4, p. 431.

202 Wedel (Georg Wolfgang dit Vedelius), *Observations sur le calcul du poumon occasionné par de la chaux vive*, Paris, Collection académique de l'Académie Royale des sciences de Paris, tome III, p. 101.

203 Wedel (Georg Wolfgang dit Vedelius), *Pathologia medica dogmatica*, Jena, 1692.

Michel Ettmüller

Né à Leipzig le 26 mai 1644, Michael Ettmüller (1644, 1683) est connu en France sous le nom de Michel Ettmüller. Il fait ses études médicales dans sa ville natale puis décide de se perfectionner en se rendant, durant deux années, auprès des plus grands professeurs allemands, français, anglais, italiens, néerlandais, avant d'obtenir son doctorat à Leipzig. Il y obtient bientôt la chaire de botanique et le titre de professeur extraordinaire de chirurgie et d'anatomie[204]. Il travaille sur quelques ouvrages et notamment sur *la méthode de consultation et de prescription de médicaments*[205], mais il contracte une maladie provoquée par une expérience de chimie et en meurt à l'âge de 39 ans.

C'est son fils, Michaël Ernst Ettmüller qui reprend les œuvres de son père et les faits publier à titre posthume.

Si Ettmüller père écrit son ouvrage méthodique, c'est pour pallier aux difficultés rencontrées à son époque par les médecins face à la division officielle des différentes spécialités. Un médecin n'est plus pharmacien, il doit donc « *savoir l'Art de composer les médicamens, et la maniére dont on les prépare dans les Boutiques, pour faire executer exactement ses ordonnances. C'est ce qu'on apelle la Méthode de prescrire les Formules, c'est à-dire, décrire sur le champ les remédes qu'il convient de faire au malade*[206]. »

Parmi les trente-huit maladies qu'il décrit, il en est une en lien direct avec le travail : « *Un Potier d'étain, ..., homme fort et d'une tres bonne santé, fut atteint d'une toux, qui commença à l'incommoder pendant la nuit, sans qu'il cracha que peu, une matiére viscide*[207] *et mélée de sang.... Ce mal commença dans la suite à augmenter tant soit peu, de manière que pendant la nuit il avoit de grandes inquiétudes, qui le mettoient dans un danger de suffoquer... et il étoit contraint de passer* ses nuits *toutes entiéres sans dormir, assis sur un siège, ... Cette indisposition est un asthme convulsif... La cause éloignée est la fumée mercuriale des métaux : dans l'or le souffre volatile abonde, cela fait qu'étant mélé avec le nitre, il fait du bruit et comme un coup d'éclair. Le mercure est facilement coagulé par l'or et par le plomb fondu. Cela fait que les potiers deviennent aisément phtisiques et asthmatiques*[208]. »

Grâce aux soins reposant sur une recette précise à base de produits chimiques, Etmüller constate l'amélioration de l'état de son patient.

Il est frappant de remarquer que les 38 maladies décrites concernent les gens « du peuple » … Etmüller n'était pas un médecin de cour !

---

204 Société de savants, *Op. cit.*, tome IV, pp. 121- 122.

205 Ettmuller (Michel), *Méthode de consulter et de prescrire les formules de médecine*, Lyon, Thomas Amaulry, 1698, 728 p.

206 *Ibid.*, p. 1.

207 Visqueuse en vieux français.

208 *Op.cit.*, pp. 542- 544.

Isbandis de Diemerbroeck

Professeur de médecine et anatomiste à Utrecht, Isbandis de Diemerbroeck (1609, 1674), se fait remarquer par les soins qu'il prodigue lors de l'épidémie qui ravage son pays en 1636. Ce néerlandais s'éloigne quelque peu de l'approche factuelle et scientifique quand il explique voir dans la peste une punition divine pour les péchés des nations[209]. Mais il pense, secondairement, qu'elle est due à « *des graines secrètes, malignes et virulentes. . . constitué de particules très subtiles et volatiles* (qui), *lorsqu'on les met en vibration, se dilatent efficacement et dispersent leur contagion pernicieuse dans toute l'atmosphère spacieuse.* »

C'est en disséquant les vésicules pulmonaires du domestique d'un diamantaire mort asthmatique qu'Isbandis de Diemerbroeck les trouve remplies de poudre de diamant. Un an après, il a l'occasion de faire la même observation sur les poumons de deux ouvriers travaillant dans les mêmes conditions[210,211,212].La différence est faite entre la peste et l'inhalation de particules fines.

Olaüs Borrichius

C'est par vocation qu'Olaüs Borrichius (1626, 1690) également appelé Ole Borch, commence des études de médecine à l'université de Copenhague[213], tout en suivant également les cours de chimie et de botanique. A l'issue de ses études, il n'a qu'une envie : parcourir l'Europe pour satisfaire son besoin d'apprendre auprès d'autres praticiens. Mais le Danemark le retient : d'abord nommé précepteur puis chargé d'une chaire de chimie et de botanique à Copenhague, il doit attendre. En 1660, il lâche tout, part accomplir son rêve et passe des Pays Bas à l'Allemagne, l'Angleterre puis la France où il rencontre les plus illustres praticiens, avant d'être rappelé à Copenhague pour remplir les fonctions d'enseignement qu'on lui a confiées. Il refuse alors de se marier pour se consacrer à ses travaux.

Ses écrits sont très nombreux et plusieurs de ses observations médicales sont répertoriées dans les *Actes de Copenhague*[214]. Il commence par dire qu'il

---

209 Zuckerman (A), *Plague and contagionism in eighteenth-century, England: the role of Richard Mead.*, Bulletin Histoire Médicale, 2004; 78(2), pp. 273- 308.

210 Ramazzini (Bernardino), *Traité des maladies des artisans*, traduit du latin par Antoine-François de Fourcroy, Paris, Moutard, 1777, p.103.

211 Roederer (JG) et Wagler, *Traité de la maladie muqueuse*, Paris, Duprat Duvergé éd., 1806, trad. JL Leprieur, 402 p.

212 Delahays (Adolphe), *Mémoire sur l'angine de poitrine par Jurine*, éd., 1855, p. 5.

213 Société de savants, *Op. cit.*, tome IV, pp. 61- 63.

214 Collection Académique composée des *Mémoires, Actes ou Journaux des plus célèbres Académies & Sociétés Littéraires, des extraits des meilleurs ouvrages périodiques , des traités particuliers où des pièces fugitives les plus rares, concernant l'histoire naturelle et la botanique, la physique expérimentale et la chymie la médecine et l'anatomie,* Paris, Michel Lambert, 1776, Section étrangère, tome septième, Médecine comprenant les cinq Volumes des Actes de Copenhague en entier, depuis l'année 1671, jusques et y compris l'année 1679, 859 p.

est bien connu que *les personnes qui font des chandelles de suif sont sujettes aux douleurs de tête, aux rhumes de cerveau, quelquefois même aux vertiges, à cause des exhalaisons qui s'élèvent des graisses fondues qui pénétrant les narines, les yeux, et même les poumons*[215]. **Ainsi, les faiseurs de chandelles connaissaient les risques mais pratiquaient ce métier sans protection** ....

Olaüs est donc appelé pour un accident grave survenu chez une femme qui *passait les nuits entières à faire de la chandelle dans une chambre fort petite*[216] et non aérée. Soignée, cette dernière se remet au travail malgré les conseils du médecin et risque une nouvelle fois de perdre la vie par asphyxie. Elle devra abandonner son travail ...

Pourtant, la prévention était déjà décrite : les *ouvriers qui font des chandelles, et tous ceux qui fondent les graisses des animaux* doivent prendre *la précaution de travailler à l'air libre, ou dans des boutiques très-grandes et bien aérées*[217].

Olaüs décrit aussi les problèmes d'un doreur, exposé aux vapeurs de mercure qui faillirent le tuer[218] .

Les soins aux potiers de terre

Médecin de la cour auprès de la veuve du roi du Danemark, Frédéric III[219], ***Jean-Henri Brechtfeld*** nous révèle que la maladie des potiers de terre est maintenant largement reconnue et que des soins sont partagés par les praticiens : « *un potier de terre, qui étoit de mauvaise santé, pâle et cachectique , comme sont la plupart des gens de son métier , à cause de la litharge dont ils se servent pour plomber leur poterie, tomba tout-à-coup dans l'hydropisie, il avoit tout le corps bouffi; les jambes surtout et le scrotum étoient enflés prodigieusement. Je traitai sa maladie suivant la méthode ordinaire, et j'employai successivement les apéritifs, les hydragogues et les diurétiques, mais sans aucun succès*[220]. »

C'est ce que confirme ***Thomas Bartholin*** (1616- 1680), anatomiste danois, qui lors de la dissection d'un jeune homme mort en duel remarque que « *son poumon droit est adhérent aux côtes, et que toute la substance de ce viscère est desséchée et tendant à la phtisie*[221]. Il ajoute *qu'il est bon d'avertir qu'il avoit été apprenti potier de terre, et que ce métier avoit beaucoup altéré sa santé, ce qui l'avoit obligé à le quitter* ».

Pourtant, même reconnue, cette maladie ne fait pas encore l'objet d'une réelle prévention. La solution préconisée reste de changer de métier lorsque

---

[215] *Ibid.*, Observation 86, p. 374.
[216] *Ibid.*, Observation 86, p. 374.
[217] *Ibid.*, Observation 86, p. 374.
[218] *Ibid.*, Observation 79, p. 227.
[219] Jöcher (Christian Gottlieb), *Allgemeines Gelehrten-Lexicon,* Leipzig, 1750, 1350 p.
[220] Collection Académique, Op. cit., Observation 104, p. 179.
[221] *Ibid.*, Observation 21, p. 209.

l'artisan est trop atteint. On rejoint ici ce qui est aujourd'hui appelée inaptitude au poste et conduit à un reclassement, preuve que la prévention a été un échec. La perception du risque représente, à cette époque, bien peu de choses au regard du risque de misère (voir tome III).

Enfin, les ergonomes, architectes, ingénieurs mènent des travaux qui initient de premières démarches, méthodes et outils permettant l'adaptation du travail à l'homme. Il faut cependant attendre la fin du XVIIe siècle pour avoir, en Europe, une véritable démarche d'analyse des risques, des métiers concernés, des pathologies associées.

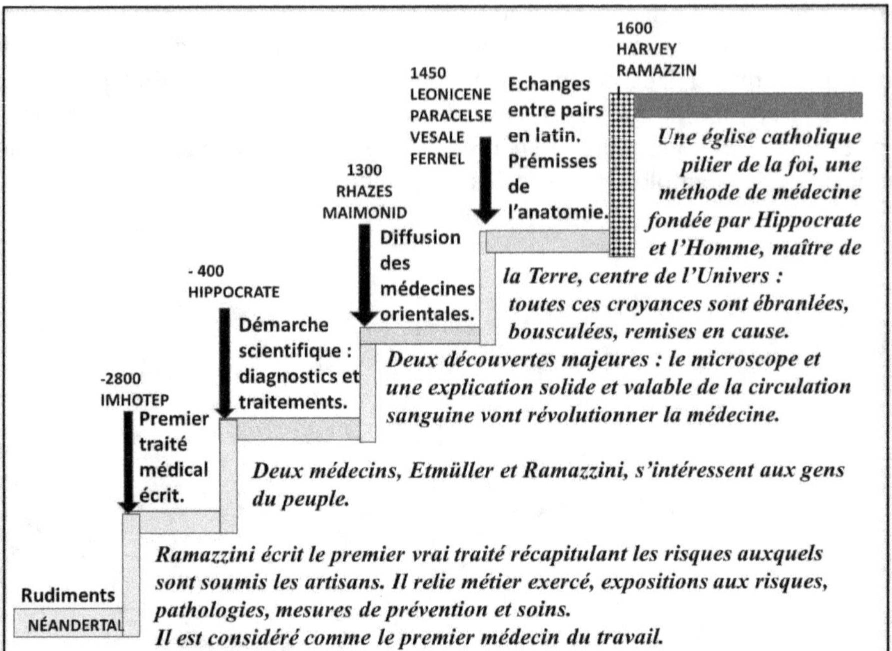

Planche V – © Catherine Montagnon – L'Humanité et le travail- Tome I - 2020

Chapitre VI

Premières manufactures

Premiers traités proposant des démarches de prévention presque complètes

Après l'ère des querelles, s'ouvre une période marquée par les « prises de pouvoir » d'un nouvel acteur de plus en plus riche et présent : le marchand. Les conditions de vie et de travail de toutes les populations sont bouleversées, voire anéanties par des guerres incessantes et de nouvelles épidémies de peste[222] :

- Au XVIIe siècle les pays colonisés par l'Angleterre, les Provinces Unies des Pays-Bas[223], la France, le Portugal et l'Espagne leur apportaient de grandes richesses grâce aux échanges commerciaux. Mais, en ce nouveau siècle, les conflits commencent à s'amplifier partout dans le monde : guerres de succession[224], rivalités coloniales, volontés de repousser ses frontières ... Des guerres destructrices et violentes se déroulent dans tous les points du globe (voir tome IV).
- La guerre de succession d'Autriche embrase l'Europe et, outre l'intéressée, oppose l'Angleterre, la Russie et les Provinces Unies des Pays-Bas d'une part et d'autre part la Prusse, la Bavière et la France. Elle est immédiatement suivie de la guerre de sept ans, première guerre quasi mondiale pendant laquelle les conflits gagnent l'Italie, l'Espagne, l'Amérique et les Indes. La Prusse sort grand vainqueur de ces batailles tandis que la France de Louis XV perd l'essentiel de ses colonies en Amérique du Nord et en Inde.
- Les armées, donc, s'entredéchirent et les populations subissent de plein fouet les conséquences des guerres[225]. Pour subvenir aux besoins de la guerre, il faut des hommes pour les armées, « *du drap et de la toile pour les uniformes* et pour les voiles, *du cuir pour les chaussures et les harnais... de la métallurgie de transformation* pour les armes, ... *la construction de chantiers navals, la fabrication de cordages et d'ancres. En même temps, pour satisfaire aux besoins de la cour, du souverain et de l'aristocratie, il* faut des manufactures pour produire *soierie, dentellerie, glacerie, ... porcelaine, savons fins, tabac, sucre, draps et toiles fines*[226] ». C'est sous le règne de Louis XIV et l'impulsion de Colbert, que sont nées, en France, la plupart des premières manufactures royales de 1663 à 1766[227].

---

[222] La grande peste de 1709 à 1711 fit périr 236 000 prussiens par exemple, soit le tiers des habitants.
[223] Par opposition aux Pays-Bas méridionaux restés espagnols à la fin de la guerre de Quatre-Vingts ans.
[224] En Espagne (1701, 1713), en Pologne (1733, 1738), en Autriche (1740, 1748.)
[225] 200 000 français, par exemple, tombent en Allemagne.
[226] Koulisher (Joseph), *La grande industrie aux XVIIe et XVIIIe siècles : France, Allemagne, Russie*, Annales d'histoire économique et sociale, 3ème année, n°9, 1931, p. 20.
[227] La sériciculture (culture des mûriers et fabrication de la soie généralisée remonte à Louis XI (voir tome III).

- Deux types de manufactures se développent en Europe [25] :
  - les manufactures royales qui sont financées par l'Etat comme en France puis en Prusse sous la houlette de Frédéric le Grand[228] à partir de 1741, en Autriche grâce aux investissements de l'empereur François-Étienne, époux de Marie-Thérèse et père de Joseph II, dans les filatures et les manufactures de draps et faïences[229], en Allemagne notamment dans la haute Bavière, et même dans le petit royaume du Wurtemberg[230] ;
  - et les manufactures créées par des marchands ou des entrepreneurs comme en Angleterre ou dans les Pays Bas méridionaux. Les nombreuses ressources de leurs colonies et le commerce réalisé grâce à leurs liaisons maritimes permettent aux riches marchands et aux banques de ces deux pays d'investir dans de nombreuses manufactures.
- La peste recommence à faire des ravages : elle fait périr 236 000 prussiens (1709 à 1711), soit le tiers de la population, et infeste les pays baltes ainsi que l'Europe centrale et orientale (1708 à 1712). Puis la vague atteint le sud de la Pologne et les Pays-Bas. En France, elle provient d'Orient par le port de Marseille (1720) et tue environ 100 000 provençaux…
- Pourtant, s'appuyant sur des progrès techniques (comme l'invention du microscope au siècle précédent), et sur de nouvelles connaissances anatomiques, la médecine fait de beaux progrès avec notamment la mise au point des premiers vaccins.
- On notera également qu'en 1770, les pathologies professionnelles sont, pour la première fois, enseignées en faculté de médecine.

Sous le terme de manufactures, il faut entendre aussi travail à domicile pour la plupart d'entre elles. Le marchand dépose chez le paysan ou l'artisan le coton ou la laine à filer, le fer à forger, …, puis chez un autre, par exemple, le fil à tisser, … et récupère, en fin de cycle, le produit final pour ses clients. D'autres manufactures reposent sur des ateliers regroupant des ouvriers tout en sous-traitant certaines étapes du process de fabrication comme expliqué ci-avant. Enfin, dans tous les pays, et quel que soit le type de financement, des manufactures sont créées à proximité immédiate (voire à l'intérieur) des prisons, « *des hôpitaux, des orphelinats et des maisons de correction, où* enfants, *mendiants et vagabonds, fous et femmes de mauvaise vie étaient internés*[231] ». Femmes, enfants et handicapés sont donc corvéables à merci, tant dans leur propre foyer que, dans ces établissements. Les conditions de travail y sont déplorables et la pauvreté reste prégnante (voir tome IV).

---

[228] *Ibid.*, p. 12.

[229] Investissements qui permettront d'asseoir la fortune familiale des Habsbourg jusqu'en 1918.

[230] Montbrion (M.), *Dictionnaire universel du commerce, de la banque et des manufactures*, Paris, A. Delaheys, 1948, tome II, pp. 995- 996.

[231] Koulisher (Joseph), *Op. cit.*, p. 21.

En Amérique du Nord, l'heure n'est pas encore aux manufactures. Sous la domination anglaise jusqu'en 1776, le pays est administré de façon à ce qu'aucune concurrence de sa part ne puisse venir gêner la suprématie anglaise[232] et que ce continent serve de grange alimentaire. L'émigration d'artisans de talent est sévèrement contrôlée et seuls quelques artisans américains isolés font un peu de commerce tandis que les esclaves sont au travail. A la fin du siècle, quelques manufactures de coton voient le jour notamment dans le Sud où les premières mesures de prévention concernent les incendies [26].

Friedrich Hoffmann, un adepte de Harvey

Né à Halle (Allemagne), et issu d'une famille d'apothicaires et de médecins officiant à la cour, Friedrich Hoffmann (1660, 1742) est plus attiré, dans son jeune âge par les mathématiques et les écrits des philosophes [27]. Il obtient son doctorat de philosophie à l'âge de 18 ans. Orphelin à l'âge de 15 ans, suite aux ravages d'une épidémie, il décide de suivre des cours de médecine et de chimie.

Fervent émule de la théorie de Harvey sur la circulation sanguine, il décrit le corps comme une machine fonctionnant tel un système hydraulique[233]. Son œuvre magistrale[234] nous explique de manière détaillée l'ensemble des fonctions du corps en commençant par les flux entrants (la bonne nourriture pour le sang) ; la nécessité de l'exercice pour que ce dernier circule bien et du repos pour que les parties solides du corps s'en imprègnent parfaitement. Le docteur Hoffmann détaille les différentes étapes de la digestion, en commençant par le rôle de la salive, dont il vante les divers mérites médicamenteux, puis des sucs digestifs, de la bile et des intestins. Il étudie et décrit ensuite sur l'ensemble des excrétions humaines.

> La salive est donc le véritable, et universel ferment, et dissolvant, de tous les aliments, qui les dissout intimement, et en fait l'extraction.
>
> Hoffmann (Friedrich), *La médecine raisonnée, tome I, p. 36.*

[232] Brocher (J.) & al., *Brass Valley, the story of working people's lives and struggles in an american industrial region*, Philadelphia, Temple University Press, 1982, pp. 5- 43.

[233] Cette représentation mécaniste du corps est appelée iatrophysique.

[234] Hoffmann (Friedrich), *Medicina Rationalis Systematica*, Halle, 1718- 1734, trad. en français par Bruhier (Jean-Jacques), *La médecine raisonnée*, Paris, Briasson éd., 9 vol., in-12, 1751.

Il utilise les résultats d'observations, au microscope, des fœtus animaux et des gamètes pour décrire longuement les fonctions de reproduction de l'homme ainsi que la croissance du fœtus in vitro[235].

Mais son système purement mécanique se heurte aux problèmes de la pensée, des émotions, des réflexes … C'est tout au long des 102 pages de la section III de son livre I, qu'Hoffmann, expose sa théorie "vitale" : « *il se sépare dans le cerveau un fluide qui …pénètre dans la moelle allogée & de-là se distribue aux parties par l'entremise des nerfs, pour leur donner le mouvement, & le sentiment, & pour y servir à la nutrition*[236]. » Ainsi, selon lui, le corps humain est doté d'une âme sensible (générant les fluides nerveux) et d'une âme rationnelle (la pensée). Il ne cessera d'avoir, à ce sujet, des joutes scientifiques, policées et respectueuses, avec Georg Ernst Stahl, son ami de toujours.

Pour lui, la santé repose sur un équilibre entre ces fluides nerveux et les fibres musculaires. Ainsi, l'atonie, les crampes, inflammations et douleurs s'expliquent par des dérèglements de ce « système » nerveux[237]. Cette théorie permet d'introduire le principe d'homéostasie[238]. Le docteur privilégie alors les médecines douces et préventives, comme sa célèbre liqueur minérale *anodyne vitriolique* dont il ne délivrera jamais le secret.

> *L'âme sensitive est un agent commun aux hommes & aux animaux, qui, en conséquence de la perception, ou du sentiment, des différens mouvemens que les objets extérieurs impriment aux fibres & aux membranes nerveuses, excite en eux l'aversion ou le désir. L'âme raisonnable se sert du ministère des sens, qui les connoît, connoît les corps extérieurs & les sensations, est capable de rassembler, de comparer, d'approfondir, les différentes idées ... afin de produire ses actions librement et par sa propre détermination.*
>
> Hoffmann (Friedrich), *La médecine raisonnée*, tome I, p.236.

Hoffmann devient bientôt célèbre. Frédéric Guillaume, électeur de Brandebourg le nomme médecin de la principauté et de sa propre personne, et lui demande ensuite de fonder l'Université de Halle et d'y enseigner. Les étudiants se pressent pour l'écouter. Sa réputation dépasse les frontières de l'Allemagne. Il est reçu au sein de la Société Royale de Londres. Charles VI, empereur du saint Empire romain germanique, lui confie la charge de médecin aux Bains de Carlostadt ;

---

[235] *Ibid.*, pp. 158- 185.

[236] *Ibid.*, vol. 2, tome III, pp. 197- 198.

[237] Hoffmann (P.), *La théorie de l'âme dans la medicina rationalis systematica de Friedrich Hoffmann*, CNRS, Revue de synthèse, n. 113-114, 1984, pp. 55- 79.

[238] Capacité du corps à maintenir l'équilibre de son milieu intérieur en fonction des contraintes extérieures.

Frédéric II, roi de Prusse le nomme médecin du roi, … Mais Hoffmann n'est pas un homme de cour et préfère régulièrement revenir chez lui pour rédiger ses ouvrages et soigner les malades. Ses traités sur l'hypertension et ses séquelles, sur le système nerveux et sur l'effet des fumées carbonées sur la santé ont fait faire de belles avancées à la médecine ainsi qu'aux soins à apporter à certains travailleurs.

Édouard Jenner et la vaccine

En termes de progrès médicaux, ce XVIIIe siècle est également marqué par l'apparition des premiers vaccins, dont le premier est découvert par le docteur Édouard Jenner (1749, 1823).

Ce médecin de campagne britannique, observe que les femmes responsables de la traite des vaches ne contractent pas la variole alors que cette maladie ravage les pays [28].

A cette époque, plus d'un tiers des personnes infectées par la variole meurent et les survivants sont défigurés.

Jenner[239] observe qu'une maladie du bétail voisine de la variole, le cow-pox ou « vaccine » (du latin vacca, la vache) est communicable à l'homme, et notamment aux trayeuses. Cette vaccine provoque des lésions cutanées bénignes et semble protéger ces femmes contre la véritable variole. Le 14 mai 1796, après des années d'essai, il inocule au jeune James Phipps, enfant sain, le pus prélevé dans une vésicule de la fermière Sarah Nelmes, atteinte de cow-pox ou vaccine[240]. Ultérieurement, l'enfant est délibérément infecté avec des pustules varioliques et survit à cette expérimentation. Jenner en conclut qu'il était protégé et que la variolisation, rapidement devenue « vaccination », démontre son succès.

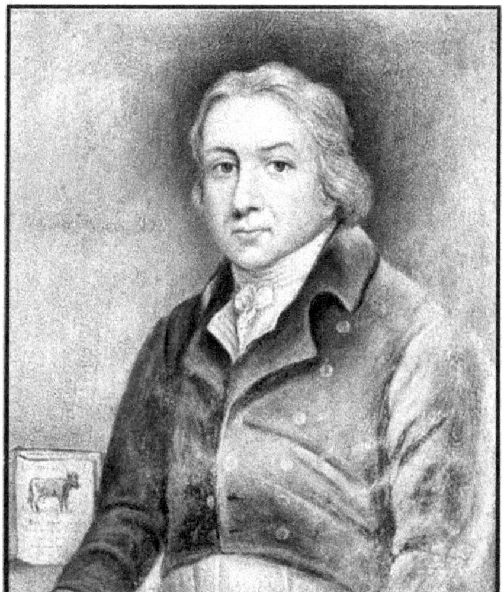

Fig. 29. Jenner (Edward). Peinture à l'huile.

239 Fig. 29. Ce fichier provient de la Wellcome Collection , un site géré par Wellcome Trust, fondation caritative. Réf. de bibliothèque : ICV n° 23936. N° de photo : V0023503. Ce fichier est sous licence Creative Commons Attribution 4.0 International.

240 Jenner (Edouard), *An inquiry into the causes and effects of the variolae vaccinae, a disease discovered in some of the western counties of England* (Enquête sur les causes et les effets de la vaccine de la variole, Londres, éd. par l'auteur, 1801, p. 28.

Jenner décide ensuite, en présence de collègues, d'utiliser du pus de vaches ayant contracté la vaccine et de l'inoculer à ses patients. Il donne ainsi une caution scientifique à la vaccination afin de la généraliser à l'ensemble de la population. Ce qui sera fait très rapidement après la publication de ses résultats en 1798 et permettra d'obtenir l'extinction de la maladie variolique en France. Trois quarts de siècle plus tard, Louis Pasteur s'inspirera des travaux de Jenner pour mettre au point d'autres vaccinations préventives (nom dérivé du terme vaccine).

Les médecins de l'empire germanique s'inspirent des travaux italiens et français

En Allemagne également, Ramazzini est une référence majeure pour les médecins de l'Empire. Aussi, ***Johann Christian Gottlieb Ackermann*** (1756, 1809) le traduit-il au début des années 1780. Il est nommé professeur de santé (physicus [241]) et enseigne la médecine dans sa ville natale de Zeulenrode, dans le Vogtland, après ses études à Iéna puis à Göttingen.

Dans la plupart des États de l'Empire germanique, les facultés de médecine entretiennent des liens étroits avec les collegia medica chargés de nommer un physicus dans chaque communauté urbaine. Sous l'influence des écrits de Wilhelm Rau puis de Johann Peter Frank, une police médicale s'y établit, qui ambitionne de couvrir l'ensemble des aspects de l'hygiène de la population. Plus tard, ***Julius Heinrich Gottlieb Schlegel*** (1739, 1810), qui traduit l'édition de Philibert Patissier en 1823, devient directeur de la police médicale du grand-duché de Saxe-Meiningen.

Jean-Baptiste Morgagni : l'anatomie au service de la prévention

Jeune italien prodige, Jean-Baptiste Morgagni (1682, 1771) [29] s'inscrit à seize ans à l'Université de Bologne et obtient, trois ans plus tard ses diplômes de médecine et de philosophie. Travailleur acharné au point de se rendre malade, il suit, après un court repos, des cours d'anatomie et se rend ensuite à Venise, puis Padoue où il *étudie la chimie, la physique, l'histoire naturelle et la pharmacie*[242]. Il occupe des chaires dans différentes villes avant d'être nommé, en 1715, à la première chaire d'anatomie de la Faculté de Padoue[243].

[241] Savant du « corps », par opposition au *chirurgicus* orienté vers la pratique.
[242] Société de savants, *Op. cit.*, tome IV, pp. 284- 288.
[243] *Ibid.*, p.284.

Hostile aux débats d'ego stériles, aux bagarres inutiles entre pairs qui ne font pas avancer la science, Morgagni[244] est largement reconnu pour ses talents et *ses* travaux remarquables. Il est ainsi dit de lui : il *est l'un des plus habiles anatomistes et des plus savans médecins du dix-huitième siècle,* et *doit être mis au nombre de ces hommes rares dont l'apparition marque une grande époque dans l'histoire des sciences*[245]. Il est ainsi nommé membre des académies des curieux de la nature (1708), des sciences de Paris (1731), impériale de Saint Pétersbourg (1735), de Berlin (1754), de Londres (1774)[246]. Son œuvre magistrale, *De sedibus et causis morborum per antomen indugatis libri quinque* [30], expose les conditions de vie et de travail de chacun des malades qu'il a suivis avant qu'ils ne décèdent, puis partage les constats de la dissection et émet des hypothèses sur les liens possibles entre toutes ces données. Il démontre ainsi la complémentarité nécessaire entre médecine et anatomie. Chacun des cinq livres de son ouvrage correspond à des parties différentes du corps : la tête, le thorax, l'abdomen, les affections générales entraînant la mort, puis des compléments à chaque partie précédente. Sa méthode est totalement novatrice. Il ne se contente pas de décrire l'état du corps du défunt mais part des données qu'il a pu recueillir sur la personne, son métier, son âge, ses conditions de vie, ses symptômes et son travail. Ses observations sont alors suivies d'explications anatomiques sur le lien possible entre ces données et l'examen du corps.

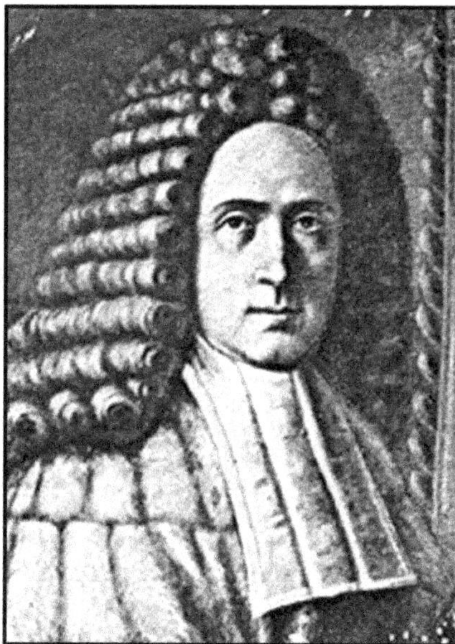

Fig. 30. Giambattista Morgagni
Domaine public,
via Wikimedia Commons.

Ainsi, par exemple, il nous décrit le cas d'« *un homme de quarante ans … continuellement occupé à manier du chanvre, qui est forcé de gagner de nouveau son lit pour une grave lésion de la respiration, qui le contraint d'avoir la tête haute, et à laquelle se joignent du sifflement et une grande élévation de l'abdomen… Il tousse, il éprouve de l'ardeur dans la gorge ; il souffre…. Enfin, quatre ou cinq heures après avoir pris un bol qui contenait de l'opium, ne*

---

[244] Fig. 30. Portrait de Morgagni. Cette œuvre est dans le domaine public dans son pays d'origine et dans d'autres pays et régions où la durée du droit d'auteur est la vie de l'auteur plus 70 ans ou moins .Via Wikimedia Commons.
https://commons.wikimedia.org/wiki/File:Giambattista_morgagni.gif

[245] *Ibid.*, p. 284.

[246] *Ibid.*, p.285.

pouvant plus rester dans son lit, il se promène, et, en regagnant son lit, il meurt subitement. A l'examen du cadavre, du ventre et de la poitrine ... on ne remarqua rien dans les poumons ... si ce n'est qu'ils étaient ... parsemés çà et là de taches noires .... Si vous croyez que les fibres des poumons étaient attaquées de paralysie, vous comprendrez facilement que ces viscères ne pouvaient pas chasser l'air ... vous comprendrez de même pourquoi, après l'administration de l'opium, l'affection s'aggrava, et fut suivie de mort[247] ».

La morbidité des fibres de chanvre est démontrée au travers de trois exemples tandis que les dommages causés en interne sont précisés grâce à la dissection des cadavres. La pâleur, la toux, l'essoufflement et l'asthme étaient des symptômes déjà connus et décrits par Ramazzini. Mais, Morgagni va plus loin. Les poumons d'un cardeur de chanvre, nous dit-il, sont gravement atteints, « *le lobe supérieur, d'ailleurs assez sain, était décharné, et contenait à son sommet un pus blanc qui était enfermé dans un tubercule. Cet état et les adhérences aussi nombreuses et aussi fortes du poumon droit paraissaient devoir être rapportés aux inflammations précédentes ; mais la rougeur, la dureté, la pesanteur du lobe inférieur, la densité de son tissu, et, à sa partie supérieure, le pus ou la matière puriforme qui s'écoulait par les orifices des bronches divisées ... indiquait l'inflammation actuelle, qui commençait à passer à l'état de suppuration*[248] ». Et le mal se répand dans tout le corps car Morgagni trouve des concrétions polypeuses dans tous les orifices du cœur et dans les vaisseaux, une autre dans le sinus de la faux[249], et une inflammation très grave du diaphragme[250].

Un troisième cas vient confirmer la dangerosité du chanvre[251] : le docteur découvre, chez un homme d'une quarantaine d'année, une tumeur très importante qui a déformé les côtes, des taches noires sur le foie et du pus blanc dans le rein gauche.

Les dégâts occasionnés par la poussière de laine n'ont rien à envier aux précédents. Au travers de cinq exemples, dont un jeune homme de 21 ans[252], lainier de son état, un tondeur de toiles de laine de cinquante ans[253], un matelassier de cinquante ans également[254], tous souffrent gravement des poumons, voire d'hydropisie dans la colonne vertébrale. Seuls deux lainiers d'un âge avancé meurent des suites d'une coupure accidentelle [255]

---

247 Morgagni (Jean-Baptiste), *De sedibus et causis morborum per antomen indugatis libri quinque (Recherches anatomiques sur le siège et les causes des maladies)*, Paris, A. Delahaye, 1855, tome I, lettre 15, observation n°6, pp. 302- 303.
248 *Ibid.*, tome I, lettre 7, par. 13, p. 128.
249 Sinus crânien longitudinal postérieur de la dure-mère.
250 Morgagni (Jean-Baptiste), *Op. Cit.*, tome I, lettre 7, par. 13, p.129.
251 *Op.cit.*, tome I, lettre 15, par. 6, p. 302.
252 *Ibid.*, tome I, lettre 10, par. 17, pp. 195- 197.
253 *Ibid.*, tome I, lettre 18, par.25, pp. 395- 396.
254 *Ibid.*, tome I, lettre 17, par. 23, pp. 366- 367.
255 *Ibid.*, tome I, lettre 16, par. 28, pp 330- 331.

occasionnant des infections mortifères[256]. Morgagni nous affirme par ailleurs que cette classe d'ouvriers a des affections pulmonaires graves et en donne une explication quelque peu déroutante : « ils *sont couverts d'huile, et reçoivent son exhalaison qui est forte ; ils passent leur vie presque nus dans des étuves, et en sortent de temps en temps pendant qu'ils sont échauffés, pour s'en aller au dehors à moitié nus*[257]. »

Les attaques pulmonaires sont aussi le lot des potiers[258], des nettoyeurs de plumes[259], des tailleurs de pierre[260] « *dont les poumons étaient si durs, qu'il semblait, en les coupant, qu'on conduisait le scalpel comme à travers un monceau de sable*[261] ». Et pour nombre de ceux qui travaillent dans des atmosphères viciées, c'est la mort brutale qui est au bout du chemin. Tel est le cas de ceux qui descendent dans les tombeaux[262], de ces dix personnes qui subirent le même sort l'an 1724, à Vérone, après être entrées les unes après les autres dans une cave à vin remplie d'effluves de raisins en fermentation[263], de ceux qui périssent en pénétrant dans des grottes ou en respirant des émanations dans des mines de charbon[264].

Outre les attaques sur les poumons, Morgagni constate, par exemple, les autres dégâts causés par le travail à un portefaix : *une légère œdématié des mains, et une conformation vicieuse de la poitrine*[265], moins élevée à gauche qu'à droite,

Ainsi, grâce à l'anatomie, les conséquences de certains risques sont mieux connues et complètent les observations médicales symptomatiques.

Morgagni s'intéresse aussi aux musiciens, domestiques, ... et donne son interprétation des causes de chacun des décès qu'il a constatés.

---

[256] *Ibid.*, tome II, lettre 16, par. 28, pp 518- 521.
[257] *Ibid.*, tome I, lettre 10, par. 17, p. 196.
[258] *Ibid.*, tome I, lettre 7, par. 11, p.125.
[259] *Ibid.*, lettre 15, par. 17, p. 308.
[260] *Ibid.*, tome I, lettre 21, par.35, p. 500.
[261] *Ibid.*, lettre 15, par. 17, p. 308.
[262] *Ibid.*, lettre 19, par. 39, p. 429.
[263] *Ibid.*, lettre 19, par. 39, p. 430.
[264] *Ibid.*, lettre 19, par. 39, p. 430.
[265] Il est à noter que Morgagni émet l'hypothèse d'une malformation initiale de cette poitrine, sans rapport avec le travail.

Félix Vicq d'Azyr fonde la Société Royale de médecine et initie la réforme de l'enseignement de la médecine

Fils d'un médecin normand, Vicq d'Azyr (1748, 1794) [31] hésite tout d'abord entre des études de lettres et une carrière ecclésiastique, mais son père lui conseille de suivre la même trajectoire que lui. Il part alors faire ses classes à Paris en 1765 et devient, à l'âge de 25 ans, membre de l'Académie des Sciences, et docteur régent de la Faculté de médecine de Paris.

Il s'intéresse tout particulièrement à l'anatomie des animaux et aux comparaisons possibles avec l'anatomie humaine. C'est pourquoi Turgot[266] l'envoie dans le sud de la France pour étudier et essayer d'endiguer une terrible épidémie touchant les animaux domestiques à cornes.

Vicq d'Azyr observe, dissèque, recherche des moyens de prévention et suit un protocole, toujours d'actualité aujourd'hui, d'abattage systématique pour éviter la propagation du mal[267]. Sa mission est un succès !

Une année plus tard, il publie ses conseils pour la santé et la sécurité de ceux qui travaillent le cuir des bêtes malades[268].

Reconnu tant par les politiques que par ses confrères, il décide alors, avec son collègue François de Lassonne[269], de créer la Société Royale de médecine avec, pour objectif, l'étude des maladies épidémiques et des eaux minérales. En tant que secrétaire perpétuel, il œuvre pour en faire une véritable académie : dès 1776, cette Société Royale de médecine publie de nombreux ouvrages auxquels il contribue largement. Elle se donne un cadre de travail : l'étude des maladies des artisans, le recensement des professions pouvant être nuisibles pour la santé et la recherche de moyens de prévention [270].

L'un de ses projets, porté devant l'assemblée nationale par Vicq d'Azyr en 1790, au nom de la Société Royale de médecine, sera celui de la réorganisation en profondeur de l'enseignement médical[271]. Projet qu'il confiera bientôt à Fourcroy (voir infra).

---

[266] Homme politique et économiste français mort en 1781.

[267] Vicq d'Azyr (Félix), *La médecine des bêtes à cornes*, Paris, publiée par ordre du gouvernement, 1781, 2 vol. in-8°

[268] Vicq d'Azyr (Félix), *Instruction sur la manière de désinfecter les cuirs des bestiaux morts de l'épizootie, et de les rendre propres à être travaillés dans les tanneries sans y porter la contagion*, Paris, Imprimerie Royale, 1775, 6 p.

[269] Médecin de Louis XVI.

[270] Histoire de la Société royale de médecine, Années MDCCLXXVII et M.DCCLXXVIII, tirées des registres de cette société, Paris, Philippe- Denys Pierres imp., p. 11.

271 Vicq d'Azyr (Félix), *Nouveau plan de constitution pour la médecine en France présenté à l'Assemblée nationale*, Paris, Société royale de médecine, 1790, 201 p.

Bien qu'ancien médecin de la reine Marie-Antoinette, Vicq d'Azyr ne fut pas inquiété pendant la Révolution mais mourut d'une infection pulmonaire contractée alors qu'il participait à une cérémonie en l'honneur de l'Etre Suprême.

Antoine-François de Fourcroy traduit, commente, met en valeur l'œuvre de Ramazzini et officialise la médecine clinique

Fourcroy (1755, 1809), surtout connu pour ses travaux en chimie et son soutien aux idées de Lavoisier sur l'oxygénation, n'est pas noble, malgré sa particule[272]. Il naît à Paris d'un père apothicaire et pleure la mort de sa mère dans ses toutes jeunes années. Après une scolarité tumultueuse et un premier emploi chez un commis[273], il suit les conseils de Mr Vicq d'Azyr et s'inscrit aux cours de ce dernier à la faculté de médecine.

Il obtient son diplôme en 1775. Durant ses études, Fourcroy se passionne pour les cours de chimie et oriente d'abord ses travaux vers la chimie biologique, avec notamment, sur plusieurs années, l'étude de l'urine et de l'urée. En 1799, Fourcroy et Vauquelin parviennent à isoler cette dernière, à en déterminer les propriétés, et lui donne le nom d'urée.

Après les connaissances obtenues sur le rôle du cœur, des poumons, du foie, ce sont donc les reins qui sont au cœur des études de Fourcroy et de Vauquelin[274]. Ceux-ci nous expliquent ainsi comment l'azote contenue dans le sang est évacué[275] : « *La grande quantité d'azote* que l'urine *contient la montre manifestement comme un évacuant de ce principe et, sous ce rapport, les reins deviennent pour le physiologiste le couloir naturel de l'azote, comme les poumons le sont du carbone, le foie de l'hydrogène... Cette fonction des reins de désazoter en quelque sorte les humeurs, et peut-être même les solides de nos corps, doit surtout fixer l'attention des médecins* [276] .»

[272] Son aïeul Charles de Fourcroy perdit son statut nobiliaire en devenant épicier.

[273] Kersaint (Georges), *Antoine-François de Fourcroy (1755, 1809), sa vie et son œuvre*. Revue d'histoire de la pharmacie, 1967, 55e année, n° 195, pp. 590. http://www.persee.fr/doc/pharm_0035-2349_1967_num_55_195_7696.

[274] Louis-Nicolas Vauquelin (1763, 1829), pharmacien et chimiste français, célèbre pour avoir découvert notamment le chrome et le béryllium.

[275] Poirier (Jean-Pierre), *La découverte de l'urée urinaire par Fourcroy et Vauquelin en 1797*, Paris, Communication présenté à la séance du 24 février 1990 de la Société Française d'Histoire de la Médecine, 5 p.

[276] Fourcroy (Antoine-François) et Vauquelin (Louis-Nicolas), *Mémoires pour servir à l'histoire naturelle, chimique et médicale de l'urée*, Annales de chimie, 1799, t. XXXI.

Par ailleurs, Fourcroy, s'appuyant sur les travaux de Vicq d'Azyr, **réorganise les études médicales** et les modalités d'exercice de la profession (loi du 19 ventôse an XI =10 mars 1803), puis réglemente les études de pharmacie (loi du 10 germinal an XI = 31 mars 1803).

C'est encore Vicq d'Azyr qui recrute Fourcroy pour **traduire Ramazzini.** Comme pour tout ce qu'il entreprend, celui-ci met toute son énergie dans ce projet. Il ne se contente pas de remplir son mandat. Il décèle des imprécisions, voire des erreurs dans le document de Ramazzini, imperfections qu'il corrige et complète en s'appuyant sur les progrès de la médecine. C'est ainsi qu'il cite Morgagni au sujet des ouvriers travaillant le chanvre, la soie ou le lin, qu'il met en lumière les problèmes de scorbut chez les gens de mer, qu'il décrit les coups de grisou et propose des moyens de prévention dans les mines etc.[277]

La « traduction » de Ramazzini par Fourcroy compte ainsi deux fois plus de pages que l'édition originale. Et c'est en travaillant à partir de cette traduction que Philibert Patissier éditera son ouvrage.

En 1809, après une activité intense et sans relâche, Fourcroy meurt, à l'âge de 54 ans, d'un infarctus du myocarde, le jour même où Napoléon lui redonne sa noblesse en le nommant comte d'Empire.

Johan Peter Frank, pionnier de la santé et de l'hygiène publique

Enfant de constitution fragile, Johan Peter **(1745, 1821)** [32] est né dans une famille d'agriculteurs autrichiens. Après avoir grandi au sein d'une fratrie de quatorze enfants, et fini sa scolarité, il décide de poursuivre des études de philosophie. Il s'oriente ensuite vers la médecine et obtient son diplôme à Heidelberg en 1766.

Peu féru d'honneurs, il s'installe comme médecin de campagne. Mais ses talents sont si grands que le prince-évêque de Spire lui confie, entre autres responsabilités, les soins de sa personne ainsi que la direction d'une institution et d'un hôpital dans lequel il enseigne également la chirurgie, l'anatomie et la maïeutique aux sage-femmes [278]. L'importance qu'il porte aux notions d'hygiène et qu'il sait faire passer dans ses enseignements sont couronnés de succès : la mortalité des jeunes accouchées se réduit notablement.

Mais pourquoi Johan Peter Frank change-t-il ainsi sans cesse de lieu de résidence ? Pourquoi ne reste-t-il pas dans les différents postes qu'il occupe avec autant de succès ?

---

[277] Richet (Gabriel), *La traduction des maladies des artisans, clé de la formation clinique du décret Fourcroy en 1794*, Paris, Revue d'histoire des sciences médicales- Tome XXXIX- n° 2, 2005, p. 206.

[278] Société de savants, *Biographie universelle ancienne et moderne*, supplément, Paris, L.-G. Michaud, 1838, pp. 454- 460.

La réponse semble se trouver dans son besoin d'enseigner, de soigner « le peuple » dans des hôpitaux et dans le fait qu'il n'a que faire des honneurs. Il accepte pourtant diverses fonctions confiées par des Grands, du moment qu'il peut enseigner et soigner, comme à Göttingen, Pavie, puis Vienne et Vilnius où il crée une clinique hospitalière, puis Saint-Pétersbourg pour finir à Vienne. C'est aussi sans doute pourquoi il refuse, par exemple, le poste offert par Napoléon à Paris. Car, dit-il : « *il n'est pas donné aux médecins de suppléer la négligence des princes à écarter les misères de leurs peuples, à éloigner les causes des maladies que l'on peut éviter*[279] .»

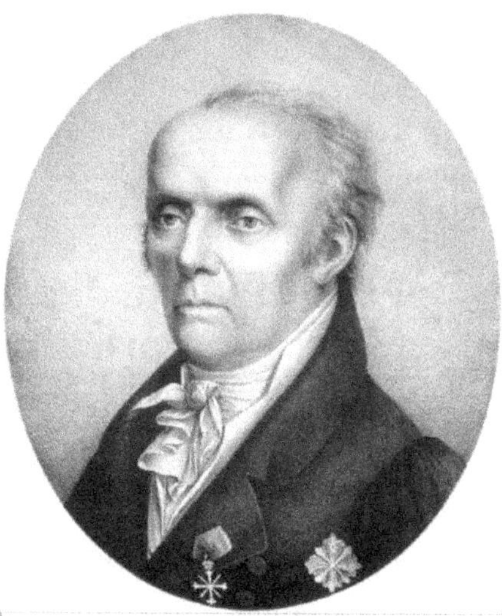

Fig. 31. **Franck (Johan Peter)**. Lithographie par von Adolph Friedrich Kunike. 1819. Via Wikimedia Commons.

C'est à l'université de Pavie, dont la notoriété est reconnue dans toute l'Europe, qu'il réunit, dans son enseignement, médecine et chirurgie sur un cycle de cinq années. Il forme ainsi pendant dix ans, les futurs médecins et chirurgiens en provenance de tout le Saint Empire[280]. La chirurgie et la médecine sont alors considérées comme égales et complémentaires.

L'œuvre de sa vie à laquelle il consacrera dix années, *Système complet de police médicale*[281] est un véritable traité d'hygiène publique et de règles déontologiques pour les médecins. Il considère en effet que tout praticien doit avoir deux approches face à un patient : « *la première, qui s'occupe de la connoissance et du traitement des maladies, porte le nom de thérapeutique spéciale ; la seconde s'acquiert, non par la simple vue des malades, mais par une observation attentive et répétée, et un jugement sévère, c'est la clinique, ou la science pratique de ce qui se passe au lit des malades. Le raisonnement seul, ni l'expérience, privée du raisonnement, ne suffisent point dans une matière aussi difficile*[282]. »

---

279 Frank (Johan Peter), *Traité de médecine pratique*, traduit du latin par Jérôme Goudareau, Paris, Migneret imp., 1820, tome I, préface, p. 11.
280 Edel (Philippe), *Mémoires, Frank : l'étonnant destin d'un témoignage historique de deux grands médecins liés à l'Alsace*, Revue d'Alsace n° 142, 2016, mis en ligne le 01 octobre 2019, consulté le 16 mai 2020. URL : http://journals.openedition.org/alsace/2543, pp. 338- 339.
281 Police médicale = politique de santé publique.
282 *Ibid.*, Introduction, p. 13.

On le verra par la suite, le développement de l'hygiène et de la salubrité pour tous, travailleurs ou non, est un premier pas vers la santé au travail et toutes les avancées dans cette voie ont été bénéfiques à la prévention des risques professionnels. En Allemagne, la médaille Johan Peter Franck est la plus haute distinction de l'association des médecins du service de santé publique.

Percivall Pott, des travaux entraînant de premières lois

Jeune orphelin de père[283], Percivall Pott (1714, 1788) est élevé en institution religieuse afin de se voir ouvrir les portes vers une carrière ecclésiastique. Mais sa vocation est la plus forte :il veut devenir chirurgien ! Il suit alors des cours d'anatomie à l'hôpital Saint Barthélémy de Londres. Il y est nommé chirurgien adjoint, puis chirurgien principal. Sa notoriété grandit au point qu'il est admis parmi les membres de la Société royale de Londres en 1764 puis parmi les associés des collèges des chirurgiens d'Edimbourg et d'Irlande en 1786.

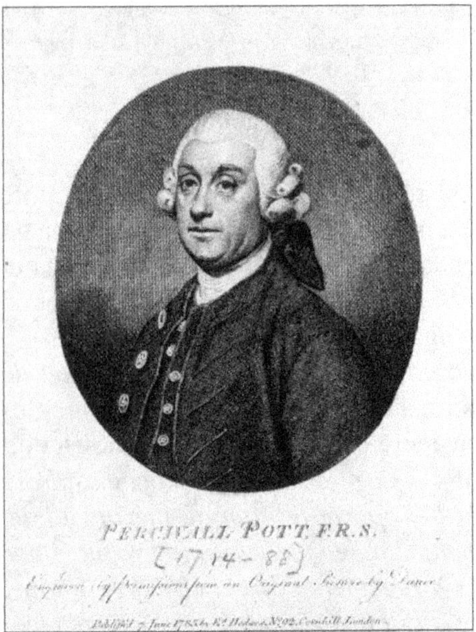

Fig. 32 - Portrait de Percivall Pott par Nathaniel Dance. Photographie d'Edwards Hedges, 1785. Via Wikimedia Commons. Est dans le domaine public.

A une période où les chirurgiens sont de plus en plus reconnus, le docteur Pott se distingue par une approche de son métier qui consiste à penser que la nature peut aussi aider à la guérison et que le scalpel n'est pas forcément la meilleure solution. Il déclare que l'art d'éviter les opérations est plus utile que celui de les pratiquer avec dextérité.

Il est surtout connu pour ses travaux sur la tuberculose osseuse au niveau des vertèbres (mal de « Pott »)[284].

Mais, parce que directement liés au travail des enfants, ses travaux sur le cancer du scrotum[285] des petits

[283] Société de savants, *Op. cit.*, tome XII, pp. 270- 271.

[284] *Ibid.*, p. 425.

[285] Appelé aussi bourse, le scrotum est la poche de peau qui entoure et protège les testicules.

ramoneurs de Londres[286] sont particulièrement intéressants tant par la méthodologie adoptée que par les actions qui s'ensuivront.

Les premières analyses de ce type de cancer sont exposées dans ses observations chirurgicales. Dans cet ouvrage, il explique que toutes les causes proposées auparavant par les médecins ne sont pas valides car ses poches n'ont pas de lien sanguin avec les viscères d'une part et que la descente des organes génitaux se fait après la naissance d'autre part[287].

Mais il finit par se rendre compte que nombre de ses malades ont, dans le jeune âge, exercé le métier de ramoneur. Au travers d'une étude clinique et épidémiologique novatrice, il démontre, au travers de trente-six cas, un lien entre ce métier et l'apparition des années plus tard (âge moyen 37,7 ans) d'un cancer souvent fatal. Il prouve ainsi pour la première fois qu'une substance chimique[288] peut provoquer un cancer par contact cutané prolongé et que celui-ci n'est pas d'origine vénérienne.

Ces écrits ont contribué à diffuser et mieux faire connaître la richesse et l'importance des études épidémiologiques et à en faire une véritable science. Ses travaux ont été à l'origine de la loi de 1788 sur la protection des ramoneurs[289] (voir aussi tome IV).

> *All who have the care of Hospitals in town know that the chimney-sweepers cancer is as real and as peculiar a distemper as any of the morbi artificum; and a very melancholy consideration it is to those who are necessarily in the way to be liable to it.*
>
> Pott (Percivall), *Chirurgical works*, Vol III, Préface.

Le pouvoir cancérogène des goudrons ne sera confirmé expérimentalement que 140 ans plus tard par le docteur Katsusaburō Yamagiwa au travers d'expérimentations animales.

Autres acteurs

Tandis que ***Samuel Hahnemann*** *(*1755, 1843) fonde, sur des bases scientifiques (raisonnement, hypothèses, essais, constats), les bases d'une homéopathie et concrétise ainsi les idées de Paracelse[290]; tandis que ***Philippe Pinel*** (1745, 1826) métamorphose la psychiatrie en assurant que les « fous » sont des malades que l'on peut soigner.

---

[286] Pott, Percivall, *Chirurgical works*, London, T. Lowndes & Cie, vol III, 1779, cancer scroti, pp. 225- 229

[287] *Ibid.*, 299- 320.

[288] Ici, des résidus de houille imbrûlée contenus dans les suies.

[289] Chimneys sweepers Act, interdisant le travail des enfants de moins de 8 ans.

[290] Hahnemann (Samuel), *Organon of homeopathic medicine*, New York, William Radde, 1849, 230 p.

William Guillaume Buchan (1729, 1805), [33] médecin écossais préconise des procédures d'hygiène aux médecins pour éviter les contagions (par les miasmes). Il consacre le chapitre II de la deuxième partie de son ouvrage[291], qu'il veut « populaire », aux diverses maladies pouvant être causées par certaines professions.

Son credo est simple : il faut vulgariser les connaissances de tous sur les remèdes comme sur les maladies et donner des conseils à tous pour améliorer la prévention journalière.

> *The cure of disease is doubtless a matter of great importance; but the preservation of health is of still greater .... It is not to be supposed, that men can be sufficiently upon their guard against diseases, who are totally ignorant of their causes ... Indeed, men of every occupation and condition of life might avail themselves of a degree of medical knowledge.*
> William Buchan, *op. cit., Introduction*, p. XXII.

Josef Léopold Auenbrugger (1722, 1809) médecin autrichien met au point la percussion thoracique permettant de juger l'état des organes sur la base du bruit perçu. Musicien à l'oreille exercée, il réussit à percevoir des différences de tonalité en fonction de l'état des poumons et du cœur. Pendant sept ans, il observe les malades de l'Hôpital de Vienne, pratique la percussion thoracique, note les types de bruit perçus (tambour pour une poitrine saine, aigus ou mats pour des épanchements, graves et donnant une sensation d'écho[292] pour des organes remplis de gaz) et leur évolution. Lorsque la maladie entraîne le décès, il vérifie sa méthode en comparant ses notes avec les résultats de la dissection des malades décédés. Il publie un ouvrage sur sa découverte permettant un diagnostic fiable et indolore[293] -jusque-là basé sur le teint et la maigreur du malade- et favorise ainsi la prise en charge des malades. Malheureusement, le destin lui sera défavorable, et à part quelques exceptions, notamment en Allemagne, sa technique restera dans l'oubli pendant près de cinquante ans. Six mois plus tard il publie un livre sur les affections pulmonaires chez les ouvriers des carrières de pierre[294].

---

[291] Buchan (William), *Traité de médecine domestique*, traduction de JD Duplanil, Ed. Froullé,1789, 483 p.

[292] Un bruit de ce style résultant d'une percussion thoracique est aussi appelé tympanique.

[293] Auenbrugger (Josef Léopold), *Inventum Novum ex percussione thoracis humani ut signo abstrusos interni pectoris morbos detegendi*, 1761 Vindobonae, Joannis Thomae Trattner, 96 p.

[294] http://www.medarus.org/Medecins/MedecinsTextes/auenbrugger.htm

Giovanni Antonio Scopoli[295] (1723, 1788).

Autrichien de culture italienne, Scopoli naît dans le Tyrol dans une famille aisée et instruite (son père est avocat). Il étudie facilement, passant ses premières années dans une école privée, puis préparant ses entrées à l'université au sein du fameux Gymnasium de Hall. Il obtient son diplôme de médecine à Innsbruck en 1743 puis celui de « médecin universel » qui lui permet d'exercer son art dans tous les pays de l'Empire des Habsbourg. Il voyage sans cesse et accepte, pour ce faire, toutes les opportunités qui lui sont offertes. Car Scopoli, bien que médecin, est avant tout entomologiste et naturaliste. Outre l'observation et l'écriture de ses nombreux ouvrages sur la faune et la flore, il lui faut répondre aux demandes médicales qui lui sont faites lorsqu'il est envoyé en Yougoslavie pour prendre soin des mineurs d'Idrija[296]. Il décrit les symptômes de l'intoxication mercurielle qu'il a observé sur les ouvriers et publie, en 1761, *De Hydroargyro Idriensi Tentamina*, un ouvrage précisant ses observations sur les effets du mercure.

François de Paule Combalusier (1713, 1762), médecin et professeur de pharmacie à l'université de Paris, s'est particulièrement intéressé aux coliques et a fait le rapprochement avec l'utilisation du plomb, notamment chez les peintres, les plombiers et les potiers[297]. Il en décrit largement les symptômes et les causes (l'exposition à certains métaux), indique les soins à apporter et surtout propose des moyens de prévention (éviter l'usage du bois de treillage, des ustensiles en cuivre, des préparations à base de plomb). Enfin, il proscrit l'usage des saignées sur des corps déjà affaiblis, reprenant ainsi les conseils du docteur Denis.

Après des études de médecine à l'université de Huesca (Espagne), ***Joseph Pares y Franques*** (1720, 1798) exerce dans le Languedoc- Roussillon puis retourne en Espagne où il est nommé, en 1761, médecin des mines d'Almaden (y compris de l'hôpital qui leur est rattaché). Il lui est demandé de rédiger un ouvrage permettant aux médecins suivants de s'appuyer sur son expérience. Si son premier volume présente l'ensemble des pathologies dues au travail dans ces mines[298], le deuxième volume laisse entendre que certains traits de caractère des mêmes mineurs (sensualité, vanité et gourmandise) pourraient être la cause de cette morbidité.

---

295 Société de savants, *Op. cit.*, tome V, pp. 60- 63.

296 Garfias Rojas (Omar), *La medicina del Trabajo, un recorrido histórico*, Mexico, Palibrio LLC, p. 25.

297 Combaluzier (François de Paule), *Observations et réflexions sur la colique de Poitou ou des peintres*, Paris, De Bure l'aîné, 1761, 343 p.

298 Parés y Franqués (Jose), *Catástrofe morboso de las Minas Mercuriales de la Villa de Almadén del Azogue (Les maladies catastrophiques des mines de mercure d'Almaden)*, Cuenca, 1778, Alfredo Menendez Navarro éd., Mataró, 1720, 397 p.

Jacques Tenon (1724, 1816), était-il prédestiné à être le médecin des pauvres et des artisans [34] ? Il voit le jour le 24 février 1724, dans une famille dédiée à la médecine et à la chirurgie, du côté de ses branches tant maternelle que paternelle. Son père, qui officie dans la petite ville de Sépeaux dans l'Yonne a bien du mal à nourrir ses onze enfants. Aussi, décide-t-il de donner à son fils aîné, qui porte le même prénom que lui, l'opportunité d'aller faire ses études de médecine à Paris et l'envoie, dès ses dix-sept ans, comme élève à l'Hôtel-Dieu.

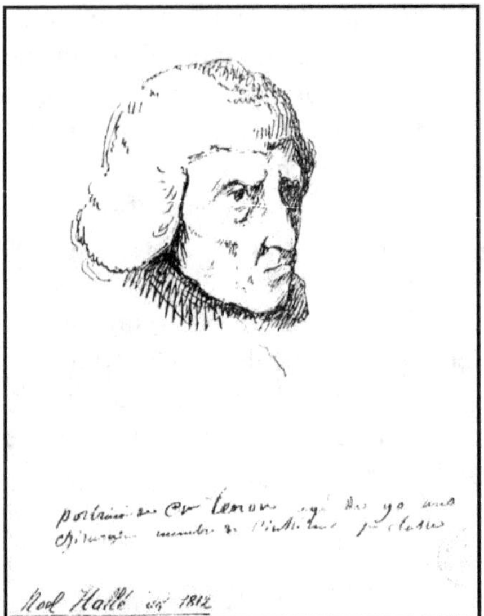

Fig. 33 Portrait de J. Tenon âgé de 90 ans, par Noël Hallé, 1812.
Bibliothèque d'Université Paris-Cité
Réf. image : CIPN20076
Est aussi dans le domaine public

Bien que révolté par les conditions épouvantables d'accueil et de suivi des patients comme par les comportements des professeurs et étudiants dans les salles d'anatomie, Jacques Tenon s'accroche pour réussir à tout prix et apprend même le latin et le grec, entre-temps devenus obligatoires.

Il s'engage ensuite comme chirurgien dans l'armée afin de parfaire ses connaissances avant d'être réformé puis nommé, en 1748, chirurgien principal de l'hôpital de la Salpêtrière. Il fait tout pour changer en profondeur l'organisation déplorable de cet hôpital[299].

Le nombre d'anciennes ouvrières finissant leur terrible existence dans cet hospice ainsi que l'état désastreux des chapeliers intoxiqués dans l'opération de secrétage[300] des poils l'incitent à se battre pour que ce processus de fabrication cesse au plus vite. Car celui-ci est récent et Tenon nous explique pourquoi : « *Ainsi, on ne sauroit le dissimuler, quoique ce soit une vérité pénible à dire, qu'en traitant de la paix avec le gouvernement anglais après nous avoir enlevé le castor, il ne continue pas moins de tuer nos ouvriers dans nos manufactures de chapeleries ; de sorte qu'en état de paix comme d'hostilités, ce gouvernement reste toujours en guerre avec nous*[301] ». Pour

[299] On peut ainsi compter, dans une seule salle, jusqu'à quatre patients par lit et plus de 1200 lits, toutes les maladies étant confondues et les soins pratiqués sur place.

[300] Le secrétage consiste à faire tremper les peaux dans un mélange contenant du mercure et de l'acide nitrique. Le mot provient du fait que les huguenots, spécialisés dans ce métier, avaient quitté la France pour l'Angleterre en emportant leur secret, bientôt retrouvé dans l'hexagone.

[301] Tenon (Jacques), *Mémoire sur les causes de quelques maladies qui affectent les chapeliers*, 1806, Paris, Baudouin imprimeur de l'Institut national de France, Mémoires de la classe des sciences mathématiques et physiques, semestre de 1806, tome septième, première partie.

prouver la nocivité de ce nouveau procédé qui permet d'utiliser de vils poils, en lieu et place de ceux de castor, il va, comme certains de ses prédécesseurs, aller sur place, étudier les modalités de production des chapeaux, examiner les ouvriers à chacune des différentes étapes, décrire et communiquer, communiquer, communiquer, tout en précisant qu'une prévention serait possible, puisqu'appliquée avec succès dans l'entreprise de Monsieur Letellier, rue Saint-Martin des Champs.

« *Ainsi,* dit-il, *l'état de chapelier expose la vie et la santé de celui qui l'exerce. Puissent ces remarques inspirer aux chefs de fabrique l'urgente nécessité de réduire le secrétage ou mieux de lui substituer un procédé utile à l'art sans qu'il soit aussi préjudiciable aux artisans* [302]».

Tenon va, en outre, partir recueillir des idées en Angleterre pour améliorer les hôpitaux. Il publie en 1788 ses « *Mémoires sur les hôpitaux de Paris*[303] », mais les promesses faites par la royauté ne seront pas tenues ! Les caisses sont vides et Tenon, après un engagement dans la révolution naissante voit ses meilleurs amis monter sur l'échafaud et se retire, sans plus d'espoir, dans sa campagne où il s'éteindra.

Ses travaux sur l'amélioration de la salubrité des hôpitaux, sur les dangers du mercure et en particulier sur les risques encourus par les chapeliers ne resteront pas vains. Ils seront repris par Philibert Patissier quelques années plus tard (voir infra, p. 220).

> *Le service des hôpitaux est beaucoup plus nuisible à la santé que les travaux anatomiques ; la plupart des élèves sont atteints de la fièvre nosocomiale. Celle-ci doit être attribuée aux molécules putrides qui s'exhalent des excrémens des malades et aux miasmes que dégagent beaucoup d'individus rassemblés dans le même lieu. La propreté, la tranquillité des passions , la sérénité d'âme , enfin l'observation des principales règles de l'hygiène sont les meilleurs préservatifs.*
>
> Patissier (Philibert), *Traité des maladies des artisans et de celles qui résultent des diverses professions,* 1822, Paris, JB Baillère, pp. 174-175.

---

302 Valentin (Michel), *Jacques Tenon, précurseur de la médecine sociale*, 25 Janvier 1975, Société Française d'Histoire de la Médecine, Communication présentée, p. 70.

303 Tenon (Jacques), *Mémoires sur les hôpitaux de Paris*, imprimé sur ordre du Roi, 1788, Paris, Ph. D. Pierres, 577 p.

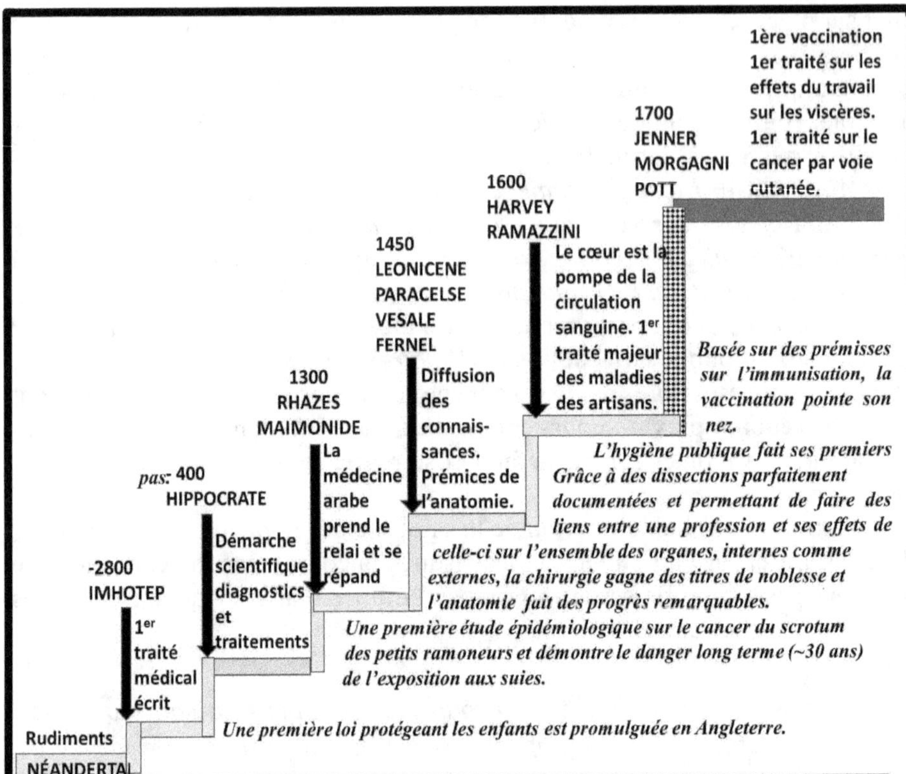

Planche VI– © Catherine Montagnon – L'Humanité et le travail- Tome I - 2024

Chapitre VII

XIXe siècle : des débuts chaotiques, des avancées médicales

Des changements radicaux tant des points de vue technologiques, économiques, agricoles, sociaux que démographiques affectent les populations qui sont par ailleurs soumises à bien des maux.

Les guerres font encore de nombreuses victimes :

- L'Europe entière est confrontée aux guerres napoléoniennes qui remanient sans cesse les cartes.
- En France, guerres et exécutions dépeuplent le pays : morts de la révolution (entre 30 000 et 40 000[304]), guerres de la même période (un million de victimes)[305] et émigrations de la noblesse et du clergé (estimées à 120 000). Les guerres de l'empereur qui suivent entraînent la disparition[306] de 580 000 français et 200 000 alliés[307] tandis que les pertes des pays opposés s'élèveraient à 1 531 000 militaires et 1 000 000 civils y compris dans les colonies.
- L'Amérique du Sud est secouée de toutes parts suite aux différends entre des états tentant d'établir leurs frontières. Les britanniques se battent pour conquérir ou conserver leurs possessions en Asie pendant que les Hongrois et les Autrichiens se révoltent contre la domination des Habsbourg (1848).
- Le continent africain est devenu l'objet de toutes les convoitises. Les batailles, qu'elles soient tribales ou expansionnistes, y sont légion. Les britanniques, les français, les espagnols, les allemands, les italiens et les portugais tentent de s'accaparer de nouvelles colonies et, souvent, y parviennent.

C'est aussi et principalement à partir du milieu du XIXe siècle, avec les guerres notamment, que se développent les études et recherches médicales destinées à des publics plus larges que les seuls médecins. Dans ce domaine également, des progrès multiples permettent au corps médical de faire de grandes avancées. La communication, se déployant au-delà des frontières de la sphère médicale, améliore les connaissances des pouvoirs publics et leur permet une meilleure perception de la situation des travailleurs. Cette période voit aussi naître de nombreuses découvertes qui seront bien utiles pour soigner et pour prévenir certaines maladies, notamment professionnelles.

---

304 Greer (Donald), *The Incidence of the Terror during the French Revolution*, A statistical interpretation, 1966, Gloucester.

305 Les victimes incluent les disparus.

306 Il s'agit du nombre de disparus. En 1795, il y eut 400 000 déserteurs. A cette époque, les déserteurs étaient nombreux surtout lorsqu'ils étaient en pays étranger. Le nombre de disparus n'est donc pas forcément significatif du nombre de morts. Ce chiffre correspondrait alors à un million de disparus.

307 Bourodon (Jean), *Levées et pertes d'hommes en France de 1792 à 1815 comparées à celles de 1914 à 1918*, Paris, Journal de la société statistique de Paris, 1936, tome 77, pp. 207- 215.

- Les guerres internes ou de défense aux frontières se poursuivent.
- En Chine, la révolte des Taiping[308] cause la mort de vingt millions de personnes entre 1851 et 1864. Pendant cette période, la guerre de Crimée [309] prend 400 000 vies. Aux Etats-Unis, la guerre de Sécession[310] détruit plus de 600 000 vies. En comparaison, les 180 000 morts de la guerre franco-prussienne peuvent sembler assez peu de choses.
- etc.
- La famine fait des ravages dans de nombreuses parties du monde :
  - la Chine connait deux longs épisodes successifs qui font 45 millions de morts de 1810 à 1849, et plus tard 50 millions entre 1850 et 1873.
  - Après les éruptions de la Soufrière[311] en 1812 et du Mayon[312] en 1814 dont les poussières restent très présentes dans l'atmosphère, celle du Tambora[313], la plus grande des 10 000 dernières années, tue directement une centaine de milliers d'indonésiens en 1815. Mais ce n'est pas tout, le panache de fumée est craché verticalement à partir de l'équateur :une bonne partie de la planète se retrouve couverte par ce nuage de poussière volcanique qui arrête les rayons du soleil et fait chuter les températures. Cette éruption est la cause d'une année « sans été », qui conduit à des famines en Indonésie, aux Etats-Unis, comme en Europe où la température descend même en dessous de zéro degré. Elle provoque aussi l'apparition de nouveaux variants du choléra, décimant des millions de personnes.
  - Le mildiou, maladie de la pomme-de-terre est à l'origine de graves crises alimentaires dans l'Europe du Nord- Ouest dans les années 1840, en particulier dans les Highlands écossais et en Irlande. Sous tutelle britannique, les premiers reçoivent de l'avoine en échange de travail « forcé » à la construction de routes. Les seconds, liés par un pacte colonial leur interdisant toute autre activité que la culture de ces tubercules, n'ont d'autres choix que de risquer la mort (un million de victimes), la maladie et l'infertilité ou de s'expatrier, principalement aux Etats-Unis ou en Australie (deux millions), ce que feront aussi bon nombre

---

308 Guerre civile menée par un homme se disant frère de Jésus-Christ et promouvant de profondes modifications sociales et des théories proches du communisme.

309 Guerre entre l'Empire russe et une coalition formée de l'Empire ottoman, de la France, du Royaume-Uni et du royaume de Sardaigne. Elle dura de 1853 à 1856.

310 Guerre civile entre le Nord et le Sud des Etats- Unis sur le sujet de l'abolition de l'esclavage, qui dura de 1861 à 1864.

311 Volcan de la Martinique.

312 Volcan des Philippines.

313 Stratovolcan, qui forme la péninsule de Sanggar de l'île de Sumbawa, en Indonésie.

d'écossais (1,5 million). Les autres pays les plus touchés sont la Belgique, la Prusse et la France, avec respectivement 50 000, 42 000 et 10 000 personnes qui seraient mortes des suites de la famine.

L'examen clinique progresse et s'appuie sur de nouvelles techniques de diagnostic : **examen visuel plus approfondi, palpation, percussion et écoute thoraciques**. Toutes ces observations sont décrites par ceux qui les pratiquent au travers d'échanges entre pairs. Ainsi, chacun peut comparer ses notes et hypothèses à celles de nombreux autres praticiens ce qui l'aide à établir un diagnostic. Celui-ci devient d'autant plus pertinent et crédible que les observations sont de plus en plus précises et documentées et que des autopsies sont faites sur des cas similaires.

De nouvelles méthodes d'approche cliniques sont proposées par Claude Bernard et, plus tard, par les disciples de Robert Koch, par exemple.

Reprise des travaux sur la transfusion sanguine

Après les explications de William Harvey sur le rôle du cœur et la circulation sanguine et depuis les perfusions opérées par Jean-Baptiste Denis)[314], les essais se multiplient, et les décès aussi. S'appuyant sur cet état des lieux et sûrs de leur position tranchée quant aux bienfaits de la saignée comme solution thérapeutique permettant de se débarrasser des « mauvaises humeurs » les médecins ont entraîné le quasi arrêt des essais de transfusion… Jusqu'à ce que deux barbadiens, les docteurs ***Leacock*** et ***Goodridge*** reprennent ce dossier et préconisent la transfusion d'humain à humain comme remède aux hémorragies et aux problèmes sanguins[315] tout en précisant que celle-ci doit être faite entre deux « races » identiques. C'est un nouveau départ pour ce type de soins.

James Blundell (1790- 1878) [35] nait à Londres et suit bientôt les cours du révérend Thomason. Bien que féru de littérature et passionné par la civilisation grecque ancienne, il rejoint son oncle, le docteur John Haighton, physiologiste réputé, qui lui enseigne la médecine, l'anatomie, la pharmacie, le goût du vrai et la rigueur au sein de l'hôpital United Borough qu'il dirige. Le jeune Blundell complète ses études à l'université d'Edimbourg au sein de laquelle il suit les enseignements prodigués notamment par les docteurs

---

[314] Voir supra p.74. Médecin français ayant pratiqué cet essai d'un animal sur un jeune homme de 15 ans.

[315] John Henry Leacock soutient ainsi sa thèse à Edimbourg en 1916, "*On the transfusion of blood in extreme cases of Haemorrhage*"

Duncan, Rutherford[316] et Hamilton[317]. Il obtient son diplôme de médecine à Édimbourg le 24 juin 1813.

Dès 1814, devenu médecin obstétricien, il donne des conférences à Londres, en collaboration avec son oncle, sur la pratique des sage-femmes et entame peu après un cours de physiologie. Il succède à Haighton comme maître de conférences au Guy's Hospital et, pendant de nombreuses années, dirige la plus importante classe de sage-femmes de Londres.

Fort de son expérience, riche des essais qu'il a pu faire, tant sur les lapins et les chiens que pour soigner, accompagner, délivrer les femmes, il aborde nombre de leurs problèmes, avec pour objectif la survie de l'enfant et la bonne santé de la mère en lui évitant certaines mutilations superflues. C'est ainsi, qu'en 1824, il publie un ouvrage court et synthétique[318] dans lequel il donne de nombreux conseils et propose de multiples solutions à divers problèmes féminins :

- les opérations des prolapsus et l'ablation des ovaires … par ouverture de l'abdomen sont dangereuses et souvent non nécessaires;
- en cas d'impossibilité physiologique à un accouchement par voie basse, il préconise le retrait des ovaires ou de l'utérus...

Il constate que nombre des patientes de l'hôpital décèdent, depuis trop longtemps, après une importante hémorragie. Ce problème le questionne et l'envie de réessayer la transfusion devient prégnante.

Mais le docteur Blundell n'a pas oublié les enseignements de son oncle et, pour asseoir son jugement, il mène, en premier lieu, des expérimentations de transfusion à partir de chiens vigoureux et en bonne santé vers des chiens qu'il a auparavant considérablement affaibli par la diète. Après bien des essais différents lui permettant de s'assurer des conditions nécessaires à une éventuelle réussite, au neuvième chien, le succès est là, il en est sûr ![319]. Mais il reste prudent et conclut : « *Bien que le chien ne puisse généralement pas être réanimé, même quelques minutes après que l'artère carotide a été ouverte et distendue par l'introduction d'un tube ; et bien que la réanimation soit improbable si la respiration a été suspendue suite à une hémorragie, une guérison est parfois possible ; puisque, dans l'expérience 9, une réanimation complète a été obtenue environ vingt-cinq minutes après l'ouverture de l'artère, et quatre ou cinq minutes après que l'animal ait été étendu, semblant mort... Il est nécessaire de ne pas tirer de conclusions hâtives de quelques expériences, mais, au contraire, de les multiplier autant que possible, car c'est en répétant la même expérience que l'on constate parfois des exceptions*

---

[316] Rutherford (William), médecin et physiologiste écossais, professeur de physiologie de 1872 à 1875.

[317] James Hamilton, médecin écossais. professeur de médecine et obstétrique de 1800 à 1839.

[318] Blundell (James), *Recherches physiologiques et pathologiques, principalement destinées à l'amélioration de la pratique médicale et chirurgicale* , Londres, E. Cox and son, 1824, 146 p.

[319] *Ibid.*, pp.66-73.

importantes[320] ». Cette règle sera la sienne tout au long de sa vie d'obstétricien et de chercheur.

Il lui reste une question cruciale : « *Bien que le sang d'un genre animal puisse, sans conséquences fatales, être mélangé avec parcimonie à de grandes quantités de sang d'un autre genre, tous les faits, portés à ma connaissance jusqu'à présent, prouvent que si un animal est vidé de ses plus gros vaisseaux sanguins et réapprovisionné avec de grandes quantités de sang provenant indifféremment d'un autre genre, un grand danger, et généralement la mort, s'ensuivra.* ***Existe-t-il un genre animal dont le sang puisse être substitué sans danger à celui de l'homme*** *?*[321] » *se demande-t-il.*

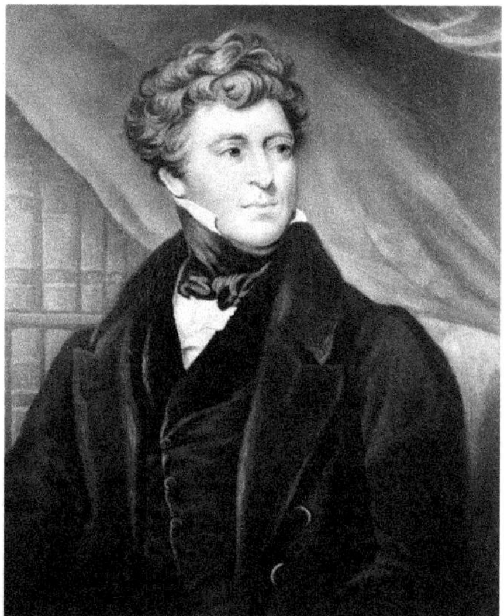

Fig. 34- James Blundell Portrait- M0006687
Credit: Wellcome Library, London.
Est aussi dans le domaine public.

James Blundell [322] poursuit alors ses expériences et tente la transfusion de sang humain à six chiens d'âge, de poids et de races différents car il a lu la thèse du docteur ***Leacock*** et peut ainsi la compléter. Il prend aussi en considération l'autre mémoire rendu par un autre docteur barbadien, ***Mr Goodridge***, traitant d'une expérience réussie de transfusion d'un chien à un autre chien. Mais il considère que la conclusion n'est pas suffisamment fiable arguant notamment du fait que la quantité de sang transfusée devait être trop faible[323] pour qu'une conclusion puisse en être tirée.

Sa conviction est faite ! Il est possible de transfuser de chien à chien …et donc d'humain à humain. Mais il reste tant de questions ! Quelle quantité faut-il transfuser (et en tout cas moins que ce qui a été perdu) ? Quels instruments utiliser ? Sang de la veine ou de la carotide ? Quelle artère utiliser ? Comment éviter les bulles d'air dans le sang ? Le sang extrait peut-il être contaminé au moment où il est injecté ?[324] Trente et un essais complémentaires sur les chiens et six sur la coagulation apporteront quelques réponses …

---

[320] *Ibid.* p.73.
[321] *Ibid.* p.82.
[322] Fig. 34. James Blundell Portrait- M0006687, Credit: Wellcome Library, London.. Copyrighted work available under Creative Commons (CC BY 4.0). Date : 2 avril 1940. Est aussi dans le domaine public. https://wellcomecollection.org/works/jh5gy9ad
[323] *Ibid.* pp.92,93.
[324] *Ibid.*, p.99-116.

Il faudra attendre 1900 et la découverte des groupes sanguins par le docteur Karl Landsteiner (voir tome II) pour que le don de sang ne se fasse plus en aveugle avec les décès qui en découlaient.

Guerre napoléonienne, médecine des armées et avancées médicales

Les guerres qui vont durer de 1798 à 1815 feront de nombreux morts et blessés graves, et ce, tant suite aux dégâts causés par les armes que par les épidémies de typhus, peste, charbon, dysenteries, ophtalmies notamment.

Pendant toute cette période, les armées ne cessent de se déplacer et ceux qui sont blessés et marchent mal gênent les mouvements des troupes. L'empereur décide que ceux qui peuvent avancer se mettront à l'avant, les autres n'étant « ramassés » que le soir.

Dominique-Jean Larrey

Fils de cordonnier, Dominique-Jean Larrey *(1766-1842)* [36] [37] est vite orphelin de père et n'a donc plus de « tuteur » après le collège. A l'âge de treize ans. il quitte son petit village des Hautes-Pyrénées pour Toulouse où il est pris en charge par son oncle, Alexis Larrey. Il sera fortement marqué par ce chirurgien fondateur de l'hôpital militaire de Toulouse.

Après sa thèse passée brillamment en 1786, il part se perfectionner d'abord à Paris, puis à Brest. L'appel de la mer est si fort qu'il décide d'intégrer la Marine Royale … Mais, il doit se rendre à l'évidence : il souffre du mal de mer et ne peut donner suite à son désir de s'engager comme médecin militaire sur un vaisseau.

Le voici dans l'armée de terre … au service de la Révolution.

Avril 1792, il participe à la campagne du Rhin, dans l'armée commandée par le lieutenant- général Custine [325]. C'est en septembre, au cours de l'assaut de Spire que le docteur Larrey ne peut que constater les défauts liés aux règlements militaires et aux modalités d'utilisation des « ambulances » utilisées à cette époque.

[325] Mémoires de chirurgie militaire et campagnes de D.J Larrey, Tome I , page 53-54.

L'idée *d'une « ambulance capable de suivre tous les mouvements de l'avant - garde, à l'instar de l'artillerie volante »* qu'il appellera « ambulances volantes » suit son cours, mais il lui faut la préciser et faire accepter ce projet par le Conseil d'Etat [326]. Et ses essais commencent sur le champ de bataille.

> *Ce fut alors que je reconnus, pour la première fois, les grands inconvéniens de la marche de nos ambulances et de leur manière d'agir. Les réglemens militaires portaient qu'elles se tiendraient constamment à une lieue de l'armée. On laissait les blessés sur le champ de bataille jusqu'après le combat, puis on les réunissait dans un local favorable où l'ambulance se rendait aussi promptement qu'il était possible ...*
> *Mais elle n'arrivait jamais avant vingt - quatre heures, quelquefois même trente - six heures et davantage ; en sorte que la plupart des blessés périssaient faute de secours. ...*
> *Ce qui me donna l'idée d'établir une nouvelle ambulance qui fût en état de porter de prompts secours sur le champ de bataille même. Il ne me fut possible d'exécuter ce projet que quelque temps après.*
>
> *Ibid.* pp 56-57.

Le docteur Larrey s'attelle à la tâche, mais dans le même temps, il est perfectionniste et ne peut cesser d'apprendre : quelques jours de repos à Mayence, après la prise de Spire, et il décide de suivre les cours d'anatomie du célèbre docteur Sœmmering[327]. Car les blessés sont nombreux et les amputations fréquentes.

Il tente alors des expériences sur les nerfs de jambes amputées et constate qu'il peut les faire réagir avec des chocs électriques. Mais il abandonne cette piste, techniquement complexe. Qu'à cela ne tienne, il cherche à améliorer les **aiguilles de sutures** et décrit avec précision celles qui lui semblent parfaites … et qui ressemblent à s'y méprendre à celles utilisées aujourd'hui.

Avril 1794, le docteur est appelé à Paris pour présenter son projet d'**ambulance volante.**

Mais il doit partir en Corse et n'ira donc pas encore défendre son idée et montrer les dessins de son prototype…

---

[326] *Ibid.*, p.64.

[327] Samuel Sœmmering est à la fois médecin, anatomiste, anthropologue, paléontologue et inventeur allemand. Il obtient la chaire d'anatomie au Collegium Carolinum de Kassel puis celle de l'Université de Mayence en 1784. Il contribue à l'introduction de la vaccine contre la variole, et se consacre à la recherche en neuroanatomie, anthropologie, paléontologie, astronomie et philosophie. Il invente également des télescopes et un télégraphe électrique en 1809.

Durant cette campagne de Corse, il étudie les noyés et écrit : « *la cause première de la mort est l'introduction de l'eau à la place de l'air dans les voies aériennes*[328] ». Il constate aussi que les amputations faites rapidement ont de bien meilleurs taux de réussite que celles effectuées après plusieurs heures. Décidément, l'ambulance volante pourrait sauver beaucoup de vies !

Le voici ; entre deux campagnes, officiant à Toulon, où il donne des cours d'anatomie et de chirurgie tout en prenant la direction chirurgicale des hôpitaux militaires. Ce qui lui permet, entre autres, d'écrire un mémoire sur le charbon, ses symptômes et ses modes de contagion.

Fig.35 L'ambulance volante. Dessins. D. J. Larrey.

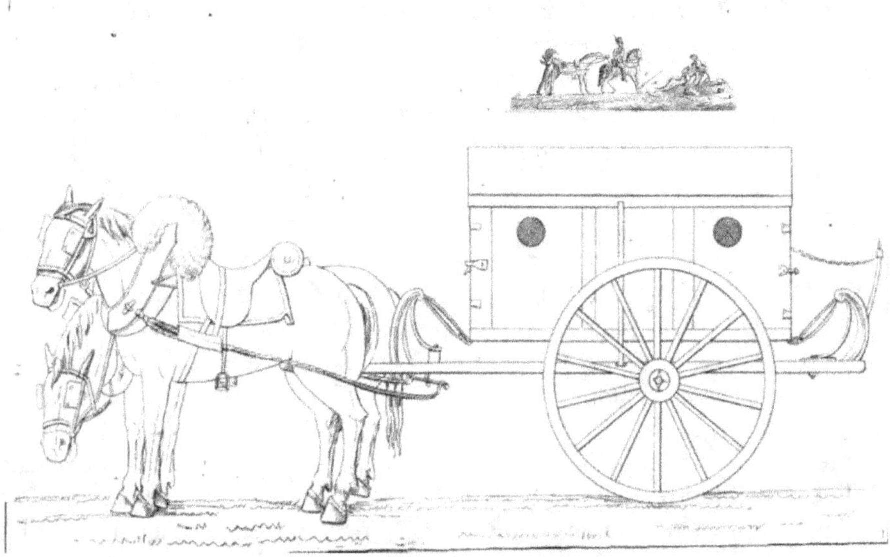

Son ambulance[329] sera bientôt fabriquée et fournie dans toutes les armées de Napoléon. Ce dernier déclarera d'ailleurs qu'elle est « *une des plus hautes conceptions du siècle* ». En effet, en Avril 1797, l'ordre arrive d'en haut : Larrey doit, à la demande du général en chef de l'armée d'Italie et du commissaire général Villemanzy, rejoindre immédiatement cette armée pour organiser et diriger des **ambulances volantes** conformes à celles qu'il avait établies en 1793[330].

Mais dès son arrivée à Milan, il est sollicité pour accompagner le commissaire général dans ses inspections des hôpitaux, navires et autres

[328] *Ibid.*, p. 84.

[329] Fig. 35 – Dessins de D.J. Larrey, *Mémoires de chirurgie militaire et campagnes*, Tome I, Planches III & IV, Paris, 1812, J. Smith, Collection Bibliothèque Wellcome; donateur Bibliothèque Wellcome, Montage Photographies C. Montagnon - 2025

[330] *Ibid.*, p. 120.

cantonnements et organiser les ambulances et les hôpitaux. Il doit aussi observer le travail des jeunes officiers de santé.

De nombreux hôpitaux sont rénovés et réorganisés tandis que d'autres vont éclore. Il laisse aux chirurgiens- majors des instructions et des conseils en termes d'hygiène pour contrecarrer la prolifération de nombreuses épidémies sur les vaisseaux, dans les garnisons et au sein des hôpitaux.

Trois voitures-ambulances vont être mises en service durant cette campagne d'Italie : « *La première était à Udine ; la seconde à Padoue, et la troisième à Milan. Chacune d'elles était organisée ainsi qu'il suit : Un chirurgien - major de 1ère classe commandant. Deux chirurgiens- aides majors ou de 2ème classe. Douze chirurgiens sous-aides-majors ou de 3ème classe (deux d'entre eux remplissaient les fonctions de pharmaciens); ... Un sous-lieutenant, inspecteur de police... Un maréchal-des-logis en chef commis de 1ère classe d'ambulance ; Deux brigadiers commis de 3ème classe d'ambulance ; Un trompette, porteur des instruments de chirurgie; Douze soldats infirmiers à cheval, parmi lesquels un maréchal - ferrant , un bottier et un sellier; Un sergent - major, commis de 1ère classe ; Deux fourriers, commis de 2ème classe ; Trois caporaux, sous-commis ou chefs de divers offices ; Un tambour, garçon d'appareils de chirurgie ; Vingt-cinq soldats, infirmiers à pied. Il y avait douze voitures légères et quatre pesantes par division.*

Ce nombre de voitures comportait : Un maréchal-des-logis en chef, conducteur ; Un maréchal-des - logis sous- chef ; Deux brigadiers, dont un maréchal-ferrant ; Un trompette ; Vingt soldats du train, conducteurs. Total des personnes attachées à chaque division d'ambulance, 113. Pour toute la légion, y compris le chirurgien en chef commandant, 340[331].

Plus qu'une simple ambulance, c'est donc aussi toute une organisation, capable d'apporter les premiers soins aux blessés avant de les emporter que le docteur Larrey[332] a décrite et mise en œuvre.

Jour après jour, Larrey peut ainsi améliorer ses **méthodes d'amputation** et ce, sans délai. Sa pratique permet bientôt de sauver près de trois-quarts des blessés, d'éviter la propagation du tétanos. Elle installe une amélioration continue mais certaine sur plusieurs années. Jour après jour, il tente observe, améliore sa technique. Tant et si bien qu'il atteint des vitesses prodigieuses : quinze secondes pour une cuisse ; dix pour un bras ![333]

Deux cent quarante amputations par heure, sans anesthésie ! Pour les opérés, la douleur de l'opération est ainsi réduite dans le temps. Il faudra attendre 1847 pour voir l'invention du chloroforme. En effet, c'est à cette date

[331] *Ibid.*, pp.149- 151.

[332] Fig. 36, Portait de Dominique-Jean Larrey, 1804, peint par sa belle-sœur, Marie-Guillemine Benoist, via Wikimedia Commons, Est dans le domaine public.

[333] Lefebvre (Pierre),*Médecins et chirurgiens militaires à l'Académie des Sciences,* Paris, 1986, Communication présentée à la Société française d'histoire de la médecine, p. 439.

que le docteur ***James Young Simpson***, met au point ce produit, destiné au départ aux femmes lors d'accouchements difficiles. Le chloroforme aidera rapidement patients et chirurgiens au cours d'opérations faites sous anesthésie.

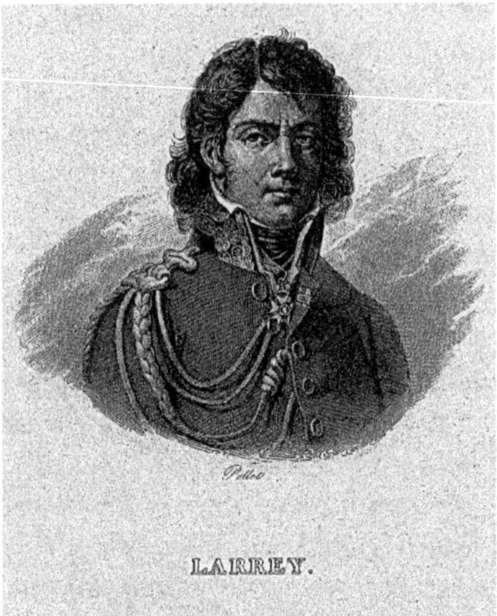

Fig. 36 –Dominique-Jean Larrey
Gravure au trait par Pollet
Source: Wellcome Collection.
Est dans le domaine public

En dehors des champs de bataille, le docteur continue à s'activer et sa renommée le précède. Une nouvelle épidémie de « **maladie du charbon** » attaque vaches et moutons ? On vient lui demander conseil.

Larrey voit tant de choses, échange avec tant d'autres médecins, y compris à l'étranger, croise tant de personnes, observe tant d'événements répétitifs ou insolites qu'il finit par remarquer que les animaux d'un agriculteur, dont la maison avoisinait des sources d'eaux sulfuro - ferrugineuses présentes dans ce lieu, n'étaient pas atteints par une importante épizootic locale [334] . Il croise cette information avec celles du professeur Graf[335] , mène une étude complète : soins ou abattage des animaux atteints, soins des hommes et … l'été arrivé, l'épidémie est endiguée. Il partira en laissant aux soignants du village les consignes sur les conduites à tenir en cas d'apparition de la maladie.

6 Juillet 1798, le voici en route pour le Caire avec les troupes françaises conduites par Napoléon Bonaparte. Toujours aussi actif et inventif, il se penche sur de nouveaux problèmes de santé liés au climat, au soleil, au manque d'eau et constate aussi les avantages de cette atmosphère chaude et sèche pour la guérison des blessés. A l'hôpital du Caire, il remarque qu'un nombre important de soldats ayant longuement navigué sont atteints d'**ophtalmie** et qu'aucun médecin n'est d'accord avec un autre sur les causes de cette maladie oculaire et encore moins sur les soins à prodiguer. Ce sera l'occasion d'un nouveau mémoire qui, encore une fois, prouve son efficacité.

Juin 1799, il est confronté au **tétanos** qui tue nombre de soldats blessés. Il observe les effets des médicaments et décrit, pour chacun et à chaque étape, l'évolution de la maladie jusqu'à la mort ou à la guérison. Il se construit ainsi, malade après malade, la certitude que « ***l'amputation** faite à propos est le*

[334] *Ibid.,* pp.162- 163.

[335] Ce conseiller de l'académie royale de Munich rapporte des événements semblables dans son ouvrage sur l'analyse des eaux minérales de la Bavière.

moyen le plus certain pour arrêter et détruire les effets du tétanos, lorsqu'il dépend d'une blessure qui a son siège aux extrémités[336]. »

Et partout où il passe, il établit un hôpital pour les armées.

Napoléon ayant décidé et bientôt réussi la prise du fort, le voici parti pour el - A'rych,. Le docteur Larrey panse les blessés ennemis avant de visiter le fort. Il débarrasse les cadavres et ne peut que constater que la **peste** a fait des ravages. Il met en œuvre toutes les mesures d'hygiène qu'il connaît : collecte et incinération des objets et vêtements contaminés en grand tas, nettoyage et blanchissage à la chaux des différentes salles. Mais la peste les poursuit à Jaffa et sévit aussi à Saint Jean d'Acre accompagnée d'autres fièvres. Le docteur envoie alors une lettre à tous les directeurs des hôpitaux qu'il a créés : recueil de données ; supervision globale ; conduites à tenir. Il a suffisamment croisé et soigné la peste, accompagné assez de malades, assisté bien assez de mourants pour rédiger un nouveau mémoire sur le sujet.

Sur le chemin de retour de Syrie vers l'Egypte, la chaleur est suffocante et l'eau devient rare. Soldats et gradés boivent le peu d'eau croupie qu'ils peuvent trouver… Saignements, vomissements, affaiblissements deviennent de plus en plus préoccupants. Là encore Jean-Dominique Larrey déniche la coupable : une **sangsue** qui s'accroche dans la gorge ou le nez… Il trouve vite la solution : vinaigre, pince pour les extraire, et tissu couvrant le récipient et permettant d'éviter de les avaler[337]…

Plus tard et bien que farouche admirateur de Bonaparte, il reste, avant tout, au service de la médecine : lors d'une nouvelle bataille contre les turcs, il n'hésite pas à soigner leur chef de guerre blessé à la main…

Mais les défaites s'enchaînent, les retraites aussi et une nouvelle maladie se déclare dans les rangs français. Le docteur Larrey étudie alors les effets de celle qu'il nomme « **hapatitis** ». Tumeurs remplies de « pu » au niveau du foie, amaigrissement, douleurs intenses... Le médecin, à l'encontre de ses collègues, préconise de sectionner la tumeur pour libérer les humeurs… et ainsi sauver la vie des malades[338].

En 1804 ? Napoléon Ier lui offre son épée, et le nomme Commandeur de la Légion d'Honneur.

Lors de la bataille d'Eylau (8 février 1807) il pratique huit cents opérations en trois jours. Il est fait baron après Wagram (1809).

Sa présence continue sur les routes et les champs de batailles lui valurent le surnom de "*Providence des soldats*" lors de la retraite de Russie (1812).

Il reste à son poste jusqu'en 1832 et continue d'opérer pendant les dernières années qui lui restent.

---

[336] *Ibid.*, p. 271.

[337] Larrey J. D., *Relations historiques et chirurgicales l'expédition de l'armée d'orient, en Egypte et en Syrie.*, pp. 154- 166.

[338] *Ibid.* pp . 189-215.

Pierre-François Percy

Pierre-François Percy[339] (1754-1825) [38], qui sera appelé plus tard *« père des chirurgiens militaires*[340] *»,* naît à Montagney-lez- Pesmes. Contre l'avis de son père[341] qui aurait préféré *étrangler ses enfants* plutôt *que de les voir embrasser une carrière qui lui avait valu de nombreux déboires*[342] *;* il décide de suivre ses études de médecine à Besançon puis de les compléter à Paris. Riche d'un diplôme et d'une proposition de chaire d'enseignement, il décide encore de changer de voie et de rester sur les traces de son père : il s'engage dans la gendarmerie dans un premier temps puis dans l'armée comme chirurgien.

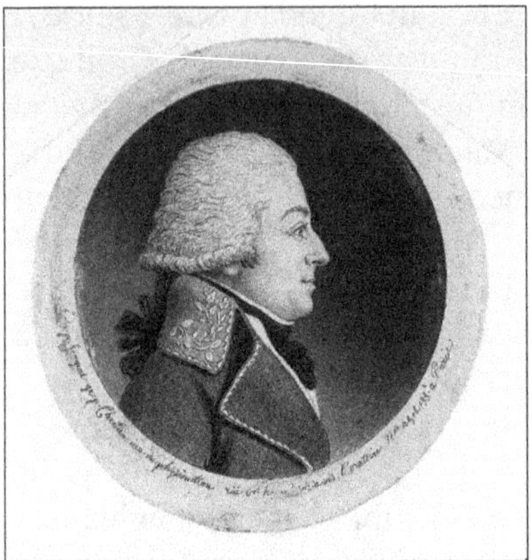

Fig. 37- Portrait de Pierre-François PERCY.
Encre sur papier, vers 1795-1798
API de la collection du Metropolitan Museum of Art
OA Domaine public

1782, nommé chirurgien major au régiment de Berry- Cavalerie en garnison à Strasbourg, il exerce tout en continuant à s'informer et se former…

1784, il fourmille d'idées et, trois années de suite, il concourt auprès de l'Académie Royale de médecine et remporte trois fois le premier prix[343],[344],[345] pour de nouvelles inventions concernant les **ciseaux à incisions**, les **bistouris**, et **l'extraction de corps étranger dans des plaies**.

Fort de ces succès, il ne cessera d'écrire des mémoires et d'inventer de nouvelles techniques opératoires, de nouveaux outils, ….

1789, il est nommé chirurgien en chef de Flandre et d'Artois, et rédige deux mémoires au directoire des hôpitaux.

---

[339] Fig. 37- Portrait de Pierre-François PERCY, Encre sur papier (vers 1795-1798), Musée métropolitain d'art, Achat, don du Fonds de la famille Lattimer, à la mémoire de Russell B. Aitken, 2003, Numéro d'objet : 2003.7. Ce fichier est dans le domaine public selon les termes de la convention du musée. **https://www.metmuseum.org/art/collection/search/26592**

[340] Inscription sur sa tombe au Père Lachaise. Paris.

[341] Son père était chirurgien des armées.

[342] Percy (Pierre -François*), Éloge historique d'Anuce Foes célèbre médecin et savant helléniste du seizième siècle ; prononcé à la séance publique de la Faculté de Médecine de Paris, en novembre 1810, pour l'inauguration du buste*, Paris, 1812, Imprimerie J. B. Sajou, p. 17.

[343] Percy (Pierre-François), *Mémoire sur les ciseaux à incision.* Paris, Michel Lambert imp., 1785, in-V de 110 p., V planches, 1785, in 4, 100 p.

[344] Percy (Pierre-François), *Construction et perfectionnement des bistouris, 1786.* Mémoire non imprimé.

[345] Percy (Pierre-François), *Manuel du chirurgien d'armée, ou Instruction de chirurgie militaire sur le traitement des plaies, et spécialement de celles d'armes à feu avec la méthode d'extraire de ces plaies les corps étrangers, et la description d'un nouvel instrument propre à cet usage*, Paris, chez Méquirgnon l'aîné, 1792, in-12 de xvi, 272 p.

Percy est jeune, spontané, sûr de son intelligence mais il fait beaucoup de jaloux Aussi de nombreuses médisances et lettres anonymes sont diffusées au sein de l'Académie. Mais Percy est un rebelle et loin de le désarçonner, ces attaques l'aiguillonnent. Il écrit donc un mémoire de plus sur la meilleure façon de pratiquer une **ligature immédiate des artères** et l'envoie en 1790 à l'Académie royale de chirurgie.

Percy fait, dans d'autres armées que Larrey, les mêmes constats que lui et aboutit aux mêmes conclusions : problèmes des blessés secourus trop tard, hôpitaux en manque d'organisation et de personnel puis invente, comme lui un système d'ambulance mobile (le wurst).

Susceptible, le docteur Percy l'est aussi … Ainsi, par exemple, sa convocation à un conseil de santé pour valider son poste d'officier de santé, le révolte, persuadé qu'il est que ses lauriers académiques, ses mémoires, et ses activités connus de tous auraient dû l'en dispenser. Il obéit mais ne ménagera aucun sarcasme envers ce conseil.

1792, il est nommé chirurgien consultant de l'armée du Nord à Valenciennes puis dans l'armée de la Moselle.

Sur les champs de bataille, il veut être utile et sauver toutes les vies possibles. Aussi n'hésite-t 'il pas à risquer sa vie et à braver l'interdiction faite aux officiers de santé de se rapprocher à moins d'une lieue des combats et à attendre leur fin pour secourir les blessés. Ainsi, *on le vit,* refusant la fatalité et les ordres reçus, *à Manheim, sauver au péril de ses jours un officier du génie grièvement blessé en le chargeant sur son dos alors que le pont du Rhin, était alors battu par douze pièces de canon tirant à ricochet, et les Français, qui étaient sur la rive opposée, pleins d'admiration pour une si belle action, soutenaient par leurs acclamations les efforts du chirurgien en chef, sous les pas duquel les pontons brisés menaçaient de s'écrouler. Il eut le bonheur d'arriver intact sur la rive occupée par l'armée et d'y déposer son blessé, qu'il n'avait pas voulu abandonner*[346].

C'est suite à l'une de ses colères que Percy reçut enfin, en 1792, les premiers « **wursts**[347] » qu'il avait conçus *A chaque division d'ambulance de l'armée du Rhin fut affecté un wurst attelé de six chevaux, sur lequel étaient montés huit chirurgiens de toute classe; avec ces derniers marchaient huit servants, dont quatre étaient assis sur des coffres placés devant et derrière la voiture et quatre moulaient les chevaux en sous-verge. Le wurst et les coffres renfermaient des secours pour douze cents blessés et sous le chevalet se trouvaient des brancards destinés à relever sur le champ de bataille les hommes incapables de se rendre seuls à l'ambulance*[348].

---

346 Laurent (C.), *Histoire de la vie et des ouvrages de P. -F. Percy,* Versailles : Daumont, 1827, 547 p., p.190.

347 Petit caisson sur roues permettant de transporter non seulement des infirmiers mais aussi des civières démontables et pliables. Son nom vient de l'allemand wurst (saucisse) en raison de sa forme.

348 *Ibid. p. 107.*

Le docteur Larrey décrit ainsi ces wursts : « *Le système imaginé par M. le premier chirurgien de l'armée du Nord , Percy, se compose d'un seul objet ; c'est une espèce de wurst sur lequel les officiers de santé sont à cheval , comme les artilleurs ; cette voiture porte en même temps les instrumens de chirurgie et les appareils à pansement*[349]. »

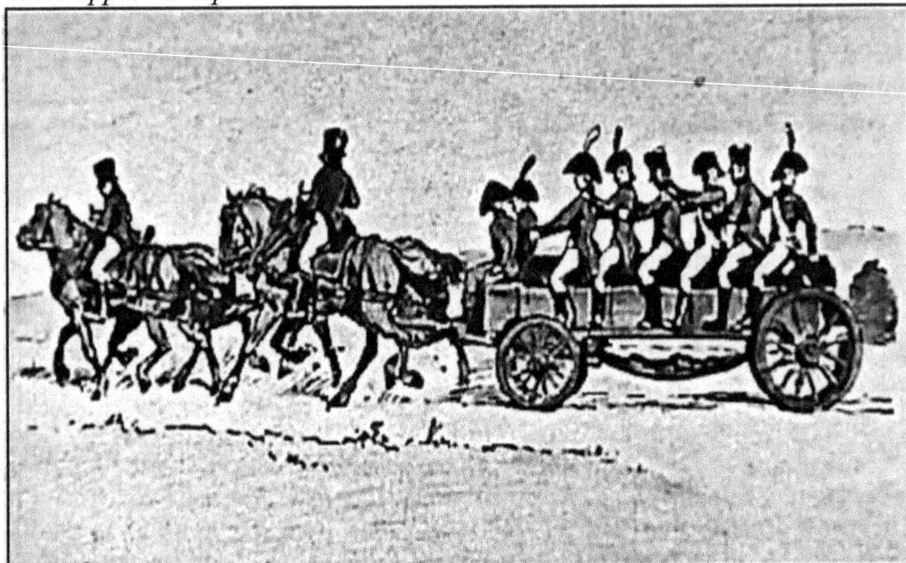

Fig. 38. Wurst (Ambulance hippomobile) conçue par Percy.
Reproductions peinture et dessin du XIXème siècle par A-J Gros et inconnu.

1793, Chirurgien en chef de l'année de Mayence, qui subit de lourdes pertes face à la première coalition, le docteur Percy décide de remédier à la mauvaise organisation du service de la Santé en créant un cours de perfectionnement destiné à ses collègues.

1799 - Le général Jourdan a ordre de passer le Rhin et de livrer bataille face aux armées de la deuxième coalition. Percy est présent lors des batailles d'Ostrach de Stockach[350]. Les combats sont durs et les pertes considérables. Les chirurgiens se démènent pour relever plus de quinze cents blessés… et c'est la retraite de l'armée.

Sur le terrain, au milieu des combats, affairé de jour comme de nuit, il ne prend pas toujours le temps de faire les rapports écrits qui lui sont demandés,

[349] Larrey (J. D.), *Opus cit.,* pp.149- 158.

[350] La bataille de Stockach oppose l'armée française (armée du Danube) commandée par Jean-Baptiste Jourdan et l'armée autrichienne.

sur les maladies, les morts, les blessés… Et son incompréhension, voire même son mépris, sont grands lorsqu'il est rappelé à l'ordre : « *C'est ici, c'est sur les champs de bataille et dans les hôpitaux que j'obtiens quelques suffrages dignes de me flatter; et, si vous avez fait une seule campagne de guerre, vous devez savoir que, dans mon état, on n'a point de temps à donner à ces écritures oiseuses dont on se montre si avide et qui font le mérite de tant de gens à Paris ... Le dépit, ainsi qu'on s'en est lâchement flatté, ne me fera pas donner ma démission !* » répond-il dans une lettre écrite au ministre[351].

Les statistiques ne sont pas sa priorité.

1800. Les combats sont incessants et la mise en service des wursts, enfin équipés, améliore la prise en charge des blessés et malades mais, le 25 avril, il a une nouvelle idée qu'il soumet au général français Moreau : que le général prenne contact avec le général Kray, commandant des forces ennemies afin d'établir un **pacte de non-agression précisant l'inviolabilité des hôpitaux militaires**. Ce pacte ne sera malheureusement pas signé, mais Percy était, une fois de plus précurseur !

De plus en plus attaqué par les « jaloux » et ses supérieurs, le chirurgien des armées se révolte avec des mots de plus en plus forts qui ne peuvent que faire empirer les relations avec sa hiérarchie.

> *Veuillez apprendre au ministre de la guerre, à l'insu, mais de la part de qui on ne cesse de m'adresser les reproches les plus impertinents, que ce chirurgien en chef de l'armée du Rhin ..., s'appelle Percy, nom que la bassesse ne souilla jamais, que la lâcheté n'atteignit pas encore et que les admonestations ridicules de quelques commis sottisiers ne parviendront pas à obscurcir.*
>
> *Dites-lui aussi que ce nom, odieux seulement aux méchants, aux pervers, survivra peut-être à bien des noms auxquels l'intrigue, une faction ou le hasard ont donné une célébrité éphémère. Ne lui laissez pas ignorer que celui qui le porte est au-dessus de toutes les menaces; ... qu'il n'a besoin ni du ministre ni de ses bureaux; qu'il a une conscience, une fortune et une réputation qui le rendent indépendant; et que si, pour être utile, il supporte avec patience les travaux de la guerre, il est bien décidé à la faire aux sots et aux insolents qui oseront le régenter ou chercheront à l'avilir.*
>
> *Op. cit.* p XXVI.

Percy participe aux batailles avec la vivacité d'un combattant, exulte lors de victoires, pourchasse l'ennemi et reste le médecin de tous, français ou

[351] Percy (Pierre-François), *Journal des campagnes,* Paris, Tvp. Plox -Nourrit Et Cie éditeur imprimeurs, 1904, 537 p.

ennemis. Il garde en mémoire sa décision : sauver un membre est parfois risqué mais mieux qu'une amputation systématique.

Après le traité d'Amiens concluant, en 1802, une paix éphémère entre la France et le Royaume-Uni, la campagne d'Allemagne et d'Autriche reprend en 1805 face à la Troisième Coalition[352]. Le docteur participe notamment aux combats d'Austerlitz et parvient à stopper l'épidémie de **typhus** qui sévit alors dans les hôpitaux militaires de Vienne. Il profite ensuite d'un bref repos pour écrire un mémoire sur l'hygiène, la vaccination et tous les soins à apporter face aux maladies rencontrées dans les camps : ***fièvre putride, dysenterie, fièvres pernicieuses, gale, gangrène* et *tétanos***[353].

1804 Percy, Larrey et Desgenettes reçoivent la légion d'honneur.

8 Octobre 1806, l'armée française franchit la Saale pour envahir la Saxe mais les services de santé ne sont pas prêts avec, entre autres, des pansements et instruments en nombre insuffisant. Les combats sont rudes et font, dans la journée du 14, plus de 2 000 blessés dans les troupes napoléoniennes. Percy est marqué, tant par l'hécatombe journalière des soldats que par les saccages opérés par l'armée française sur les populations locales. Fatigué, tiraillé, le docteur craque et participe à la bataille d'Eylau avec un *courage froid, impassible, désintéressé, que donne la conscience d'un devoir nécessaire et périlleux et qui n'attend de récompense que la satisfaction secrète de l'avoir accompli*[354].

Dès le lendemain matin, il retourne sur le champ de bataille mais le spectacle de tous ces cadavres et de tous ces blessés entassés sur la neige lui fait mal. Cependant, devant l'urgence, il soigne, ampute tous les blessés, amis ou ennemis.

Le docteur Larrey et l'un des médecins chef de Percy tombent sous le coup d'une grande fatigue morale et physique[355], tandis que ce dernier, toujours sur le pont, continue à s'affaiblir.

Napoléon trouve alors un remède qu'il pense capable de rétablir la santé de ses chirurgiens et leur remet personnellement la médaille de commandeurs de la légion d'honneur.

1807, Percy est au faîte de sa gloire mais il est las des combats, des milliers et des milliers de morts à la guerre et de la succession de succès et d'échecs sur le terrain. Il apprécie de plus en plus les temps de calme passés avec sa femme et ses amis dans la maison de campagne de Montjay.

Octobre 1808, il reçoit l'ordre de rejoindre Burgos et y retrouve un spectacle qu'il abhorre : la colère des soldats français s'est manifestée.

[352] Autriche, Empire Russe, Royaume de Naples, Royaume-Uni, Suède

[353] Percy (Pierre-François), *De la santé des troupes de la Grande Armée, par le premier médecin et le chirurgien en chef, inspecteurs généraux du service de santé des armées, officiers de la Légion d'honneur*, Strasbourg, imprimerie de Levrault, 1806, in-8°, 104 p.

[354] Percy (Pierre-François), *Eloge historique d'Anuce Foes,* Paris, 1812, J. B. Sajou Imp., p.29.

[355] Larrey (J. D.), *Opus cit.,* tome III, p. 59.

Vainqueurs, ils ont massacré les habitants, pillé les maisons et les champs et laissé les cadavres sur place avant de marcher sur Madrid.

Son bataillon de soldats d'ambulance s'est délité, les morts et les blessés se sont accumulés, les atrocités multipliées si bien que Percy, épuisé, finit par demander à rentrer en France.

1809 Frappé de sévères crises d'ophtalmie, il doit renoncer : il ne rejoindra plus jamais l'armée. Il partage son temps entre l'Académie des sciences et la Faculté de médecine dans laquelle il enseigne. Les contacts et échanges dans ces nouvelles atmosphères semblent lui faire du bien tout comme les moments passés dans sa maison de campagne.

Riche, reconnu comme chirurgien, comme enseignant mais aussi comme érudit, Percy profite de sa très active pré-retraite et écrit sur des sujets éclectiques : *autels et tombeaux des anciens peuples du nord de l'Europe*; *Espèces d'amphores dites tenajas, usitées de tout temps en Espagne; Les anciens avaient-ils des établissements publics en faveur des indigens; Des enfants orphelins ou abandonnés ; Des malades et des militaires blessés;* etc.

Il poursuivra jusqu'au bout ses recherches, ses écrits et ses révoltes.

René-Nicolas Dufriche, Baron Desgenettes

René Nicolas (1762, 1837), naît à Alençon un 23 mai. Son père, aisé, est avocat au parlement de Rouen [39].

Après avoir fait ses premières classes chez les jésuites, et ses années de collège à Paris, il entame ses études de médecine et suit les meilleurs enseignements à Paris, à Londres, en Italie passant de Florence à Sienne, Rome puis Naples.

A son retour en France, en 1791, il est totalement séduit par les jacobins alors au faîte de leur puissance. Il échange, s'investit mais doit, deux ans plus tard, s'enfuir pour se cacher à Rouen, à l'abri de la guillotine qui s'abat sur ses amis…

Il s'engage alors dans l'armée et reçoit rapidement sa nomination comme médecin en chef de l'armée d'Angleterre.

Le 15 mars 1798, il reçoit, comme bien d'autres, l'ordre du ministre de la guerre de se rendre à Toulon pour préparer le départ de l'expédition d'Egypte. Mais il lui sera donné les moyens de réussir : La commission Marillier arrête ainsi que « *le citoyen Desgenettes, médecin en chef de l'armée d'Angleterre, est autorisé à requérir les médecins dont il aura besoin dans les lieux où ils pourront se trouver.* » Et requière « *les autorités civiles et militaires de ce faire exécuter ponctuellement les dispositions du « présent arrêté*[356]. »

---

[356] Dufriche baron Desgenettes (Jean), *Histoire médicale de l'Armée d'Orient,* Paris, chez Croullebois & chez Bossange, Masson, Cibesson, 1802, p. 37.

Comme Larrey et Percy, il participe à l'expédition d'Egypte.

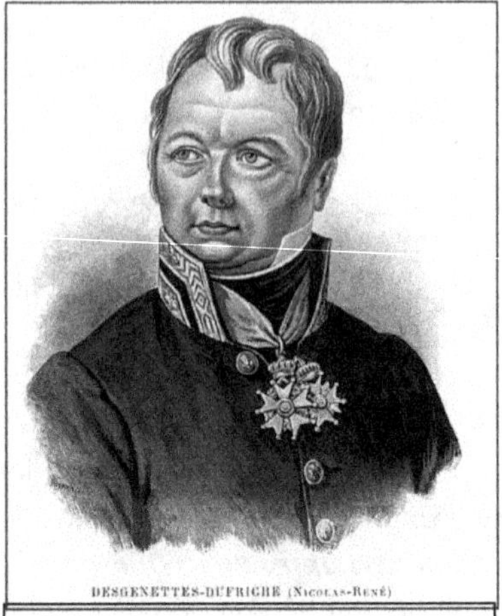

Fig. 39. Nicolas-René-Dufriche-Desgenettes
Litnographie de Corlieu (A.)
Source BIU Santé Médecine

Habitué à commander, organiser, maîtriser, le docteur Desgenettes [357] commence par installer et harmoniser un véritable réseau de centres de santé, dirigés par des médecins issus de l'école de Montpellier et demande à chacun des rapports journaliers très précis. Il se donne, entre autres, pour rôle de faire baisser les craintes et angoisses au sein des troupes en donnant des directives et conseils aux médecins des armées. C'est le cas, notamment concernant la peur des piqûres de scorpions ou des épidémies de peste.

Je n'étois pas du tout convaincu de la communication très facile de la maladie, sur laquelle on se livroit à toutes les exagérations de la frayeur, je pris un. parti. Sachant combien le prestige des dénominations influe souvent vicieusement sur les têtes humaines, je me refusai à jamais prononcer le mot de peste. Je crus devoir dans cette circonstance traiter l'armée entière comme un malade qu'il est presque toujours inutile et souvent fort dangereux d'éclairer sur sa maladie quand elle est très critique[358].

Jour après jour, c'est avec précision qu'il relate les étapes de l'expédition d'Egypte. Piqures de scorpions, épidémies, dysenteries, ophtalmies, charbon, fatigues excessives après des jours de marche exténuante sur des sols difficiles (durs, sableux, mouvants, marécageux) et sous un soleil de plomb, combats intensifs, journées caniculaires sans eau suivies de nuits froides …

Les symptômes sont cités mais le docteur ne soigne pas, il collecte les rapports faits sur les maladies, notamment par les médecins qu'il a engagés et les étudie. S'appuyant alors sur ses connaissances et les retours des soignants, il en fait une synthèse et communique ses ordres, recommandations et conseils aux médecins et chirurgiens afin d'harmoniser les soins aux armées (ne pas se baigner n'importe où, boire l'eau potable, se couvrir la nuit, brûler les habits et uniformes des pestiférés). Et, pour s'assurer de pouvoir établir des statistiques il demande à tous d'être vigilants sur les maladies, notamment sur les cas de peste, et de noter toutes les avancées de l'épidémie.

---

[357]Fig. 39. Nicolas-René-Dufriche-Desgenettes Lithographie de Corlieu (A.) *Centenaire de la Faculté de Médecine de Paris (1794-1894)*, Paris, F. Alcan, 1894. Source BIU Santé Médecine. **https://www.biusante.parisdescartes.fr/histmed/image?CIPN21538**
[358] *Ibid.*, p. 74.

Son objectif est d'établir la topographie physique et médicale de l'Egypte. Aussi, le chemin parcouru, les distances entre étapes, l'état des terrains sont répertoriés, tout comme le sont les maladies, la mise en place des instructions envoyées (ou les manquements), le nombre de morts, le nombre de guérisons, etc.

Le baron décrit (avec un certain dédain ?) ces hommes qui boivent tant qu'ils en tombent malades et certains qui « *se portèrent au dernier désespoir, et d'autres,* qui *s'étant abandonnés à des accès de fureur, se trouvèrent subitement saisis d'un affaissement qui les arrêta dans leur marche.* » Il cite le contre-exemple *du général en chef, celui de son état-major, et de tous les chefs bravant les mêmes fatigues et les mêmes privations,* qui *soutint la patience de l'armée.*[359]

1798, le siège de Saint Jean d'Acre devient trop difficile, il faut se replier et évacuer blessés et malades. Parmi ces derniers se trouvent un nombre important de pestiférés. Afin de ne pas laisser des hommes contagieux et moribonds aux mains des ennemis, Bonaparte demande à Desgenettes de les euthanasier avec une forte dose d'opium. Mais le docteur refuse car il est certain que son *devoir est de les conserver en vie.* Les mourants seront alors transportés jusqu'à Jaffa.

Les relations entre les deux hommes vont se refroidir fortement après cette confrontation au cours de laquelle aucun des deux ne cédera.

1799, les rapports reçus par le médecin en chef des armées insistent de plus en plus sur la pénurie de médicaments qui devient dramatique.

Desgenettes compile toujours les données et envoie ses recommandations mais il fait aussi des *visites de salubrité* des hôpitaux et des prisons (nourriture, qualité de l'eau, diététique alimentaire, qualité des isolements, ...) et calcule les besoins en investissements pour le futur proche.

Malgré tous ses efforts, l'état des lieux n'est pas satisfaisant notamment au niveau de l'hygiène. Il obtient du général en chef la création, au Caire, *d'une commission permanente, sous le nom de Commission extraordinaire de salubrité publique, qui aura la surveillance générale du service des lazarets, et dont les ordres seront provisoirement exécutés sans délai, sauf recours au général en chef. Cette commission sera composée du commissaire-ordonnateur en chef, du général commandant le génie, du médecin, du chirurgien, et du pharmacien en chef de l'armée.* Quatre commissions vont agir et remonter les constats et chiffres qui seront compilés et permettront d'arriver à des conclusions sur l'impact du climat, des mesures d'hygiène, des médicaments testés.

Par ses actions le baron Desgenettes aura permis de capitaliser, comprendre et mieux agir face à de nombreuses maladies et épidémies par une approche hygiéniste.

---

[359] *Ibid.*, p. 35 .

Les méthodologies et outils médicaux progressent. Une médecine systémique, la méthode Claude Bernard

Fils d'un petit vigneron du beaujolais, Claude Bernard (1813, 1878) commence sa vie dans la pauvreté. Après avoir appris le latin et les classiques avec le curé du village qui l'aide à suivre ses études au collège, il doit trouver un emploi comme préparateur et homme à tout faire chez Monsieur Mille, pharmacien. Il remarque avec scepticisme de quelles « fantaisies » est accompagnée la fabrication de la fameuse thériaque[360] vantée par Galien.

Profitant de sa « nuit de congé » mensuelle, il va régulièrement au théâtre de Lyon. Et bientôt, c'est décidé, il sera dramaturge.

Le succès de sa première tentative d'écriture d'un vaudeville le conduit à se lancer dans la composition d'un drame en cinq actes, « *Arthur de Bretagne* ».

Perdu dans ses pensées, il commet une erreur grave dans son travail et se retrouve licencié. Il peaufine alors sa pièce et la propose au critique littéraire Saint-Marc Girardin qui lui assène : « *Vous avez fait de la pharmacie, faites de la Médecine et gardez la littérature pour les heures de loisir*[361]. »

Ce qu'il fait, sans grand enthousiasme ni assiduité, à partir de 1834, avec cependant un intérêt croissant pour l'anatomie. Et ce, jusqu'à sa rencontre avec le professeur François Magendie qu'il rejoindra comme interne à l'Hôtel-Dieu de Paris. Diplômé en 1843, après avoir soutenu sa thèse sur les sucs gastriques, il continuera à travailler toute sa vie autour de ce thème.

Sa célébrité s'est notamment construite à partir de son expérience du foie lavé, s'appuyant sur la méthodologie qu'il préconise. Lors de cette expérience, il démontre en effet qu'après avoir lavé à grande eau le foie d'un chien, auparavant bien nourri, et avoir conservé ce foie dans un récipient à température ambiante, ce foie contient de nouveau du sucre. Il démontre ainsi l'existence du glycogène produit par le foie. Cette présence de sucre dans le sang sortant du foie est : « *le début d'une approche méthodologique qui remplacera la simple comparaison des composés entrant et sortant de l'organisme par le prélèvement du sang chez l'animal entier à l'entrée et à la sortie d'un organe, ce qui a ouvert la voie à de nombreuses découvertes*

[360] Selon l'encyclopédie de Diderot, la thériaque était l'une des plus anciennes et des plus célèbres compositions de la pharmacie, due à Andromaque, médecin de l'empereur Néron. Galien prétendait que la thériaque était un très noble et très ancien remède. La thériaque consistait en un amas d'une foule de drogues de différentes vertus, stomachiques, cordiales, astringentes, narcotiques, purgatives, et même de poisons (venin de vipère). Elle était censée posséder des vertus réanimantes, toniques, cordiales, stomachiques, emménagogues, sudorifiques, etc.

[361] Silverman (Barry D.), *Profiles in cardiology²: Claude Bernard*, 1996, Clinical Cardiology, n°19, p. 916.

relatives au métabolisme intermédiaire des substances complètement métabolisées et qui n'apparaissent dans les excreta que sous les espèces de leurs produits de complète métabolisation, l'anhydride carbonique et l'eau. Claude Bernard *innove dans une autre voie méthodologique de la biochimie, celle de l'expérience du 'foie lavé* [362] *' ... C'est évidemment là une forme grossière, sans doute, de cette approche mais qui peut être tenue pour le début d'une autre approche méthodologique, celle des organes isolés et perfusés*[363]*...* »

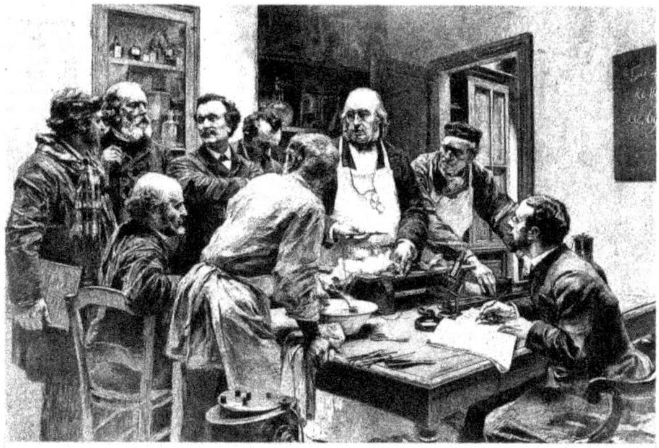

Fig. 40 - Claude Bernard réalisant une expérience entouré de ses élèves, 1889.
Welcome collection – M0017010

Il travaille ainsi sur le diabète, la fonction régulatrice du sang sur la température, et le rôle vasoconstricteur et vasodilatateur des nerfs sur les veines.

Déjà mise en œuvre dans les sciences physiques puis dans les sciences chimiques, la méthode expérimentale est appliquée à la médecine par Claude Bernard et sera également utilisée plus tard par les psychologues. C'est dans son traité « *Introduction à l'étude de la médecine expérimentale* » [40] que Claude Bernard en expose les règles :

- Observations d'un fait contredisant les idées admises.
- Exposé du problème ou de la question.
- Hypothèse.
- Expérience testant la conséquence vérifiable de l'hypothèse.
- Résultat.
- Interprétation.
- Conclusion.

Claude Bernard recommande l'indépendance d'esprit et le doute philosophique : « L'observateur, *avons-nous dit, constate purement et simplement le phénomène qu'il a sous les yeux.... Il faut observer sans idée*

---

[362] Fig. 40 – Source : M0017010 : Claude Bernard réalisant une expérience entouré de ses élèves, 1889. Wellcome Collection .- photogravure d'une photo de1889 réalisée par Leon L'Hermite à la Sorbonne –Attribution 4.0 International (CC BY 4.0). Est dans le domaine public https://wellcomecollection.org/works/yaq5hesd/images?id=su2tr5gr

[363] Florkin (Marcel), *Claude Bernard et les débuts de la biochimie*, Fondation Singer-Polignac, Philosophie et méthodologie scientifiques de Claude Bernard, Paris, 1967, p. 61- 62.

préconçue ; l'esprit de l'observateur doit être passif, c'est-à-dire se taire ; il écoute la nature et écrit sous sa dictée. Mais une fois le fait constaté et le phénomène bien observé, l'idée arrive, le raisonnement intervient et l'expérimentateur apparaît pour interpréter le phénomène. L'expérimentateur... institue l'expérience de manière que, dans l'ordre logique de ses prévisions, elle fournisse un résultat qui serve de contrôle à l'hypothèse ou à l'idée préconçue. Pour cela l'expérimentateur réfléchit, essaye, tâtonne, compare et combine pour trouver les conditions expérimentales les plus propres à atteindre le but qu'il se propose... Or, dès le moment où le résultat de l'expérience se manifeste, l'expérimentateur se trouve en face d'une véritable observation qu'il a provoquée, et qu'il faut constater, comme toute observation, sans aucune idée préconçue. L'expérimentateur doit alors disparaître ou plutôt se transformer instantanément en observateur... pour raisonner, comparer et juger si l'hypothèse expérimentale est vérifiée ou infirmée par ces mêmes résultats. ...

Il y a donc deux opérations à considérer dans une expérience. La première consiste à préméditer et à réaliser les conditions de l'expérience ; la deuxième consiste à constater les résultats de l'expérience[364]. »

En 1848, il fonde la société de biologie. En 1854, il est élu membre de l'Académie des sciences. Enfin, en 1855, il devient responsable d'une nouvelle chaire de physiologie à la Sorbonne et succède à Magendie au Collège de France.

La tuberculose : un véritable fléau épidémique

La tuberculose est une affection très ancienne et très contagieuse. Des lésions osseuses caractéristiques de cette pathologie ont, en effet, été retrouvées sur des squelettes de chasseurs-cueilleurs datant du néolithique ancien[365]. En Europe, le pic de l'épidémie se situe entre 1780 et 1850. Aujourd'hui l'Organisation Mondiale de la Santé (OMS) estime que quatre millions de personnes dans le monde ont contracté cette maladie en 2016 et que près de deux millions en sont mortes dont plus de la moitié sont des enfants.

364 Bernard (Claude), *Introduction à l'étude de la médecine expérimentale*, Paris, JB. Baillère et Fils, 1865, pp. 39- 42.

365 Baker (Oussama) et al., *Human tuberculosis predates domestication in ancient Syria*, Tuberculosis, 25 février 2015,https://www.researchgate.net/publication/273331563_Human_tuberculosis_predates_domestication_in_ancient_Syria.

Détecter les maladies pulmonaires et les combattre

De nombreuses maladies attaquent les poumons des populations et en particulier ceux de certains artisans comme l'a décrit Bernardino Ramazzini.

A la fin du XVIIIe siècle, déjà, l'Europe de l'Ouest est particulièrement frappée par la tuberculose qui tue 900 habitants sur 100 000. La révolution industrielle, avec son cortège d'ateliers insalubres et mal ventilés, de logements surpeuplés mal aérés, aux conditions sanitaires pitoyables, fera empirer la situation dans tous les pays qui l'ont adoptée[366], sans précaution (voir chapitre IX).

Jean-Nicolas Corvisart, champion de la percussion

[41] Destiné au barreau par son père, célèbre avocat parisien, Corvisart (1755, 1821) est envoyé chez son oncle, ecclésiastique qui l'instruit, puis l'inscrit au collège catholique avant de le faire entrer en apprentissage dans le cabinet de son père. Docile quoique peu intéressé par son travail, il s'en échappe régulièrement et entre par hasard (était-ce son destin ?) dans les locaux de l'université de médecine et de chirurgie. **C'est la révélation.** Finie la docilité. La rébellion est grande : il s'enfuit, sans argent, sans recommandation et obtient de faire le service des salles à l'Hôtel-Dieu en échange du gîte et du couvert. Il a trouvé sa voie !

La médecine le passionne. Il profite de sa condition pour suivre les cours des plus grands médecins et finit par être nommé docteur-régent de la faculté[367].

[366] Barberis (I.) & al., *The history of tuberculosis: from the first historical records to the isolation of Koch's bacillus*, Journal of Preventive Medicine and Hygiene, n°58, E9-12, 2017.
[367] Société de gens de lettres et de savants, *Bibliographie universelle, ancienne et nouvelle*, Paris, C. Desplaces, 1855, tome IX, pp. 284- 287.

Travailleur infatigable, il exerce comme médecin des pauvres de la paroisse Saint-Sulpice[368], puis comme médecin de l'hôpital de la Charité dans lequel il obtient, en 1795, la chaire de clinique interne de l'école de médecine. Ses convictions sont solides et son esprit maintenant rebelle toujours présent. Il est celui qui a réformé les études de médecine. En effet, depuis 1793, aucun diplôme n'était plus requis pour exercer la médecine. Il obtient de l'Empereur, en 1799, que ce diplôme soit de nouveau exigé.

> *De toutes les sciences physiques en général, il n'en est peut-être pas une dans laquelle il importe plus d'interroger les sens que dans la médecine pratique strictement dite.*
> *Toute théorie se tait ou s'évanouit presque toujours au lit du malade, pour céder la place à l'observation et à l'expérience ; hé! sur quoi se fondent l'expérience et l'observation, si ce n'est sur le rapport de nos sens ? et que seraient-elles l'une et l'autre sans ces guides fidèles ?*
>
> Corvisart (Jean-Nicolas), traduction et commentaires de la *Nouvelle méthode pour reconnaitre les maladies internes de la poitrine par la percussion de cette cavité: par Auenbrugger,* préface p. 6.

Il ne croit pas en une médecine livresque et théorique et connaît parfaitement les travaux d'Auenbrugger.

Il questionne le malade, l'ausculte, le palpe, utilise la percussion et transmet ses méthodes et savoirs à ses étudiants.

Tant et si bien que Napoléon, alors premier consul, le choisit comme médecin particulier, ce qui éloigne quelque peu Corvisart de l'enseignement. C'est lui qui diagnostique que les problèmes de santé de Bonaparte sont d'ordre gastrique.

Dégagé de ses cours et des visites à ses patients, il prend le temps de publier et de partager ses expériences, non plus avec ses élèves mais pour ses pairs et la postérité. Sa traduction, largement commentée, des travaux d'Auenbrugger, fait connaître en France et bien au-delà, grâce à sa renommée, les techniques de la percussion thoracique. Il est aussi celui qui a imposé l'exploitation systématique de la méthode anatomo-clinique dans les écoles de médecine.

Comme l'avait fait Auenbrugger, mais en complétant les analyses de ce dernier, il confirme les méfaits, non seulement intestinaux mais aussi pulmonaires, des métaux : « *les artisans qui emploient le mercure, le plomb et autres métaux que je viens de citer*[369]*, deviennent asthmatiques et phtisiques très fréquemment; ces substances n'agissent pas seulement sur eux d'une manière mécanique, par leurs molécules infiniment petites qu'ils absorbent, ou qu'ils inspirent, comme elles affectent dans le commencement l'estomac et*

---

[368] *Ibid.* p. 285.

[369] Le plomb, le cuivre.

les intestins; mais par leurs qualités particulières qui agissent sur les organes pulmonaires, et y déposent le germe de maladies mortelles[370]. »

Il s'intéresse également à toutes les activités qui peuvent induire des ruptures d'anévrisme et des problèmes cardiaques. Il cite entre autres « *la course, la lutte, ..., l'équitation, le port des fardeaux, l'usage des instrumens à vent, le chant, les cris, ... la danse forcée*[371] .» Ces considérations seront reprises plus tard par Philibert Patissier (voir infra, p. 220).

Théophile René Laennec invente le stéthoscope

Laennec (1781, 1826) a toutes les raisons de choisir sa carrière. Orphelin d'une mère morte de la tuberculose alors qu'il n'avait que cinq ans, il est envoyé par son père, homme public, chez son oncle, médecin-chef de l'Hôtel Dieu de Nantes. Il y fera ses premières études. Engagé comme médecin militaire de 1795 à 1798, il entame des études de droit et de grec à Paris à partir de 1801, tout en suivant, en auditeur libre, les cours de l'école de santé et notamment ceux de Corvisart. Sa spécialité est vite choisie : ce seront les maladies du thorax.

Pratiquant la palpation et la percussion, il se retrouve bien gêné devant une jeune fille présentant une maladie cardiaque. Comment l'ausculter ? « *L'âge et le sexe de la malade m'interdisant l'espèce d'examen dont je viens de parler (*l'application de l'oreille sur la région précordiale*), je vins à me rappeler un phénomène d'acoustique fort connu : si l'on applique l'oreille à l'extrémité d'une poutre, on entend très distinctement un coup d'épingle donné à l'autre bout. J'imaginai que l'on pourrait peut-être tirer parti, dans le cas dont il s'agissait, de cette propriété des corps. Je pris un cahier de papier, j'en formai un rouleau dont j'appliquai une extrémité sur la région précordiale, et, posant l'oreille à l'autre bout, je fus aussi surpris que satisfait d'entendre les battements du cœur d'une manière beaucoup plus nette et plus distincte que je ne l'avais jamais fait par application directe de l'oreille.* »

1816 est donc l'année de l'invention du stéthoscope qu'il fait utiliser à l'hôpital Necker. Lorsque la mort d'un patient intervient et que l'autopsie est possible, il vérifie, comme Corvisart, les diagnostics établis auparavant au travers de son de son instrument.

---

[370] Auenbrugger, *Nouvelle méthode pour reconnaitre les maladies internes de la poitrine par la percussion de cette cavité*, trad. et commentaires par Corvisart (Jean-Nicolas), Paris, Migneret, 1808, p. 185.

[371] Corvisart (Jean-Nicolas), *Essai sur les maladies et les lésions organiques du cœur et des gros vaisseaux*, Paris, Méquignon- Marvis, 1818, 3e éd., pp. XXIX ; 145 ; 369 ; 378.

A partir de routes ces expériences, il développe alors toute une sémiologie pulmonaire[372] et la classification des maladies en fonction du bruit émis. Dans son ouvrage sur l'auscultation médiate[373], il défend les résultats possibles grâce à cet outil : « *On aurait tort d'ailleurs de croire que les espèces nosologiques établies d'après les données que fournit l'anatomie pathologique ne peuvent être reconnues que sur le cadavre : elles sont, au contraire, plus faciles à reconnaître sur le vivant, et présentent ... quelque chose de beaucoup plus clair et de plus positif qu'aucune distinction nosologique fondée sur les symptômes. La péritonite est certainement une maladie facile à reconnaître sur le vivant, et sur vingt médecins instruits en anatomie pathologique que l'on appellerait auprès d'une malade atteinte de cette maladie, pas un ne la méconnaîtra et ne variera sur son nom. En pourrait-on dire autant de médecins habitués à ne voir dans les maladies que des symptômes*[374] *?* »

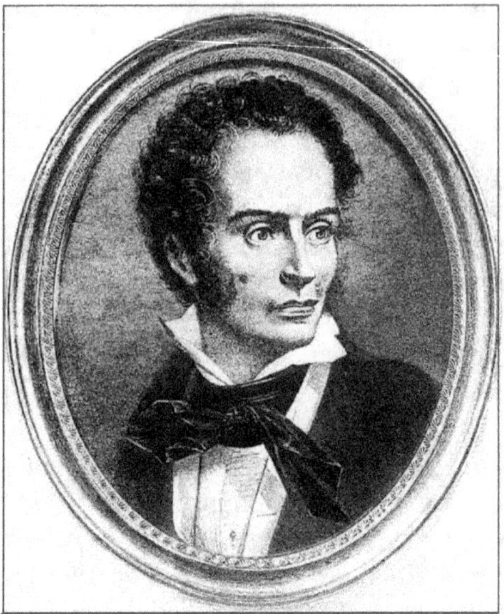

Fig. 41
René Théophile Hyacinthe Laënnec
Impression d'après une peinture sur ivoire
Source : Wellcome Collection

Il distingue la tuberculose, à laquelle il consacre son chapitre deux, des autres affections pulmonaires. Il nous explique, de façon très pédagogique et documentée, que la phtisie pulmonaire n'est pas due *comme on l'a cru longtemps et comme le pense encore le commun des praticiens, à un effet de l'inflammation et de la suppuration du tissu pulmonaire* ... mais à l'existence *de protubérances contre nature, · des tubercules, dans le poumon*[375]. Très dubitatif sur les espoirs de survie à cette maladie, il précise toutefois, qu'un diagnostic rapide permettrait un rallongement de l'espérance de vie et que certaines personnes semblent guérir grâce à la formation de cavernes cartilagineuses ne présentant plus de tubercules. Laennec ignore cependant le caractère contagieux de cette maladie qu'il contractera et qui finira par le tuer.

---

[372] Nau (Jean-Yves), *Notre jeune stéthoscope va-t-il rendre l'âme ?* Revue Médicale Suisse; 2014, vol. 10, pp. 364- 365.
[373] Laënnec (René-Théophile-Hyacinthe), *De l'auscultation médiate ou traité du diagnostic des maladies, des poumons et du cœur fondé principalement sur ce nouveau moyen d'exploration*, Paris, 1819, Brosson et Chaudé, tome II, 485 p.
[374] *Ibid.*, pp. XX- XXI.
[375] *Ibid.* pp. 9- 10.

Pourtant, en Italie, s'appuyant sur les écrits de ***Girolamo Fracastoro***, des lois avaient été édictées, dont, en particulier celle de 1739, imposant l'isolement des malades et l'établissement de lieux spécifiques pour leurs soins[376]. Cependant, ces écrits dataient de 1546, et aucune preuve suffisante n'avait été apportée pour que l'idée soit acceptée par les médecins reconnus de l'époque … **La loi du plus fort l'avait emporté.**

Après Laennec viennent les essais de transmission de la tuberculose sur les animaux, avec notamment ***Philipp Friedrich Hermann Klencke***, médecin allemand qui, en 1843, réussit à inoculer avec succès la maladie aux lapins et en 1846, démontre que la transmission à l'homme par du lait de vaches tuberculeuses est possible[377], et avec ***Jean-Antoine Villemin*** qui étudie nombre de ses modes de transmission.

Gaspard-Laurent Bayle découvre les tubercules

Ne se trouvant pas assez parfait au moment d'être ordonné prêtre, Bayle (1774, 1816) s'inscrit aux cours de droit et devient avocat. Ce poète est plus porté sur la philosophe, la littérature et la politique où il se montre très engagé dès ces seize ans. Lors de l'arrivée de Barras et de Fréron, venus à Marseille et Toulon pour y installer une commission révolutionnaire impitoyable, il les harangue vertement[378]. Ses parents prennent peur et le contraignent à partir à Montpellier et à y étudier la médecine. Elève de Corvisart, il travaille selon les préceptes de son maître et publie les résultats de neuf cents autopsies réalisées sur des malades atteints de tuberculose[379]. Pour chaque autopsie, il fait le lien avec les observations cliniques consignées du vivant du malade. Le docteur Bayle[380] considère que les tubercules ne sont pas le résultat de la maladie mais sa cause et propose un bilan statistique de la durée de vie des patients atteints de cette seule maladie. Il décrit longuement les tubercules à chacun des stades de leur développement : « *Ces tubercules sont formés par une substance homogène, toujours opaque, de couleur blanche ou d'un blanc sale, tantôt jaunâtre, tantôt grisâtre… Le volume des tubercules varie depuis*

---

[376] Sabbatani (Sergio), *Historical insights into tuberculosis. Girolamo Fracastoro's intuition on the transmission of tuberculosis and his opponents. History of an idea*, Vérone, Le Infezioni in Medicina, 2004, n°4, pp. 284- 291.

[377] Théodoridès (Jean*), De la transmissibilité de la morve à celle de la tuberculose : Rayer inspirateur de Villemin*, Histoire Des Sciences Médicales - Tome XXVII - №1 – 1993.

[378] Société de gens de lettres et de savants, *Bibliographie universelle, ancienne et nouvelle*, Paris, C. Desplaces, 1855, tome III, pp. 344- 345.

[379] Bayle (Gaspard-Laurent), *Recherches sur le phtisie pulmonaire*, Paris, Registre de la société de l'école de médecine de Paris, 1810, 670 p.

[380] Fig. 42. Gaspard Laurent Bayle. Portrait en buste de Gaspard Laurent Bayle), Traité des maladies cancéreuses,ouvrage posthume; revu, augmenté et publié par son neveu ALJ Bayle, Paris, 1833, Livre rare de la Welcome Collection. Photo n° : M0010375 - Licence creative commons 4.0 International. https://commons.wikimedia.org/wiki/File:Gaspard_Laurent_Bayle_(1774-_1816), Wellcome_M0010375.jpg

celui d'un grain de millet jusqu'à celui d'une châtaigne... Les tubercules peuvent être dans trois états différents : ils sont d'abord très fermes ; puis ils se ramollissent dans leur centre, qui se transforme en une matière purulente granuleuse ; à la fin, ils sont totalement détruits par la suppuration, leur kyste devient alors le siège d'un ulcère. »[381]

Il faudra encore attendre quelques années pour que cette découverte soit utilisée et comprendre l'origine de la tuberculose et prévenir cette maladie (voir chapitre VIII).

Conclusions

Les guerres napoléoniennes qui, au travers de diverses coalitions, concernent de nombreux pays européens, monopolisent les médecins des armées. Blessures et maladies encore inconnues se manifestent dans des pays peu étudiés par les protagonistes qui écrivent de nombreux documents et n'ont d'autre choix que celui de trouver des solutions rapides et efficaces.

La tuberculose peut maintenant être diagnostiquée permettant de lever de nombreuses confusions.

---

[381] *Ibid.*, p. 367.

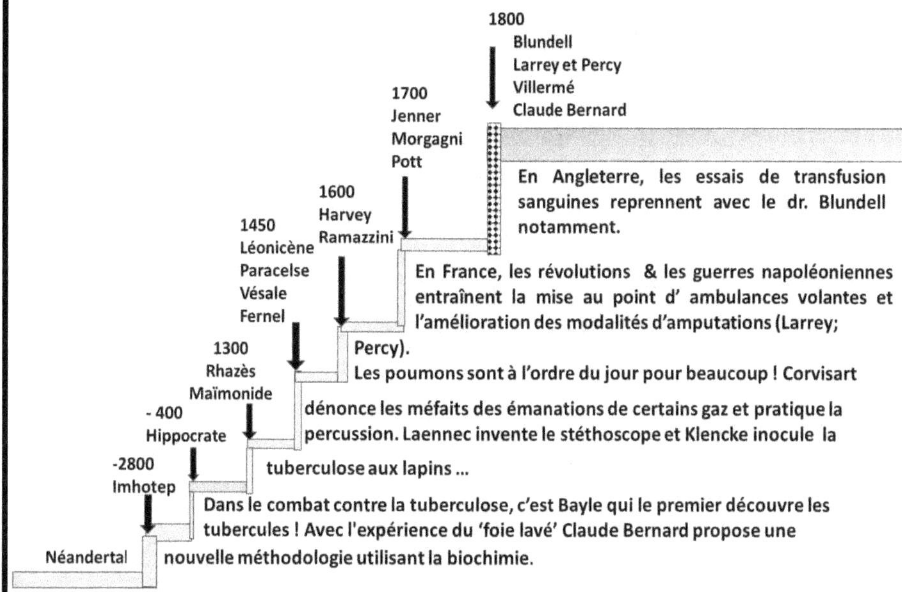

Planche VII– © Catherine Montagnon – L'Humanité et le travail- Tome I - 2025

Chapitre VIII

Epidémies, vaccinations et hygiénisme au XIXe siècle

En ce début de XIXe siècle, les épidémies prolifèrent (peste, tuberculose, choléra, …), se répandent largement et ôtent de nombreuses vies :

- la peste noire, qui sévissait déjà au siècle précédent, décime les soldats de Napoléon lors de la campagne d'Egypte[382] avant de régresser d'Ouest en Est.
- La tuberculose n'est pas une maladie nouvelle. Elle a été détectée par les chercheurs dès le néolithique mais elle atteint son apogée au XIXe siècle : les nouveaux travailleurs, en pleine force de l'âge, et leur famille sont les plus touchés et près d'un quart en meurt dans les pays industrialisés. En France elle fera une apparition massive en 1865[383]...
- La variole n'a pas été éradiquée par la découverte de Jenner, trop récente[384] et les essais se poursuivent. Souhaitée par nombre de médecins de l'armée napoléonienne, la vaccination n'est pas encore répandue. Elle nécessite également des améliorations, car basée sur l'inoculation dans le bras du pus provenant d'un autre bras, elle entraîne de nombreuses contaminations mortelles.
- Enfin le choléra [42] (dont le facteur originel est l'utilisation d'excréments humains comme engrais, et qui était jusqu'alors confiné dans quelques points du Bengale[385]), évolue en une succession de pandémies. Ce sont les soldats anglais, en lutte dans cette région qui sont les premiers touchés par la maladie avec *1143 victimes sur les 5000 hommes du corps expéditionnaire*[386]. En 1817, la contagion gagne l'Inde entière tant du fait des guerres que des pèlerinages. Elle atteint Java fin 1819 où elle fait 100 000 morts[387]. Elle se propage par le biais des échanges commerciaux par voie maritime - Inde (1817), Indochine (1819), Ile Maurice (1819), La Réunion (1820), Chine (1820), Philippines (1820), Iran (1821), Japon (1822) - ou par le biais des mouvements des armées anglaises en Arabie (1822) et en Syrie (1823). Une deuxième pandémie se déclare en 1829 au cours de *laquelle le choléra sévit en Afghanistan, pénètre en Prusse ... est ensuite transporté évidemment par caravane, ... dans le sud-est de la Russie d'Europe...en août 1829 et se déploie vers le nord-ouest*[388]. Moscou sera touchée en 1830, suivie par la Pologne, l'Allemagne, la France fin 1831, l'Angleterre, l'Irlande

---

[382] 4000 soldats mourront de la peste contre 3600 qui décèderont au combat.
[383] Miquel (Pierre), *Mille ans de malheur- les grandes épidémies du millénaire*, Michel Lafon éd., 1999, 285 p.
[384] 1793.
[385] Pollitzer (R.), *Le choléra*, Genève, OMS, 1960, p. 12.
[386] *Ibid.*, p. 16.
[387] Pour une population totale de quatre millions d'habitants.
[388] *Ibid.*, p. 22.

et l'Ecosse en 1832, en Espagne en 1833…Puis, les émigrants irlandais transportent la bactérie au Canada et aux Etats-Unis. Une troisième pandémie se déclarera en Europe en 1852, une quatrième en 1863[389], une cinquième en 1881 et une sixième en 1899. Cette maladie atteint régulièrement un taux de mortalité de 50%.

- La maladie du charbon décime ovins, bovins et éleveurs. *Les cas de charbon humain se multiplient chez les trieurs de laine et les cardeurs depuis qu'ont commencé les importations en Grande-Bretagne de mohair d'Asie mineure et d'alpaga du Pérou*[390]. Et cette maladie, qui peut aussi être contractée par ingestion de céréales ou de viandes contaminées, cause de nombreux décès dans le monde et aggrave les famines.
- En Chine, démarre une pandémie de peste pulmonaire en 1855 et 1866 avec un pic en 1894 à Canton et Hong-Kong. Avec le développement et la diversification des moyens de transport (trains, bateaux à vapeur), elle se répand dans le monde entier jusqu'aux Amériques et en Australie. Elle se poursuivra au XXe siècle occasionnant, par exemple, le décès de 12,5 millions d'hindous entre 1898 et 1918[391].

Heureusement, les progrès de la chimie permettent dc développer la **pharmacopée** tandis que l'amélioration des connaissances sur **les bactéries et les virus**, observés pour **la première fois au microscope** par ***Antoni van Leeuwenhoek*** en 1676, entraîne la naissance de nouvelles spécialisations **: la bactériologie et la virologie**.

Enfin, les données statistiques sur les « épidémies[392] » commencent à être enregistrées de manière fiable et plus systématique ce qui permet d'avoir des vues d'ensemble sur la progression des maladies et sur le niveau d'efficacité des divers moyens de prévention mis en place.

---

389 *Ibid.*, p. 33.

390 Dromigny (Eric), *Bacillus anthracis*, Paris, Éd. Tec & doc, Lavoisier, Cachan : Éd. médicales internationales, 2009, pp. 157- 158.

391 Lanotte (Philippe), *Les grandes épidémies : la peste, le choléra & la tuberculose*, Tours, Communication à l'Université François Rabelais, 2008, p. 24.

392 Epidémies réelles ou supposées.

Casimir Joseph Davaine : une bataille contre le bacille du charbon

Avant que Pasteur et Koch ne s'emparent du sujet et créent deux prestigieux instituts, deux médecins français étudient le charbon et introduisent pour la première fois la notion de microbe : Casimir Joseph Davaine (1812, 1882), et son chef Pierre Rayer.

[43] Fils de distillateur, Davaine est originaire du nord de la France. Devenu étudiant, il s'inscrit à l'université de médecine de Paris en 1830. C'est en tant qu'externe à l'hôpital de la Charité qu'il devient ami avec Claude Bernard, son collègue. Diplômé, il prodigue ses soins aux malades mais son champ d'intérêt se porte sur la biologie. Il sera d'ailleurs, avec Claude Bernard, l'un des fondateurs de la Société de biologie.

C'est seul, sans laboratoire, mettant ses animaux en pension chez un ami, qu'il mène ses recherches sur le charbon. En 1870, cette maladie fait des ravages, notamment en Sibérie et dans la Beauce où Davaine recense d'énormes pertes au niveau du bétail[393]. Comme ce fut le cas pour Villemin, Pinel et Laennec, Davaine est vertement contredit, notamment par le docteur Broussais[394].

Mais Casimir Davaine est philosophe, il est calme et a foi en ses travaux. Les controverses ne l'atteignent pas. Il poursuit ses recherches afin de prouver que la contagion ne s'opère ni par un sol « pourri », ni par l'eau mais par le biais d'un facteur de contagion qu'il s'acharne à découvrir comme d'autres chercheurs allemands[395]. Il s'appuie aussi sur les résultats de ***Bernard Gaspard*** (1788, 1871), publiés en 1808, après que ce dernier ait inoculé le pus d'animaux malades dans des animaux sains et noté les différentes lésions qui s'ensuivaient[396].

Grâce au microscope, Davaine peut observer le sang des bêtes infectées par ses soins avec le pus d'animaux malades et confirme (sous la signature de son chef de département Pierre Rayer) qu'il y avait dans « *leur sang des corpuscules filiformes, environ deux fois plus longs qu'un corpuscule sanguin*[397]. »

---

[393] Davaine (Casimir), *Etudes sur la contagion du charbon chez les animaux domestiques*, 1870, Paris, Bulletin de l'Académie de médecine, Vol. 35, pp. 215- 235.

[394] Médecin célèbre, fougueux et bel orateur, auteur d'une nouvelle théorie sur l'interdépendance des organes aujourd'hui tombée dans l'oubli.

[395] Pollender (Aloys), (1800, 1879), médecin et Brauell (Friedrich August), (1807, 1882), vétérinaire.

[396] Théodorides (Jean), *Casimir Devaine et les débuts de la bactériologie médicale*, conférence donnée au palais de la découverte, 1964, n°95, p. 157.

[397] Rayer (P.), *Inoculation du sang de rate*, 1850, Compte-rendu de séance de la Société de biologie, n° 11, pp. 141-144.

Ce sont les travaux de Louis Pasteur qui lui fourniront le courage de reprendre ses investigations, basées sur les 1850 observations qu'il a déjà réalisées : « *J'ai pensé à ce moment-là que je devrais pouvoir... vérifier l'existence de ces corps infusoiriels filiformes trouvés dans le sang de moutons morts du charbon...L'occasion ne s'était pas présentée et d'autres travaux m'avaient empêché de poursuivre des recherches actives quand, en février 1861, M. Pasteur publia son remarquable ouvrage sur le ferment butyrique ...Les corpuscules filiformes que j'avais vus dans le sang des moutons anthraciques ressemblaient beaucoup aux vibrions par leur forme et j'ai été amené à essayer de découvrir si ce genre de corpuscules ... lorsqu'ils sont introduits dans le sang de l'animal n'agirait pas comme ferment*[398]. »

Il voit et décrit « Bacteridium anthracis [399] ». Il introduit le terme « microbe », précise ainsi la différence entre charbon et septicémie[400], alerte sur la très forte contagiosité du sang infecté, car même après être resté sec pendant 11 mois, ce dernier est toujours actif !

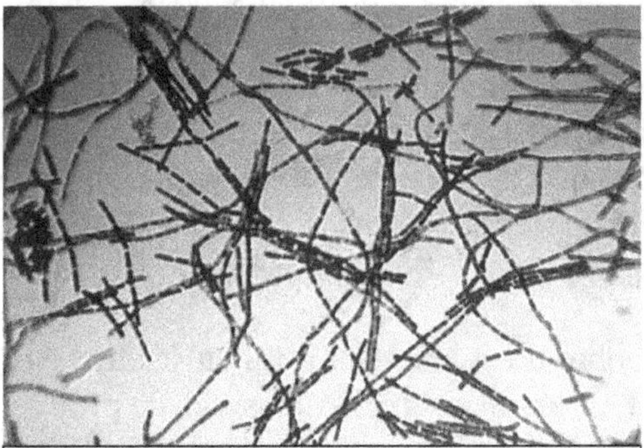

Fig. 42. Bacillus anthracis bacteria. Echantillon traité par coloration de Gram

Une fois encore, Davaine doit se battre contre les scientifiques qui n'acceptent pas ses conclusions, mais il finira par convaincre et après maintes démonstrations, il précise que la contagion s'arrête lorsque la bactérie est portée à 55 degrés.

Enfin, c'est en 1880, qu'il est en mesure de proposer un antibiotique à base de feuilles de noisetiers, tel que préconisé par Louis Pomayrol[401].

Ainsi, les éleveurs, les bouchers, les charcutiers et tous ceux qui, par leur métier, sont en contact avec du sang d'animaux contaminés, voient s'améliorer leurs conditions de travail : prévention rendue possible par

---

398 Davaine (Casimir), *Recherches sur les infusoires du sang dans la maladie connue sous le nom de sang de rate*, Compte-rendu de séance de la Société des sciences., 1863, n°57, pp. 220, 351, 386.

399 Microphotographie d'une coloration de Gram de la bactérie Bacillus anthracis, responsable de la maladie du charbon. Ce fichier est une œuvre des Centres pour le contrôle et la prévention des maladies (CDC), qui font partie du Département de la Santé et des Services sociaux des États-Unis , réalisée dans le cadre des fonctions officielles d'un employé. En tant qu'œuvre du gouvernement fédéral américain , ce fichier est dans le domaine public .Ce document provient de la Bibliothèque d'images de santé publique (Public Health Image Library) (PHIL) des Centres pour le contrôle et la prévention des maladies , avec le numéro d'identification #2226.

400 Dans le cas d'une septicémie, la bactérie n'est pas présente dans le sang.

401 Théodorides (Jean), *Un précurseur de l'antibiothérapie : Louis Pomerol (1819, 1899)*, 1959, Medical History (journal), n°12, pp. 234- 235.

la détection des animaux malades, par le port de protections et par les soins si la maladie se déclare.

Filippo Pacini, inventeur[402] du bacille du choléra

En Italie, la variole, qui a tué nombre d'italiens au XVIIIe siècle, recule avec la vaccination. Famine et guerres entraînent le développement rapide du typhus, particulièrement de 1816 à 1818. Mais la plus importante épidémie, contre laquelle il est très difficile de lutter, est celle du choléra qui atteint son apogée vers 1835.

C'est à Pistoia, que Francesco et Umilta Pacini accueillent leur nouveau-né, Filippo, le 25 mai 1812[403]. Ce fils est prometteur, mais les finances de ce cordonnier sont limitées. Aussi l'inscrit-il au Séminaire épiscopal pour y faire ses études. Filippo, plutôt intéressé par les sciences obtiendra d'aller au lycée Sapienza pour s'ouvrir à la physique et à la philosophie. 1830, son projet professionnel est clair : soigner ! Pour y parvenir, il étudie la médecine et la chirurgie à l'école hospitalière de Ceppo et commence sa carrière comme dissecteur tout en poursuivant ses études.

Mais, ce féru de sciences ne cesse de réfléchir à la physique, à la chimie et se passionne de tout ce qu'il découvre avec son nouveau microscope. S'il suit les cours de médecine, il ne cesse de disséquer, scruter et analyser toutes les parties du corps possibles. Tant et si bien qu'il découvre, dans le derme des doigts de ses « patients » décédés, des corpuscules lamellaires encapsulés dont il indique qu'ils permettent la perception tactile et le ressenti des pressions profondes. Il écrit à ce sujet un rapport sur les « ganglions du toucher » et l'envoie le 10 octobre 1835 à la Société médico-physique de Florence[404].Cet écrit dévoile certains de ses traits de caractère qui lui vaudront notamment d'être méconnu de son vivant et même spolié de ses découvertes. Il n'hésite pas à dévoiler ses erreurs, ses manquements et ses oublis et demande l'indulgence de l'Académie, face à son inexpérience ainsi qu'au fait qu'il ne soit pas encore diplômé et demande à ce qu'on le relaye.

Pacini est précis, vérifie les résultats en multipliant les expériences et s'intéresse avant tout aux avancées de la médecine.

Il a longuement et très bien décrit ces fameux « ganglions » :ceux qu'il a appelé les *ganglions du toucher* porteront son nom.

---

[402] Dans l'acception d'une personne qui trouve, qui découvre quelque chose.

[403] Lippi(Donatella), *Pacini, Filippo, Contributo italiano alla storia del Pensiero:Scienze ;* 2013, Istituto della Enciclopedia Italiana.

[404] Pacini (Filippo), *Sopra un particolare genere di piccoli corpi globulari*, Nuovo giornale de letterati, 1836, n°32, pp. 109-114.,

Pacini, par ces premiers travaux fait également entrer le microscope comme outil incontournable dans la panoplie des chercheurs ; microscope que, par ailleurs, il ne cessera d'améliorer [405] … Pacini est aussi un « bricoleur » de génie.

> *Il desiderio dell' incremento della scienza anatomica mi ha determinato a richiamare la vostra attenzione sopra certi piccoli corpi, che neiprimi anni dei miei tuttora incompleti studii ebbi la fortuna d'incontrare nel corpo umano, e dei quali per qualche tempo mi sono inutilmente occupato. Nè solamente per questo esito sfavorevole, ma ancora per l'opinione che io porto, che forse quei corpi abbiano una qualche relazione col sistema nervoso, ... per quelle ragione io diceva, e per l'insufficenza in cui mi sento a prove ulteriori, mi tenni in dovere di darvene contezza, onde qualcuno prendesse il cammino verso la meta ch'io osai, ma indarno, raggiungere.*
> Le désir de faire progresser la science anatomique m'a conduit à attirer votre attention sur certains petits corps que, dans les premières années de mes études encore incomplètes, j'ai eu le bonheur de rencontrer dans le corps humain et dont je me suis occupé en vain pendant un certain temps. Le résultat de mes travaux n'est pas satisfaisant mais je pense que ces corps ont peut-être quelque rapport avec le système nerveux, …. C'est pourquoi j'ai cru devoir vous en rendre compte, afin que quelqu'un prenne la route vers le but que j'ai osé, mais en vain, atteindre.
>
> Pacini (Filippo), *Sopra un particolare genere di piccoli corpi globulari scoperti nel corpo umano da Filippo Pacini,* Nuovo giornale de'letterati,

En 1840, il est diplômé médecin et enseigne la dissection.

En 1847, il s'installe à Florence, où il est chargé d'enseigner l'anatomie descriptive au lycée et l'anatomie picturale à l'Académie des Beaux-Arts, puis, élargit ses enseignements en ce domaine et devient, en 1849, membre du Collège de médecine florentin et intègre ainsi la communauté qu'il vénérait tant quelques années auparavant.

Florence est, en 1854, le théâtre d'une terrible épidémie de choléra. Il a la même approche médicale : autopsie méticuleuse, examens au microscope des selles, du sang, et de toute la muqueuse intestinale … car les diarrhées semblent mortelles et en tout cas symptomatiques. Et lorsqu'il peut émettre une hypothèse il la vérifie avec d'autres autopsies[406]. Son mémoire est traduit

---

[405] Pacini (Filippo),*Sopra un nuovo mecanismo di microscopio,specialmente destinato alla ricercheanatomicha e fisiologiche,* Nuovi annale delle scienze naturali di Bologna, 1845 pp. 1- 24.

[406] Pacini (Filippo), *Osservazioni microscopiche e deduzioni patologiche sul cholera asiatico,* 1854, Gazzetta medica italiana, n°12, pp. 397 à 401 et p. 405.

en français par le ***docteur Raiken*** et inséré dans les annales belges de médecine militaire en novembre 1855.

Le choléra est malheureusement une épidémie qui gagne tous les pays européens, aussi la diffusion des conclusions et hypothèses des différents médecins se généralise. Pacini a pris beaucoup d'assurance et porte un regard critique sur les écrits de chacun :

- Bayle, en France, affirme que la contagion se fait par les excréments qui polluent l'air et l'eau.
- John Snow et le docteur Thomson identifient une source d'eau contaminée comme la cause des cas de choléra de Soho (à Londres).
- ...

Mais Pacini assure que compte tenu de la dilution dans l'eau, il est impossible que ce soit le mode de contamination et considère qu'il est plus facile de mesurer les agents infectieux dans l'air ... Mais n'en trouve pas.

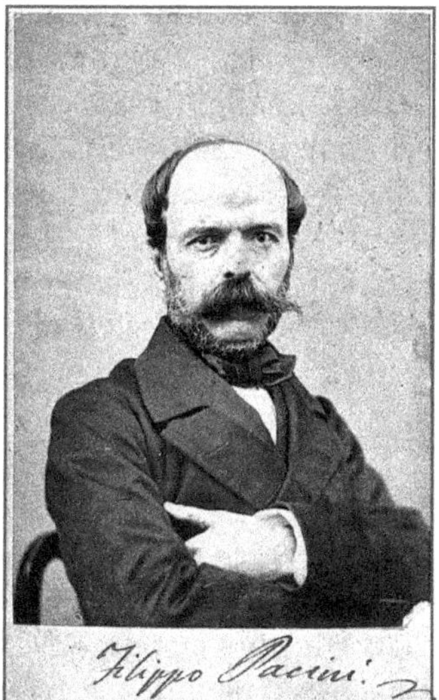

Fig. 43. Filippo Pacini Portrait en Photograph by A. Hautmann e Ca. Wellcome Collection.

Après moultes réflexions, le docteur prend position, conteste, démontre ... et continue de disséquer, observer au microscope, comparer ... pour se concentrer sur la muqueuse intestinale qui souffre indiscutablement. Il finit par réaliser que des millions de minuscules éléments se retrouvent systématiquement dans les zones abimées, éléments qui ne sont pas des bactéries et qu'il appelle vibrions. **Il affirme alors, contre l'avis de ceux qui défende la contamination par les miasmes, que c'est au travers de ces vibrions que se transmet la maladie d'humain à humain.** Vibrion qu'il décrit comme étant une substance organique et vivante ; un parasite capable de se reproduire et donc extrêmement dangereux[407]. Il finira par revenir sur sa certitude de non contamination par l'eau et par mettre en exergue le problème de sa qualité. Ses travaux, exposés à l'Académie des sciences en 1866, ne feront pas, de sa part, l'objet d'une importante communication ... Jusqu'à ce que Robert Koch présente sa « découverte », décrive à son tour le vibrion et reçoive le prix Nobel en 1905.

Finalement, en 1966, le Comité international de nomenclature adopte officiellement le nom de Vibrio cholerae Pacini 1854 pour désigner l'agent

[407] Pacini (Filippo), *Della natura del colera asiatico, sua teoria matematica e sua comparazione col colera europeo e con altri profluvij intestinali*, Firenze 1866.

responsable du choléra et reconnaît ainsi que Pacini était bien l'inventeur du vibrion du choléra et non Koch... Mais Pacini s'était éteint en 1883.

Jean-Antoine Villemin, la preuve de la contagiosité

Orphelin à neuf ans d'un père modeste cultivateur, Villemin (1827, 1892) fait ses études dans un petit collège des Vosges où il est remarqué pour son intelligence. Soutenu par son oncle, le directeur du collège et le médecin local, il poursuit sa formation et s'engage à l'hôpital militaire d'instruction de Strasbourg [408]. C'est en constatant que trois soldats, occupant la même chambrée, sont admis dans son service du Val de Grâce car porteurs de la tuberculose, qu'il refuse les idées de l'époque accusant la fragilité, l'hérédité, ou la misère et qu'il décide de vérifier l'hypothèse d'une contagion possible.

Le 6 mars 1865, il inocule à trois reprises, dans une plaie sous cutanée, pratiquée derrière chaque oreille d'un jeune lapin de trois semaines, deux petits fragments de tubercule et un peu de liquide puriforme d'une caverne provenant du poumon et de l'intestin d'un phtisique décédé [409] puis tue l'animal. A l'autopsie, il constate la présence de tubercules dans ses poumons, son estomac et ses intestins. Il fera, en 1869, la même expérience en inoculant des excrétions desséchées afin de prouver la contagion par aérosols.
Parallèlement, il s'intéresse à l'histoire de la tuberculose dans le monde et étudie attentivement le rapport d'August Hirsch, professeur de médecine à l'Université de Berlin [410] En effet celui-ci a mené de nombreuses recherches sur la géographie et l'histoire de la maladie.et le docteur Villemin cherche les chemins pris par la tuberculose pour mieux la cerner. D'après le docteur Suckley Hirsh les indigènes, jusque-là jamais atteints, tombent malades après les contacts avec les européens, ce qui pour Villemin est déjà une preuve de la contagiosité de la tuberculose.

Il est convaincu par les études et les preuves apportées par le docteur Hirsch et il persifle : « *Ainsi donc ce terrible fléau, qu'on s'est plu à rapporter au froid de nos climats , décime les populations des régions intertropicales, épargne les habitants des régions polaires, et , qui plus est , acquiert dans les climats chauds une malignité rare dans notre pays* » et il conclut sur les bienfaits de l'altitude pour soigner la tuberculose.

Et Villemin conclut sur les bienfaits de l'altitude pour nombre de maladies :peste, fièvre jaune, choléra, fièvre typhoïde.

---

[408] Ferrandis (Jean-Jacques), *Hommage à Villemin, Histoire des sciences médicales*, 1993, tome 27, n°1, p. 23.

[409] *Ibid.*, p. 25.

[410] Hirsch (August*), historisch-geographischen Pathologie*. Bearbeitet von Dr. August Hirsc Prof. à l'Université de Berlin, Deuxième volume. Erlangen. Maison d'édition de Ferdinand Enke. 1862-1864.

Comme ce fut le cas pour ***Girolamo Fracastoro***, mais des siècles plus tard, ses présentations à l'Académie de Médecine, se heurtent à une forte opposition et à une non-reconnaissance des résultats. Pourtant, Koch, lors de sa découverte du bacille, saura reconnaître que les travaux de Villemin lui ont été utiles.

Bactériologie et virologie : un duel au sommet

Louis Pasteur: un chimiste vient à l'aide de la médecine

Troisième d'une famille de quatre enfants et seul garçon, ***Louis Pasteur*** (1822, 1895) est né à Dôle d'un père tanneur qui déménagera bientôt à Arbois pour raison professionnelle. Il suit ses cours dans la région vosgienne de son enfance. Lorsqu'il doit préparer les concours et parachever ses études à l'école normale supérieure de la rue d'Ulm [411] tout en assistant aux conférences du collège de France, il a du mal à s'accoutumer à la vie parisienne. Il s'intéresse autant à la physique qu'à la chimie, et soutient le 31 Juillet 1847 sa thèse de chimie[412] et celle de physique[413], très voisines voir interdépendantes l'une de l'autre, sur les sels cristallins et leur capacité à dévier la polarisation de la lumière. Il démontre ainsi la complémentarité des deux disciplines et poursuit ses recherches sur la dissymétrie moléculaire mettant en jeu la cristallographie, la chimie et l'optique.

Il affirme : « *la faculté que possèdent certaines substances de dévier le plan de polarisation des rayons lumineux dépend de l'arrangement des atomes chimiques ; de l'arrangement des molécules chimiques, mais point de la qualité même des atomes*[414]. » En 1854, devenu doyen de la nouvelle faculté de Lille, il crée des liens avec les brasseurs et décide de travailler sur les fermentations lactique et alcoolique[415]. Puis, plus tard, après de nombreux calculs sur les masses des composés présents avant et après fermentation, il déclare *: « Mon opinion présente la plus arrêtée sur la nature de la fermentation alcoolique est celle-ci : l'acte chimique de la fermentation est essentiellement un phénomène corrélatif d'un acte vital, commençant et s'arrêtant avec ce dernier. Je pense qu'il n'y a jamais fermentation alcoolique*

---

[411] En 1843, cette école ne porte pas encore ce nom, et ne sera transférée rue d'Ulm qu'en 1847. Les étudiants étaient sélectionnés parmi les élèves de Louis le Grand, sans concours.

[412] Pasteur (Louis), *Recherches sur la capacité de saturation de l'acide arsénieux étude des arsénites de potasse, de soude et d'ammoniaque*, Paris, Bachelier, 1847, pp.1 - 26.

[413] Pasteur (Louis), *Etude des phénomènes relatifs à la polarisation rotatoire des liquides. Application de la polarisation rotatoire des liquides à la solution de diverses questions de chimie*, Paris, Bachelier, 1847, pp. 27- 40.

[414] *Ibid.*, p. 29.

[415] De la bière et du vin.

sans qu'il y ait simultanément organisation, développement, multiplication de globules, ou vie poursuivie, continuée, de globules déjà formés[416]. »

Il constate un conflit avec les règles de la chimie qui reposent sur le principe que « rien ne se crée, rien ne se perd lors d'une réaction chimique ». Mais, nous sommes maintenant dans un domaine nouveau : celui de la biologie !

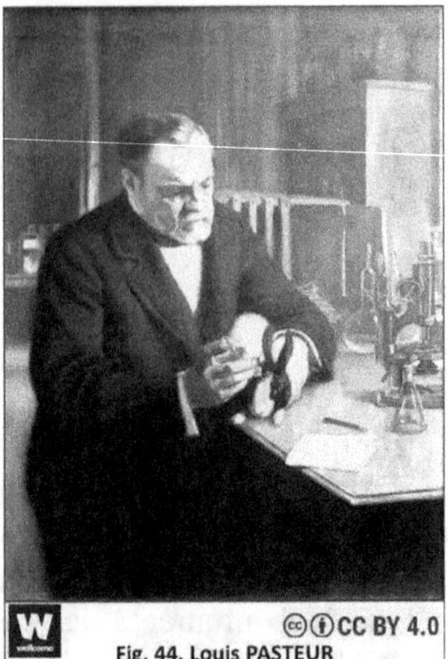

Fig. 44. Louis PASTEUR
Eau-forte de L. Orr
d'après AGA Edel Felt, 1885.
Wellcome Collection : Référence:9996i

Il aura, comme tant d'autres avant lui, de nombreux détracteurs, farouches défenseurs de la génération spontanée dont Félix Archimède Pouchet. Pendant six ans, les expériences, conférences et publications se succèdent. Chaque partie refuse d'admettre les arguments de l'autre[417]. Il finira par convaincre et à faire la preuve de ses allégations.

En 1865, il termine une étude sur le vin commanditée par Napoléon III et invente le procédé de pasteurisation.

Pendant cette période, la sériciculture[418], qui était l'un des fleurons de l'industrie textile du sud de la France (comme de l'Italie) connaît une véritable débâcle : une maladie inconnue décime les élevages. Pasteur accepte, en Juin 1865, de se rendre à Alès et y passe quatre ans. Il trouve comment détecter les papillons malades et détruire leurs œufs, enrayant ainsi l'épidémie.

Mais la perte de ses trois filles, mortes en bas âge de la fièvre typhoïde, en 59, 65 et 66, ajoutée à la défaite de la France face à la Prusse, à la maladie de son fils qui réchappe de la même fièvre typhoïde la même année, et à l'abdication de Napoléon affectent profondément Louis Pasteur[419]. Bien que reprenant ses études sur de nouveaux procédés de fabrication et de conservation de la bière afin que celle-ci soit de meilleure qualité que la bière prussienne[420], il s'intéresse maintenant et de plus en plus aux micro-organismes et aux possibles vaccins.

---

[416] Pasteur (Louis), *Œuvres de Pasteur réunies par Pasteur Valery-Radot. Fermentations et générations dites spontanées*, Paris, 1922, Masson, tome II, p. 77.

[417] Journal général de l'instruction publique, Séances extraordinaires du Comité impérial des travaux historiques et des Sociétés savantes tenues à la Sorbonne, les 21, 22, 23 et 24 novembre, janvier 1862, vol. 31, n°1, pp. 81- 83.

[418] Elevage des vers à soie.

[419] Fig. 44. Louis PASTEUR, Microbiologiste et chimiste, dans son laboratoire. Publication/Création [Paris] : Chalcographie du Louvre. Eau-forte de L. Orr d'après AGA Edelfelt, 1885. Référence :9996i. License Creative Commons Attribution 4.0 International. https://wellcomecollection.org/works/nmac62vj

[420] Pasteur (Louis), *Etudes sur la bière*, Œuvres de Pasteur réunies par Pasteur (Valery-Radot) Paris, Masson, 1928, tome V, 359 p.

Le 30 avril 1877, il complète et donne un dernier coup de pouce aux travaux réalisés par Davaine et Koch[421] en précisant la différence entre un organisme aérobie et anaérobie (comme celui du charbon).

N'oublions pas que **Louis Pasteur n'est pas médecin,** pas plus que ses acolytes. Il parvient tout de même à se faire élire à l'Académie de médecine (à une voix près) et doit alors défendre ses théories devant un public qui ne lui est pas favorable et ne le « reconnaît » pas. Cette même année, ce savant met la microbiologie au service de la médecine et de la chirurgie et montre le chemin pour traiter les questions de contagion, de réceptivité, de milieu et d'hérédité qui jouent un si grand rôle dans la pathogénie et l'étiologie des maladies infectieuses.

Il s'occupe tout d'abord de l'altération de l'urine, pourtant présumée stérile et affirme que « *toutes les fois que des urines se sont montrées ammoniacales, et qu'une observation microscopique attentive a été faite de ces urines ou de leurs dépôts, on y a découvert des ferments organisés*[422] ».

Ces études ainsi que celles menées sur la fièvre puerpérale le confortent dans l'idée que la contamination provient plutôt des instruments chirurgicaux contaminés et des mains du personnel hospitalier. Il édicte alors des règles permettant d'arrêter la propagation des microbes ; stérilisation des pansements, désinfection des mains, utilisation de gants, port de blouse.

En 1878, il invective les médecins :

« *Si j'avais l'honneur d'être chirurgien, ... particulièrement dans les hôpitaux, non seulement je ne me servirais que d'instruments d'une propreté parfaite mais après avoir nettoyé mes mains avec le plus grand soin et les avoir soumises à un flambage rapide, je n'emploierais que de la charpie, des bandelettes, des éponges préalablement exposées dans un air porté à la température de 130 à 150°C*[423] ... »

Pasteur ne travaille évidemment pas à l'hôpital, mais dans son laboratoire de chimie, et les patients manquent pour mener ses expériences ! Il fait donc de nombreuses expériences sur les animaux et n'hésite pas à profiter de quelque belle occasion qui passe. Ainsi, alors qu'Emile Duchaux[424] se plaint de deux furoncles douloureux, Pasteur décide immédiatement de faire prélever le pus de son collègue … et découvre le staphylocoque doré[425].

---

[421] Pasteur (Louis) et Joubert (Jules), *Etude sur la maladie charbonneuse*, Paris, Communications à l'Académie des Sciences, 1877.

[422] Pasteur (Louis), *Maladies virulentes, virus-vaccins et prophylaxie de la rage*, Œuvres de Pasteur réunies par Pasteur (Valery-Radot)., Paris, Masson, 1933, tome VI, p. 45.

[423] Pasteur (Louis), *Théorie des germes*, Bulletin de l'Académie nationale de médecine, Paris, G. Masson éd. 1878, p. 446.

[424] Assistant de Louis Pasteur.

[425] Fig. 45 - Sous un grossissement élevé de 20 000X, cette image microscopique électronique à balayage (MEB) colorisée numériquement montre une souche de bactéries Staphylococcus aureus prélevée à partir d'une culture résistante intermédiaire à la vancomycine.

Il s'intéresse aussi aux épidémies des animaux et particulièrement au choléra des poules, au charbon des moutons et au rouget du porc. En collaboration avec Émile Roux, il découvre qu'après injection du microbe atténué du choléra aux poules, ces dernières n'attrapent pas la maladie. Elles finissent même par y résister.

Il récidive donc sur un troupeau de moutons dont certains sont atteints de l'anthrax, afin de les protéger. C'est une réussite qui l'encourage à poursuivre dans cette voie.

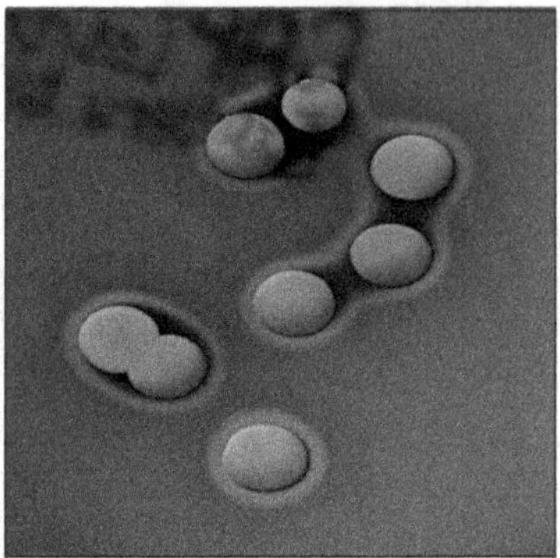

Fig. 45
Staphylocoque doré après 24h d'incubation. Boîte de Petri sur gélose au sang de mouton Janice Haney Carr. CDC/ Matthew J. Arduino, DRPH. Est dans le domaine public

C'est de la même façon qu'il invente le vaccin contre la rage. Il établit d'abord que le virus rabique ne siège pas uniquement dans la salive, mais aussi dans le cerveau, avec une plus grande virulence. Il obtient des formes stables du virus en l'injectant à plusieurs reprises d'un animal (le lapin) à un autre. Puis, il réussit à obtenir une forme, atténuée à volonté, en exposant de la moelle épinière de lapin rabique desséchée au contact de l'air gardé sec[426], ce qui permet de vacciner par inoculation de produits de plus en plus virulents.

Le 6 Juin 1885, il sauve ainsi d'une mort certaine le jeune Joseph Meister, mordu à 14 reprises par un chien enragé.

Le succès qui s'ensuit favorise la création de l'Institut Pasteur[427], au sein duquel il forme de nombreux chercheurs en infectiologie, immunologie, parasitologie, génétique, et où les recherches se poursuivent. Il le dirigera jusqu'à sa mort.

Robert Koch isole le bacille de la tuberculose

Dans le même temps, en Allemagne, des travaux similaires sont conduits. Par Robert Koch (1843, 1910).

Né de deux parents travaillant dans l'industrie minière du fer, il entreprend des études de médecine à Göttingen après avoir commencé l'apprentissage du métier d'enseignant.

---

426 Pasteur (Louis), *Méthode pour prévenir la rage après morsure*, Comptes- rendus de l'Académie des Sciences, tome 101, 1885, séance du 26 octobre 1885, pp. 765- 774, sur Gallica BnF.

427 Créé le 14 Novembre 1888.

Il y apprend la clinique, la physique, la chimie, l'anatomie, l'expérimentation animale et la psychologie. Diplômé en 1866, marié et père d'une première petite fille, il exerce dans son cabinet libéral mais déménage plusieurs fois pour raisons financières jusqu'à s'installer à Rakwitz. Il prouve, en 1870, que l'injection du bacille de l'anthrax dans le sang d'une souris lui transmet la maladie. C'est le premier agent infectieux isolé et bien identifié. Cette première découverte révolutionne le regard des médecins sur la transmission des maladies bactériennes.

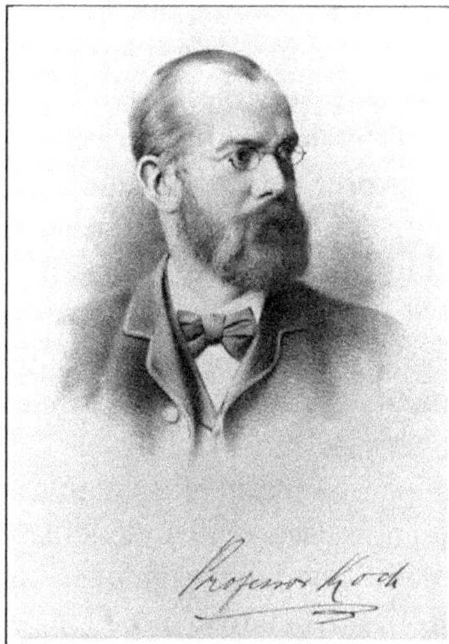

Fig. 46. Portrait de Robert Koch
Lithographie, 1871
Source : Wellcome Collection,
Ref.: 5059i

La guerre éclate bientôt et Koch est alors confronté, d'une façon autre que Pasteur ne l'a été, aux dégâts causés par la fièvre typhoïde. Rapidement démobilisé pour cause de myopie, il emménage en 1872 à Wollstein comme médecin cantonal, responsable de la santé publique. Il s'y intéresse d'abord aux maladies des animaux (charbon chez les ovins et peste chez les bovins).

Il est le premier en 1876 à réussir la culture du bacille du charbon **découvert en 1850 par les français Pierre Rayer et Casimir Davaine**.(voir infra) Il développe à cette occasion plusieurs techniques nouvelles de coloration, de mise en culture et d'identification des germes[428]. C'est également grâce à ses observations sur le sang de moutons malades qu'il finit par repérer les « bâtonnets » responsable de la maladie du charbon, **comme l'avait fait Davaine[429]**. Une émulation de plus en plus intense se développe entre Louis Pasteur et Robert Koch sur la découverte des germes et des vaccinations afférentes. Emulation qui semble avoir été bénéfique aux équipes de chacun des deux chercheurs.

L'originalité de la méthode de Koch réside essentiellement dans son mode de culture des microbes : pratiquée soit sur de la gélatine (matière non liquide) enrichie en éléments nutritifs et permettant leur coloration soit par inoculation dans des espèces animales différentes ce qui permet de repérer quels germes sont étudiés.

En 1883, une épidémie de choléra éclate en Égypte. La France et l'Allemagne envoient chacune une mission chargée d'étudier la maladie.

428 Koch (Robert), *Die Äetiologie der Milzbrand-Krankheit, gegründet auf die Entwicklungsgeschichte des Bacillus anthracis, Beiträge zur Biologie der Pflanzen*, Ferdinand Cohn 1876, L'étiologie du charbon, fondée sur le cycle de vie de Bacillus anthracis, Journal de la botanique pp. 277- 310.

429 Gradmann (Christoph), *Robert Koch und die medizinische Bakteriologie*, Göttingen, Wallstein, 2005, Krankheit im Labor, 376 p., 1ère partie.

C'est ***Louis Thuillier*** (1856, 1883), qui a mis en évidence le microbe responsable du rouget du porc, qui est envoyé par Pasteur. Il décède de l'épidémie tandis que Koch[430] pense avoir débusqué le vibrion en cause (voir infra Pacini). L'épidémie étant stoppée, ce dernier part pour l'Inde où il travaille sur une nouvelle épidémie de choléra de 1883 à 1884 et confirme avoir isolé le vibrion responsable.

Après avoir débusqué, en 1882[431], le bacille responsable de la tuberculose, . maladie qui dévastait le monde entier et infectait à la fois hommes et animaux, Koch ne réussit pas à élaborer un vaccin pour la combattre mais une « tuberculine » qui lui causera bien des soucis[432], de notoriété notamment.

Koch approche de la cinquantaine et annonce, au mois d'août, avoir mis au point un remède guérissant les tuberculeux. Sa tuberculine connait pendant quelques mois un succès fulgurant. Mais des effets secondaires importants apparaissent de plus en plus souvent et les morts suspectes sont de plus en plus nombreuses. Les médecins abandonnent la tuberculine dès avril 1891. En pleine négociation pour la création de SON institut impérial de bactériologie, Robert Koch trop impatient, a-t-il cédé à la tentation de la célébrité et du gain ? En 1893, il divorce pour se remarier avec une étudiante et actrice âgée de 17 ans : Hedwig Freiberg.

Koch est réputé avoir formulé les postulats dits de Koch nécessaires pour conclure à un lien de cause à effet entre un microorganisme et une maladie :

- le microorganisme doit être présent dans tous les organismes malades et absent des organismes sains ;
- il doit pouvoir être cultivé en culture pure à l'extérieur des organismes malades ;
- un organisme sain inoculé avec cette culture pure doit développer la maladie avec tous ses symptômes ;
- le nouveau microorganisme isolé de cet organisme doit être identique à celui précédemment isolé.

Mais il n'en est rien ! Ces principes ont été formulés après coup par son collègue ***Edwin Klebs***... La pratique de recherche de Koch était moins systémique, plus diversifiée et pragmatique que l'idée d'une mise en application de postulats ne le laisse penser[433]. Dans la bataille entre les deux chercheurs, c'est Robert Koch qui recevra le prix Nobel de médecine en 1905.

---

430 *Ibid.*, 3ème partie.

431 *Ibid.*, 2ème partie.

432 Les rémissions sont brèves et, à plusieurs reprises, suivies du décès du patient.

433 *Ibid.*, 376 p.

L'inventeur du milieu solide permettant l'isolation, la coloration et le développement des microbes n'est pas Robert Koch.

C'est en 1887 que Richard Julius Petri (1852, 1921), bactériologiste allemand, alors assistant de R. Koch, invente une boîte qui ne mettra pas longtemps à s'imposer comme la reine des laboratoires de biologie.

Robert Koch et son assistant perfectionnent les techniques de culture de germes. ... Koch apprend qu'une amie de sa femme, Saly Hess, avait l'habitude de solidifier ses confitures avec une gélose appelée agar qui ... ne fond qu'à partir de 60° Celsius. Parallèlement, Richard Petri invente et développe des milieux nutritifs mêlant agar, extraits de viande ou protéines digérées. Aujourd'hui, on continue à utiliser largement l'agar pour confectionner des milieux de culture ... synthétiques dont on maîtrise complètement la composition chimique, pour permettre le développement d'un type précis de bactéries ou ... qui autorisent tout type de germe.

Extrait de Portraits de médecins -medarus.com

Le bacille, les tests et le vaccin

La renommée de Robert Koch et sa découverte du bacille de Koch ont stimulé les équipes de Pasteur. Dès 1901, alors que cette maladie faisait des ravages dans les populations, Albert Calmette avait mis en place le premier centre de prévention pour essayer d'endiguer l'épidémie. Durant six années et après quatre-vingt-seize mises en culture successives, ***Albert Calmette*** et ***Camille Guérin*** obtiennent une souche atténuée du bacille tuberculeux bovin, inoffensive pour cet animal. Ils multiplient alors le même processus sur d'autres animaux avant de se sentir prêt à travailler sur l'humain. Mais les recherches, seront suspendues pendant la guerre. Il faudra attendre 1921 pour que l'innocuité et l'efficacité du vaccin soient démontrées pour l'homme[434]. Ce nouveau bacille (BCG) sera mis en production le premier juillet 1924 par l'Institut Pasteur et sera distribué gratuitement.

[434] Calmette (Albert), Guérin (Camille), Weill-Hallé (Benjamin), et al., *Essais de prémunition par le BCG contre l'infection tuberculeuse de l'homme et des animaux.*, Paris, Bulletin de l'Académie Médicale, 1924, pp. 787- 796.

Germe	Inventeur	Isolation et repro-duction	Vaccin	Traitement actuel	Risques
Vibrion du choléra - Vibrio cholerae	F. Pacini 1854.	Koch 1884.	J. Ferran i Clua, 1885.	RéhydrationAntibioti-ques - tétra-cyclines.	Selon l'OMS, 1,3 à 4,0 millions de cas par an dans le monde.
Yersinia Pestis.	Alexandre Yersin + Kitasato Shibasaburö Juin 1894.	A. Yersin 1894.	Yersin, Calmette et Roux, 1895.	Antibiotiques streptomycine, tétracyclines, fluoroquinolones.	Sur 5 ans, l'OMS recensait 3248 cas 584 décès dans le monde.
Virus variolique	J. B. Buist en 1887 puis Enrique Paschen en 1906.	x	B. Jesty, 1774 + P. Plett, 1791 + Jenner, 1796.	Plus de vaccinations. Considérée comme éradiquées.	Echantillons conservés Risques d'armes biologiques ou de terrorisme ?
Virus genre Morbillivirus.	J. Enders et T. Peebles, 1954.	J. Enders et T. Peebles, 1955.	F. Home en 1758 puis Samuel Kats en 1963.	Si fièvre> 38,5° paracétamol ou ibuprofène.	Nombreux cas dans le monde avec 90 000 décès/ an.
Bacille de Koch.	R. Koch, 1882.	R. Koch, 1882.	A. Calmette + C. Guérin, 1921.	Prise simultanée de plusieurs antibiotiques.	Cas en hausse dans le monde.
Bacillus anthraxis.	C. Davaine, 1850.	R. Koch, 1876.	L. Pasteur, 1881 + M. Sterner, 1837.	Feuille de noyer, Pomayrol + Davaine + Lagrange, 1955. Aujourd'hui, antibiotiques.	Résurgence possible comme en 2016 dans le grand Nord de la Russie.

Fig. 47. Tableau récapitulatif des découvertes liées aux épidémies.
© C. Montagnon - 2025

Alexandre Yersin, un lien entre les deux géants et une première victoire contre la peste

Epidémies et pandémies[435] ont occasionné de véritables hécatombes au sein de l'humanité, notamment pour ce qui concerne la peste.

La première actuellement répertoriée serait la « peste de Justinien[436] ». Elle a été décrite par l'historien Procope [437] sous ses formes bubonique et pulmonaire. Son foyer, situé en Afrique s'est diffusé dès 544 à partir des ports égyptiens sur tout le bassin méditerranéen. Elle a ensuite suivi les routes de la soie jusqu'en Angleterre et en Irlande[438].

Il a fallu deux cent ans et dix-huit vagues épidémiques pour que la peste disparaisse d'Europe et du Proche-Orient, sans qu'aucune explication de cette disparition puisse être donnée, si ce n'est le confinement, la mort des plus fragiles et la décontamination des lieux opérée dans certaines villes[439].

Mais elle réapparaît bientôt.

La deuxième vague pandémique, appelée peste noire, partie de l'Orient, est arrivée en Méditerranée[440] en 1346, avant de s'étendre à l'Europe entière. Elle a aussi été décrite sous sa forme bubonique. Cette épidémie a, avec des poussées plus ou moins violentes, ravagé les populations pendant 400 ans. Le taux de mortalité des personnes atteintes variait de 50 à 100% suivant la forme qu'elle prenait. Lorsque l'épidémie a pris fin, un tiers de la population européenne avait disparu.

Une troisième pandémie se déclarera en Chine méridionale…

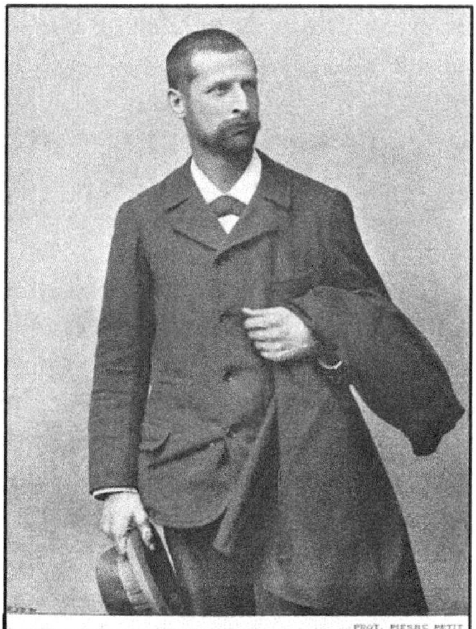

Fig. 48. Docteur Yersin.
Photo par Pierre Petit.
Collection BIU santé. Réf. image Medica : med50812x0239

[435] Pandémie se dit d'une épidémie qui se développe sur plusieurs continents.

[436] Du nom de l'empereur byzantin du VIe siècle.

[437] Astruc (Jean), *Dissertation sur l'origine des maladies épidémiques et principalement sur l'origine de la peste*, Montpellier, Jean Martel imp., 1721, p. 37- 39.

[438] Statha Kopoulos (Dionysos Ch.), *Famine and pestilence in the late roman and early Byzantine empire: a systematic survey of subsistence crises and epidemics*, (Birmingham Byzantine and Ottoman Studies), London & New York, Routledge publishing, 2016, 432 p.

[439] Astruc (Jean), *Op. Cit.* pp. 113- 118.

[440] *Ibid.*, p. 44- 56

Ancien élève de l'Institut Pasteur[441] et étudiant assidu des cours de bactériologie prodigués par Robert Koch, **Alexandre Yersin**[442] (1863, 1943) devient médecin militaire et part pour l'Indochine. Le 20 juin 1894, à Hongkong, il réussit à isoler le bacille de la peste (appelé Yersinia pestis), présent à l'état naturel chez certains rongeurs d'Asie et transmis par l'intermédiaire de puces à des rats et, de là, à l'homme.

L'année suivante, de retour à Paris, il met au point avec Calmette et Roux un vaccin et un sérum contre la peste.

Pourtant, la peste n'est toujours pas éradiquée du fait même de son étiologie et de la capacité de Yersinia pestis à développer une résistance aux antibiotiques. Ainsi, de 2010 à 2015, 3248 cas de peste ont été rapportés en Amérique du Sud et en Afrique occasionnant 84 décès, tandis que dix ans plus tôt, il était fait état de 12 000 cas de peste humaine faisant 843 morts sur le continent africain[443].

Emil von Behring s'attaque à la diphtérie et reçoit le premier prix Nobel de médecine

C'est en Prusse, plus précisément à Hansdorf, qu'Emil Adolph (1854, 1917)° voit le jour le 15 mars et intègre une famille qui sera bien nombreuse. Le garçon est intelligent, aime apprendre, et suit facilement ses cours depuis l'école jusqu'à la prestigieuse faculté de théologie de Königsberg[444]. Mais son père, maître à l'école du village, ne peut envisager de financer ces études. L'un de ses professeurs, averti de la chose, lui conseille de prendre la voie de l'armée, gratuite, et de se présenter à l'Ecole militaire de Berlin … Ce qu'il fait.

En 1880, il obtient son diplôme d'Etat. Le nouveau médecin militaire qu'il est devenu se trouve confronté à de nombreuses infections, dont beaucoup sont des suites de blessures … Une question le taraude : parmi tous les antiseptiques proposés, en existent-ils qui soient efficaces ?

Affecté au département chimique de la Station Expérimentale, il ne cesse de tenter et de retenter ces produits afin de répondre à sa question. Et, parmi les élus, il en est un qui l'intéresse plus particulièrement : l'iodoforme dont la recette de préparation a été proposée en 1822 par Georges Serullas[445]. Il est

---

[441] Il y prépare une thèse sur la tuberculose et contribue à l'isolement de la toxine diphtérique.

[442] Fig. 48. Docteur Yersin - *La peste en Normandie du XIVe au XVIIe siècle*, Pierre Petit, Paris : Alexandre Coccoz, 1898, BIU santé, Réf. image Medica : med50812x0239, https://www.biusante.parisdescartes.fr/histmed/image?med50812x0239

[443] Chiffres de l'Organisation Mondiale de la Santé (OMS).

[444] La faculté de théologie de Königsberg enseigne toutes les matières (lettres, droit, médecine, mathématiques, …) et professe le luthéranisme.

[445] Professeur de chimie, pharmacien en chef des armées de Napoléon.

certain que cet « iodoform[446] » , s'il ne tue pas les microbes, les empêche de « nuire ». Le docteur est entendu par le conseil de salubrité militaire qui le soutient et qui, en 1888, lui demande d'aller travailler avec Robert Koch dans son Institut pour continuer ses travaux dans de meilleures conditions.

Von Behring[447] s'intéresse à la diphtérie. Il utilise ses travaux précédents et adopte une méthode proche de celle de Jenner.
Il part d'une observation faite par plusieurs chercheurs (dont lui-même) : les cultures de bactéries peuvent présenter des niveaux de virulences fort différents. Il en conclut que l'on devrait pouvoir augmenter ou abaisser cette virulence à volonté… et se met au travail. Son cobaye sera la vache. Plus de mille vaches seront utilisées avec parmi elles, certaines qui seront les vaches témoins.

La première étape consiste à obtenir des cultures de bacilles humains de virulence étagée, d'injecter au bétail sélectionné un sérum infecté en commençant par des doses faibles de bacilles peu virulents permettant la guérison. Et ce, un certain nombre de fois.

Il observe que, petit à petit, les réactions faiblissent. C'est alors que Von Behring propose de leur injecter un substrat très virulent … Les animaux précédemment traités vont guérir ; les autres, les témoins, n'ayant jamais reçu aucune culture même faible, vont tous mourir[448]. Ce sont d'innombrables essais, conformes au processus de Behring, qui vont être réalisés dans le monde[449] … et autant de confirmations du résultat.

Avec des améliorations apportées sur le degré de dangerosité de la culture du bacille, von Behring et S. Kitasato démontrent en 1890 que le sang d'animaux immunisés contre celle-ci contient des substances, les antitoxines, qui l'inactivent spécifiquement. Pour ces découvertes qui pourraient, entre autres, sauver la vie de milliers d'enfants, von Behring reçoit, avec Émile Roux, un prix de l'Académie de médecine de Paris en 1890.

Le sérum antidiphtérique est amélioré pour être commercialisé en 1892. Cette mise au point finale est de nouveau l'occasion d'une âpre compétition entre Behring de l'Institut de Koch à Berlin et Roux de l'Institut Pasteur à Paris.

---

[446] Le premier rapport de préparation de l'iodoforme date de 1822 par Georges Serullas, et sa formule moléculaire a été identifiée par Jean-Baptiste Dumas en 1834.

[447] Fig. 49. Emil Von Behring le jour de son mariage en 1896. Auteur Landau, Berlin. Cette image est une œuvre du National Institutes of Health, composante du United States Department of Health and Human Services, prise ou créée dans le cadre des tâches officielles de l'un de ses employés. En tant qu'œuvre du Gouvernement fédéral des États-Unis, l'image se trouve dans le domaine public. Est également dans le domaine public via Wikimedia Commons. https://upload.wikimedia.org/wikipedia/commons/4/4c/Emil_Behring_%2B_Else_Spinola_Hochzeitsfoto_1896.jpg?uselang=fr

[448] Behring (Emil, Adolph), *Die Geschichte der Diphtherie . Mit besonderer Berücksichti- gung der Immunitätslehre*, Leipzig , G. Thieme, 1893, in – 8.

[449] Arloing (France), Mc Fadyean (Angleterre), Baumgarten (Allemagne).

En 1895, alors professeur d'hygiène à Marburg, von Behring entame ses recherches sur la diphtérie, l'une des priorités de son époque. Et il commence par… les bovins.

Mais, l'immunisation est faite à partir de substrats humain et les autres expériences menées montrent que lors de la contamination faite avec des bacilles provenant de sang bovin l'immunisation est faible et de courte durée.

Von Behring poursuit néanmoins ses travaux conduisant à la sérothérapie, particulièrement efficace pour lutter contre certaines épidémies.

1898, Behring s'appuie sur les écrits de F. Wernicke[450] qui constate que l'immunité à la diphtérie pourrait être produite par l'injection à des animaux de la toxine diphtérique neutralisée par l'antitoxine de diphtérie.

En 1901, von Behring reçoit le prix Nobel pour avoir ouvert la voie vers la thérapie par le sérum et trouvé son application avec l'antitoxine de la diphtérie.

En 1904, il crée à Marbourg des laboratoires et un institut pharmaceutiques qui seront, en 1914, transformés en une société industrielle nommée Behringwerke[451].

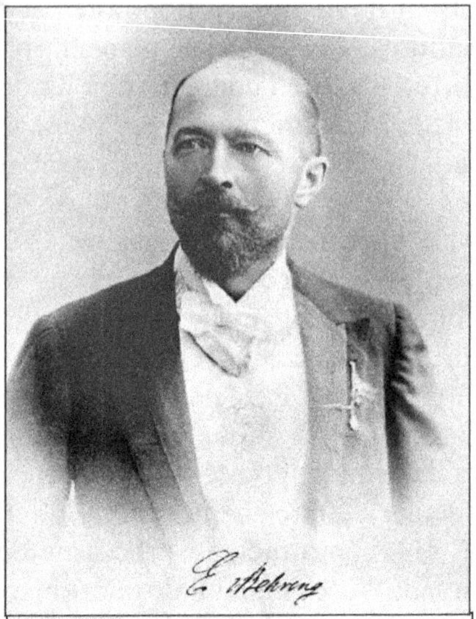

Fig. 49 - Emil Behring
Jour de son mariage, 1896
Auteur : Landau, Berlin

En 1907, Théobald Smith suggère que des mélanges toxine/antitoxine pourraient être employés pour immuniser l'homme contre cette maladie.

Behring fait le pari d'utiliser ce mélange et annonce sa production en 1913. Il est sûr que, de cette façon, la diphtérie sera éradiquée.

Succès suprême espéré … mais l'avenir prouvera, plus tard[452] que cette vaccination n'est que peu efficace.

Le docteur Von Behring meurt des suites d'une pneumonie à Marburg le 31 mars 1917.

---

[450] Wernicke (R), *Contribution à du précipité toxine antitoxine diphtérique*, CR Soc Biol, Paris 1930, pp.105 ;119 ;175.

[451] En français institut Behring. Cette société a subi plusieurs transformations et porte aujourd'hui le nom de CLS Behring.

[452] En 1913.

August Hirsch ouvre la voie de l'épidémiologie

C'est à Dantzig qu'August Hirsch (1817,1894) vient au monde. Après une scolarité sans encombre, il commence des études de commerce. Mais, après quelques années, il change d'avis et se lance dans les études de médecine.

En 1839, il change d'université, quittant Leipzig pour Berlin. Diplômé en 1843, il s'installe à Elbing[453], et revient bientôt à Dantzig, sa ville natale.

Le docteur avait-il besoin de voyager ? Il avait, en tout cas, une idée précise de son futur professionnel : être chirurgien et aller chez les Anglo-indiens. Et, cette fois-ci, il ne changera plus d'avis ! August Hirsch a lu les écrits défaitistes de Ferdinand Becker[454] et de Henri Schweich[455] sur la « médecine géographique » mais il est sûr qu'un ouvrage sur le sujet, suffisamment précis dans ces données, et adapté aux besoins des médecins leur serait bien utile, surtout au moment où l'intérêt pour cette discipline semble grandir en restant, de son point de vue, insuffisante.

Pour se donner des chances de réussite, il décide de consolider ses compétences et s'engage dans des études sur la géographie des lieux où sévissent des maladies. En 1853, il se fait connaître en rédigeant un exposé critique de l'ouvrage de Caspar Friedrich Fusch sur le sujet[456]. Et, continuant sur le chemin des critiques, il analyse et commente[457] l'ouvrage d'Adolf Mühry dans la revue médicale de Hambourg.

Et peu à peu, une certitude lui vient : pour pouvoir conclure, le paramètre géographique ne peut pas être dissocié de l'histoire de la maladie.

Il travaille d'arrache-pied pour pouvoir finaliser, en 1859, la première partie de son ouvrage « *Handbuch der Historisch-Geographischen*[458] ».
Cet ouvrage devient bientôt incontournable pour les chirurgiens militaires et les praticiens officiant sous les tropiques.

---

453 Située en Prusse occidentale.

454 Becker (Ferdinand), *Litterarische Annalen der gesammten Heilkunde,* 1831, Ueber medicinische Geographie, vol. 19,

455 Schweich (Henry), *Einleitrung in die médicinische Geographie, Zwei Abhandlungen zur Practischen Medicin,* 1846, Dusseldorf, Stahl'schen.

456 Fusch (C. F.), *Medizinische Geographie,* 1853, Berlin, Verlag Von Alexander Dunker, 177 p.

457 Hirsch (August), *Die geographischen Verhältnisse der Krankheiten*, Leipzig et Heildenberg, 1856, Zweiter Thell.

458 Hirsch (August), *Handbuch der historisch-geographischen Pathologie,* 1860, Erlangen, Verlag von Ferdinand Enke, 680 p.

La validation de ses travaux par Virchow et sa nomination comme professeur à l'Université de Berlin lui donnent du cœur à l'ouvrage.

> *Le but et l'objet de ces travaux sont d'exposer les circonstances particulières dans lesquelles les maladies se sont manifestées au cours des différentes périodes et en divers points du globe ; de montrer si elles ont subi des différences, et de quelle nature, selon l'époque et le lieu ; quelles relations de cause à effet existent entre les facteurs de maladie agissant à des époques et en des lieux particuliers, d'une part, et le caractère des maladies qui se sont effectivement déclarées, d'autre part ; et enfin de montrer comment ces maladies sont liées les unes aux autres dans leur prévalence ....*
>
> Hirsch (August), *op. cit.*, p. XII.

Il décide de trois catégories de pathologies : les maladies des organes, les maladies chroniques, et les maladies infectieuses. Puis, pour chaque pathologie, il construit ses recherches autour de cinq axes :

- la distribution géographique des cas ;
- les faits importants à l'époque de l'occurrence ;
- les facteurs spécifiques climat, race, type de sol et de végétation, etc.
- les facteurs aggravants ou atténuants ;
- les idées et remarques relatives à chacune.

Et son deuxième ouvrage est prêt[459].

Les critiques sont enthousiastes et la revue the Lancet n'hésite pas, en 1886 , à affirmer que *chaque médecin devrait le consulter*.

Le docteur Hirsch ne révolutionne pas la médecine par une découverte de bacille ou autre microbe mais il permet de mieux analyser les phénomènes de transmission des maladies et met ainsi fin à de fausses pistes.

[459] Hirsch (August), Handbuch der historisch-geographischen Pathologie, 2 vols, Erlangen, F Enke, 1864.

Trois médecins allemands préconisent une médecine au service des plus démunis et militent pour l'hygiénisme

Médecin allemand qui se bat sur tous les fronts, ***Rudolf Ludwig Karl Virchow***[460] (1821, 1902) voit le jour dans l'actuelle Pologne, à cette époque incluse en Prusse, au sein d'une famille de fermiers aux faibles revenus. Fils unique et élève précoce, il parle rapidement et couramment l'allemand, l'anglais, le français, l'italien, le danois, le latin, le grec, l'arabe et l'hébreu. Il se plait à étudier et décide de devenir pasteur. Mais à l'issue de ses classes secondaires, il change d'avis par « peur » de prêcher et entame des études de médecine.

Sa vie durant, il mettra en œuvre son credo affiché dans sa thèse de fin d'études secondaires « *Life Full of Work and Toil is not a Burden but a Benediction – une vie active et consacrée au travail n'est pas un fardeau mais une bénédiction* ».

Il crée rapidement, avec son ami Benno Reinhardt, *les Archives d'anatomie pathologique, de physiologie et de médecine clinique* qui portent encore son nom.

Il cherche, étudie, fait des hypothèses et des propositions sur les causes du cancer, les cellules et leur rôle, les thrombo-embolies, etc.

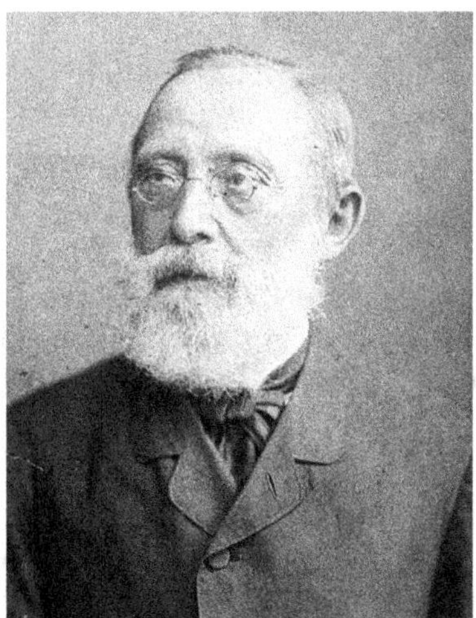

Fig. 50 – Rudolf Ludwig Karl Virchow
Wellcome Collection Ref. 13896i
Est dans le domaine public PDM 1.0

Quelques mois avant la révolution allemande de 1848, à laquelle il participera activement, le gouvernement prussien demande au jeune médecin d'aller étudier une épidémie de typhus qui sévit dans une usine de charbon de Haute-Silésie. Ses conclusions sont sans appel : le responsable premier est la pauvreté. Bien sûr dit-il, *l'on pourrait soigner quelques patients, mais la misère et l'ignorance de toute une population entraînera fatalement d'autres épidémies tuant encore des millions de personnes*. Son rapport est un véritable acte politique pour ce socialiste

---

[460] Fig. 50 – Rudolf Ludwig Karl Virchow, Portrait : Rudolf Ludwig Karl Virchow Photographie de JC Schaarwächter, 1891. Source : Collection Bienvenue. Wellcome Collection Ref. 13896i. Est dans le domaine public. https://wellcomecollection.org/works/z2revdnv

convaincu et très engagé. Cette expérience sera aussi le déclencheur du combat de toute une vie au service de la santé, de la sécurité et de la dignité des travailleurs : « *Man power has completely lost its autonomy and human being have become incorporated as mere cog-wheels in machine enterprise*[461,462]. » A partir de ce jour, il mène des travaux sur les maladies liées aux pathologies cellulaires (dont le cancer), apporte son expertise en tant qu'**hygiéniste**, obtient ainsi l'installation d'un tout à l'égout et l'abduction d'eau potable à Berlin .... et continue son combat pour une réforme de la médecine et des lois sur le travail.

A devastating epidemic and a terrible famine simultaneously ravaged a poor, ignorant and apathetic population... Never during the 33 years of peace in Germany had even remotely similar conditions been seen... I later had no qualms in making known these conclusions. ... They can be summarized briefly in three words: Full and unlimited democracy.
... Prussia was proud of its laws and its civil servants. . . The bureaucracy would not, or could not, help the people.
The logical answer to the question as to how conditions similar to those that have unfolded before our eyes in Upper Silesia can be prevented in the future is, therefore, very easy and simple: education, with its daughters, liberty, and prosperity. . .

Virchow (Rudolf Ludwig Karl), *Archiv für pathologische Anatomie und Physiologie und für klinische Medicin.* Vol. 2. Berlin, 1848, George Reimer, pp. 143– 332.

Solomon Neumann (1819–1908) est le quatrième enfant d'une famille modeste. Bon élève, il entreprend des études de médecine qu'il poursuit à Berlin avant de partir se perfectionner à Paris puis à Vienne. Il revient ensuite s'installer comme médecin généraliste à Berlin. En 1847, il publie son ouvrage « *Public Health and Property*[463]». Tout comme son ami le docteur Virchow, Solomon Neumann participe avec ardeur à la révolution de 1848. Statisticien, il recueille, comme un épidémiologiste, de nombreuses données tant démographiques que médicales et sociales puis s'appuie sur ces dernières pour guider les membres du conseil municipal vers des décisions prenant mieux en

[461] La main d'œuvre a complètement perdu son autonomie et l'être humain a été incorporé dans l'industrie manufacturière comme un simple rouage.
[462] Abrams (Herbert K.), *A short history of occupational health*, New York, Palgrave Macmillan Journals, 2001, Journal of Public Health Policy, Vol. 22, No. 1 (2001), pp. 34-80.
[463] Neumann (Salomon), *Die oeffentliche Gesundheitspflege und das Eigenthum*, Berlin, 1847, Adolf Hick, 130 p.

compte l'hygiène et la salubrité. Il obtient la construction d'hôpitaux municipaux, ainsi que la modernisation de l'évacuation des eaux usées.

Rudolf Leubuscher (1822,1861), médecin et psychiatre, est le troisième acteur important de l'introduction d'une nouvelle politique médicale en Allemagne, basée en priorité sur l'hygiène publique. Il fonde, par exemple, avec Virchow, le journal "*Die Medicinische Reform*" dont la parution ne durera que de 1848 à 1849.

Conclusion

En Allemagne donc, secouée par la révolution de 1848, c'est au travers de l'hygiène publique que sont traitées d'abord les maladies liées à l'industrialisation d'ailleurs tardive et à ses corollaires : paupérisation, vie dans des conditions insalubres et au sein de très petits logements, changement du rythme et de l'organisation du travail, etc. (voir chapitre suivant).

En France, le pharmacien Charles-Louis Cadet de Gassicourt conseille la création d'un conseil de salubrité publique et contribue à ses travaux

Fils naturel de Louis XV, Charles-Louis Cadet de Gassicourt (1769, 1821) nait à Paris le 23 Janvier 1769. Son père « adoptif », Louis Claude Cadet de Gassicourt jouera un rôle important dans la vie de ce fils dont on ne saurait dire s'il est polymathe ou touche-à-tout [44].

Après ses premières années d'études et avant même d'avoir atteint l'âge de douze ans, il est sûr de lui et veut consacrer son âme et sa vie à Dieu. Sans sourciller, son père le laisse s'exprimer et, pour lui démontrer qu'il le prend au sérieux, l'invite à déjeuner à sa table et à rencontrer ainsi quelques-uns de ses confrères de l'Académie des sciences. Les discussions philosophiques, scientifiques, politiques ont un effet lénifiant sur les croyances de ce jeune esprit qui entre alors au collège de Navarre puis au collège Mazarin. Gassicourt décide ensuite de devenir avocat tout en suivant des cours qui le passionnent plus que les lois : ceux d'histoire naturelle.

Diplômé en 1787, c'est avec tout son cœur et une éloquence certaine qu'il défend les suspects comme les condamnés. En 1795, membre d'une assemblée de citoyens durant la Révolution, il appelle à la révolte contre la tyrannie du pouvoir en place. S'étant enfui puis caché avant que d'être pris, il est condamné à mort par contumace. Gracié treize mois plus tard, il débute une carrière littéraire[464] mais continue la politique.

La mort de son père en 1800 marque un tournant dans sa vie. Il décide de changer encore de métier et d'accepter une succession réduite à l'officine de pharmacie paternelle. Gassicourt étudie ; passe brillamment les examens nécessaires à sa prise de fonction et voit sa renommée grandir rapidement. En 1802, il propose un mémoire sur la plus-value que pourrait apporter un conseil de salubrité publique en région parisienne. Le préfet Dubois le lit attentivement, décide de la création d'un tel conseil et confie au pharmacien le poste de secrétaire- rapporteur. Louis Cadet de Gassicourt[465] conservera ce poste jusqu'à sa mort. Il visite les prisons, contrôle la salubrité des logements et de la nourriture des détenus, s'intéresse au lien entre taux de décès et profession exercée.

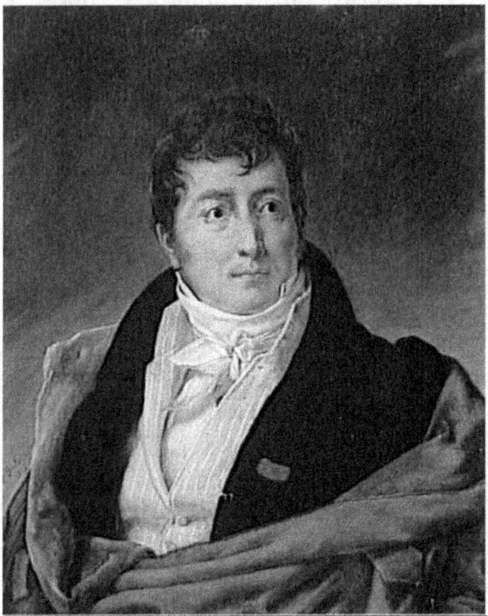

Fig. 51 - C-L Cadet de Gassicourt
Portrait en buste par Isidore Péan du Pavillon, 1822.
Via wikimedia commons.
Est dans le domaine public.

Son implication au sein du conseil de salubrité publique ne faiblira jamais ce qui lui a permis de rassembler nombre de documents et de rapports de recherche, enrichis notamment de statistiques physiologiques et morales inhérentes à certaines professions. Il combat avec vigueur le charlatanisme qui s'est facilement instauré suite aux modifications incessantes du statut et de la formation des médecins et autres « praticiens ». En effet, pour ceux des officiers de santé de la promotion 1792, aucune obligation de diplôme, aucune étude puisqu'ils *n'ont pour « qualification » que la certification de trois notables de l'arrondissement selon laquelle ces hommes auraient exercé au moins trois ans dans l'arrondissement*[466].

[464] Il écrit notamment pour le théâtre, avec un certain succès avec son Souper de Molière, comédie-vaudeville en un acte, Paris, 1798.

[465] Fig. 51. Charles- Louis Cadet de Gassicourt, pharmacien de Napoléon Ier. Portrait en buste par Isidore Péan du Pavillon, 1822. Musée national des châteaux de Malmaison et de Bois-Préau. L'auteur est mort en 1856 ; cette œuvre est donc également dans le domaine public dans tous les pays pour lesquels le droit d'auteur a une durée de vie de 100 ans ou moins après la mort de l'auteur. Cette œuvre est dans le domaine public aux États-Unis car elle a été publiée avant le 1er janvier 1930. Via Wikimedia Commons.
https://commons.wikimedia.org/wiki/File:Cadet_de_Gassicourt_Charles_Louis.jpg?uselang=fr

[466] Rabier (Christelle), *Une révolution médicale ? Dynamiques des professions de santé entre révolution et empire*, Annales historiques de la Révolution française, n° 359 | janvier-mars

En parallèle et en 1803, il participe à la fondation de la Société des pharmaciens de la Seine et fait publier son Dictionnaire de Chimie[467].

Puis, en 1804, son « Formulaire magistral » qui connaît sept éditions. Il y établit des considérations statistiques sur la santé des ouvriers et classe ces derniers dans un tableau à cinq entrées : la profession, le nombre d'observations, la moralité, l'état de santé et les références au traité de Ramazzini. Serait-il l'un des précurseurs de l'utilisation des statistiques dans la médecine française ?

Cette même année, il s'occupe de la première exposition des produits de l'industrie. Il est également nommé « pharmacien ordinaire de l'Empereur » ce qui lui vaut d'accompagner Napoléon Ier durant ses campagnes.

Conseils de salubrité, comité d'hygiène et de salubrité, médecine du travail et hygiène publique

La suspension, par la Révolution, des formes de régulation environnementale traditionnelles (en raison de la suppression des corporations et des parlements), le développement massif des épidémies et l'expansion de la chimie industrielle sont les trois principales raisons de l'émergence d'un nouveau régime de régulation environnementale : les conseils de salubrité, suivis des comités d'hygiène et de salubrité publique.

[45, 46] Le 6 Juillet 1802, donc, et sur l'instigation de Cadet de Gassicourt, est créé cet organisme permanent chargé de l'amélioration de l'hygiène publique en région parisienne. La proposition est entérinée et le conseil de salubrité mis en place sous l'égide de la préfecture de police. Son rôle consiste alors à vérifier que les boissons ne sont pas falsifiées, à suivre l'évolution des épizooties, à délibérer sur l'autorisation d'installations d'industries et manufactures dites insalubres et à les contrôler.

Au niveau national, le décret impérial du 15 octobre 1810 relatif aux manufactures et ateliers concerne en priorité les entreprises fabriquant ou utilisant de la soude, de l'acide et du chlore. L'article premier dispose que « *les manufactures et ateliers qui répandent une odeur insalubre ou incommode, ne pourront être formés sans une permission de l'autorité administrative* ». Une autorisation doit ainsi être délivrée par la préfecture (par le Conseil d'État pour les entreprises dites de première classe car très dangereuses). Le conseil de salubrité a donc un rôle majeur dans la délivrance de ces autorisations et dans la vérification de l'application du décret[468].

2010 : Changements sociaux et dynamiques politiques, p. 141- 159, https://doi.org/10.4000/ahrf.11490.

[467] Cadet de Gassicourt (Charles-Louis), *Dictionnaire de chimie contenant la théorie et la pratique de cette science*, Imprimerie de Chaignieau Ayné, Paris, an XI-1803, 8 volumes.

[468] La notion d'ICPE existe encore aujourd'hui ! On pourra se reporter sur les réflexions consistant à monter les seuils c'est-à-dire à baisser le taux de protection des populations.

À sa création, le Comité consultatif d'hygiène publique est composé de treize membres titulaires, de membres invités et de membres appelés en raison de leurs fonctions. Les membres titulaires sont les docteurs Magendie[469], président ; Mélier, professeur de médecine, clinicien, inspecteur Général des Services Sanitaires ; Hippolyte Royer-Collard, professeur d'hygiène à la Faculté de médecine de Paris ; Villermé, médecin statisticien et Messieurs Antoine Alexandre Brutus Bussy, pharmacien et chimiste français ; Laffon de Ladébat, chef de bureau au ministère de l'Agriculture et Pierre de Ségur-Dupeyron, inspecteur général des établissements sanitaires pour le ministère de l'intérieur.

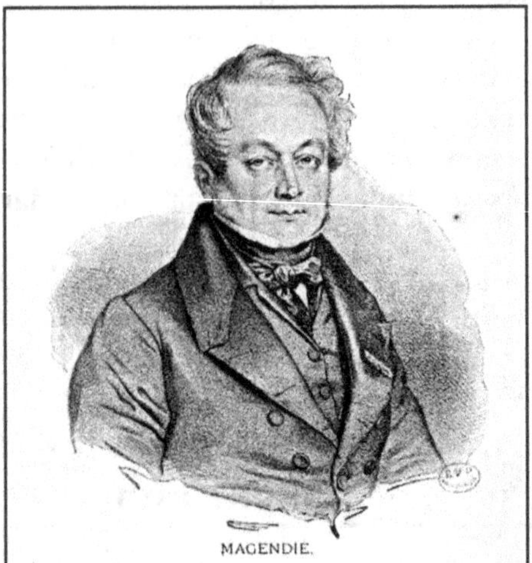

Fig. 52 – François Magendie, médecin et pionnier de la physiologie
BIU Santé Médecine – réf. CIPB0852

Le comité consultatif d'hygiène publique est né.

Les compétences de ce conseil s'étendent rapidement à la qualité des cours d'eau, aux abattoirs, salles de dissection et lieux d'équarrissage. Il devient bientôt le référent pour le dépôt de plaintes des riverains, pour les débats entre médecins, pharmaciens, chimistes, industriels[470] et ingénieurs (par le biais notamment des concours qu'il a mis en place pour trouver des solutions améliorant la salubrité de processus ou de lieux précis). C'est là que les décisions se prennent, portées ensuite par des médecins et quelques inspecteurs, toujours sous l'égide de la préfecture de police. Au vu des succès remportés par cette instance, des conseils de salubrité comparables s'installent dans d'autres grandes villes[471].

L'épidémie de choléra qui débute en 1832 montrera les limites de ce dispositif et aboutira, en 1848, à la modification de sa structure, de son périmètre d'action ainsi qu'à son rattachement au ministère de l'Agriculture. Il sera modifié au fil du temps et en premier lieu en 1850 par un décret qui réduira le nombre de ses membres à neuf dont quatre médecins, un ingénieur civil et un architecte.

---

[469] Fig. 52 - François Magendie, médecin et pionnier de la physiologie, BIU Santé Médecine–réf. CIPB0852, Est dans le domaine public.
Source: https://www.biusante.parisdescartes.fr/histmed/image?CICL05636

[470] Jean-Pierre-Joseph d'Arcet (1777, 1844) par exemple chimiste et industriel français, à la tête de nombreuses manufactures à Paris, est nommé membre du comité en 1810.

[471] Nantes, Marseille, Lille, Strasbourg, Troyes, Rouen, Bordeaux, Toulouse, etc.

Ainsi, l'hygiène publique et la salubrité occuperont de nombreux médecins, soit directement au sein de comités soit pour préparer et présenter des rapports qui leur sont commandités par cette instance. L'état de santé des populations passe avant l'état de santé de ceux qui travaillent et, dans un premier temps, il **parait plus important de déplacer les manufactures et industries polluantes à l'extérieur des grandes villes que de s'occuper de la santé de ceux qui y opèrent**.

L'étude des travaux de ces comités montre bien ce phénomène. Ainsi, sur l'ensemble des rapports présentés de 1891 à 1900, treize seulement ont pour objet l'hygiène et la sécurité professionnelles. De même, seule une circulaire est établie sur les risques des travailleurs contre 130 pour les autres sujets[472].

Bientôt, l'hygiène publique va, au travers d'instances aux intérêts multiples et parfois antagonistes, être au centre des préoccupations de nombreux médecins, inspecteurs et législateurs.

Pourtant l'utilisation de produits chimiques se développe au sein des villes. C'est ainsi qu'au cœur de Paris, s'installent ou s'agrandissent les manufactures préexistantes dont les émanations sont nocives tant pour les habitants que pour les travailleurs, et ce, au travers d'autorisations parfois trop faciles à obtenir.

Jacques- Alphonse Guérard, un acteur type du comité d'hygiène publique et de salubrité du département de la Seine

[47] Né à Noyères (Yonne), Jacques-Alphonse Guérard (1796, 1874) se retrouve rapidement à Paris qu'il ne quittera plus. Son père, haut fonctionnaire du Ministère des Affaires étrangères le destine à l'enseignement. Aussi, l'encourage-t-il vivement à entrer à l'Ecole Normale pour y suivre des études de lettres.

Mais Jacques-Alphonse, bien que studieux, n'est pas enthousiaste et obtient de s'inscrire aux cours de sciences physiques/chimiques auprès des grands savants de ce même établissement tout en suivant les enseignements de l'Ecole des mines où il apprend la minéralogie ; la mécanique et la géologie. Son père, omniprésent dans ses choix, lui ordonne d'aller étudier les usines de l'Est de la France. Toutefois, il ne réussira pas à faire de son fils l'ingénieur-entrepreneur qu'il envisageait.

---

472 Roux (Paul), *Recueil des travaux du comité consultatif d'hygiène publique de France et des actes officiels de l'administration sanitaire- tables-répertoire des matières contenues dans les tomes 1 à 20, 1872-1890, et notice sommaire sur l'organisation, le fonctionnement et la composition du comité consultatif d'hygiène publique de France depuis sa création le 10 août 1848 jusqu'au 31 décembre 1890*, Melun, Imprimerie administrative, 1895, 366 p.

C'est donc seulement après toutes ces années consacrées à d'autres apprentissages qu'il peut enfin s'engager dans la voie qu'il a choisie : la médecine. Mais il est bien tard, et la plupart des concours (externat, internat, médecin des hôpitaux, professeur des facultés) ne lui sont plus accessibles, des conditions d'âge étant fixées.

Peu importe, il s'accroche, travaille avec assiduité dans les services hospitaliers, obtient sa place de médecin à l'hôpital Saint-Antoine par cooptation puis intègre l'Hôtel-Dieu.

Il ne renonce pas à progresser et prépare, par exemple, deux thèses[473,474] pour obtenir une chaire d'enseignement. En vain. Et pourtant, dans cette première thèse, il soutient et démontre, contre l'avis de beaucoup, que l*es équarrisseurs, les fossoyeurs et toutes les personnes qui se livrent aux travaux anatomiques*[475], sont exposés à des risques biologiques et à des gaz asphyxiants ou à effet pernicieux et plus lents. Cette thèse dérangeait-elle ?

C'est en tant que membre très actif, puis secrétaire et enfin vice-président du conseil d'hygiène publique et de salubrité du département de la Seine qu'il sera le plus prolixe, tant sur la santé du peuple que sur les risques professionnels.

Fort de ses connaissances approfondies en sciences physiques, chimiques et toxicologiques, de ses expériences vécues dans le milieu industriel et de ses bagages en minéralogie, géologie et mécanique, il peut échanger avec ses pairs et se faire comprendre facilement au sein de ce Conseil. Reconnu pour son honnêteté intellectuelle, sa faculté à contester certaines thèses en s'appuyant sur des faits précis et clairement exposés et en restant respectueux de ses contradicteurs, il y est écouté. Ses écrits, enrichis grâce à ses capacités littéraires qu'il a su développer lors de ses premières études, sont de belle facture et facilement diffusés.

Il semble qu'aux longs traités, il préfère écrire des articles courts qu'il fait paraître dans l'*Echo du monde savant*, le *Moniteur universel,* le *Dictionnaire de médecine*, et surtout dans les *Annales d'hygiène et de médecine légale* du Conseil. Difficile souvent de traiter, sans les confondre, les dangers auxquels sont exposés les travailleurs et les habitants quand les doses, les modes d'exposition et les mesures de prévention ne sont la plupart du temps pas les mêmes !

Considérant, comme ses prédécesseurs, mais de façon plus systématique, que de nombreux métiers peuvent être regroupés car les maladies qu'ils subissent sont dues aux mêmes causes, Guérard ouvre à Layet (voir infra p. 232), la voie vers une vision globale par risque plutôt que par métier.

---

473 Guérard (J- A), *Des inhumations et des exhumations sous le rapport de l'hygiène*, Paris, thèse de concours, 1838.

474 Guérard (J- A), *Du choix et de la distribution d'une eau dans les villes*, Paris, thèse de concours, 1852.

475 Guérard (J- A), *Op. cit.*, p.59.

Mais … il conclut que « *l'on doit chercher en général la cause des maladies plutôt dans les vices du régime alimentaire que dans l'insalubrité de la profession ; que chez les ouvriers, la fréquence des maladies est en rapport avec le bas prix des journées de travail plutôt qu'avec l'insalubrité de la profession*[476]… ». Cette affirmation n'est peut-être pas totalement fausse, les causes des maladies étant souvent multifactorielles. En tout état de cause, l'ambiguïté qu'elle soulève est renforcée par le double rôle du Comité et préfigure des difficultés que vont bientôt rencontrer les médecins et organismes chargés de la santé au travail à faire reconnaître comme telles les maladies professionnelles.

Bientôt, l'hygiène publique va, au travers d'instances aux intérêts multiples et parfois antagonistes, être au centre des préoccupations de nombreux médecins, inspecteurs et législateurs. Corporations et parlements ayant été supprimés durant la révolution, les produits chimiques se développent au sein des villes. C'est ainsi qu'au sein de Paris, s'installent ou s'agrandissent les manufactures préexistantes dont les émanations sont nocives tant pour les habitants que pour les travailleurs.

La suspension, par la Révolution, des formes de régulation environnementale traditionnelles (en raison de la suppression des corporations et des parlements) et le développement massif de la chimie industrielle furent les deux principales causes de l'émergence d'un nouveau régime de régulation environnementale : les conseils de salubrité, puis les comités d'hygiène et de salubrité publique.

Conclusion

Les Académies des sciences des différents pays se déploient et échangent entre elles. Elles sont un lieu de débats, de présentation de résultats et de reconnaissance. Elles favorisent l'ouverture et l'émulation et introduisent un nouveau défi : être le premier à trouver un microbe ou un vaccin.

Face à des épidémies de plus en plus diverses et nombreuses, les médecins travaillent d'arrache-pied pour détecter la tuberculose suffisamment tôt. Les échanges sur les épidémies de peste, de charbon, de variole font émerger deux solutions potentielles : la vaccination et l'amélioration de l'hygiène.

L'État français porte également beaucoup son attention sur l'hygiène à cause de l'impact économique et politique que cela peut avoir sur lui. En effet, cela s'illustre parfaitement durant la **guerre franco-prussienne** (1870-1871) qui dure presque une année et fait d'énormes dégâts du côté français, notamment à cause de l'épidémie de variole qui s'invite dans les deux camps. Cependant, les militaires français n'avaient pas été vaccinés contrairement

[476] Guérard (J- A), *Article sur les Professions*, Dictionnaire de médecine en 30 volumes, Paris, 1832, Académie de médecine, p. 109.

aux soldats allemands. Cela cause 139 000 morts dans les rangs français et 51 000 morts du côté allemand. Les retombées politiques et économiques sont très importantes : la France doit céder l'Alsace, Strasbourg, une partie de la Lorraine et Metz. L'État doit également payer une indemnité de guerre de cinq milliards de francs-or, et tant que ce tribut n'est pas totalement payé (ce qui arrivera en 1873), les troupes allemandes occupent une partie de la France. En plus de cela, la France perd une forte influence coloniale. C'est donc réellement à partir de là que la France s'implique dans la doctrine hygiéniste et développe les moyens nécessaires à son bon fonctionnement.

La démarche hygiéniste va longtemps obérer les autres approches de la prévention …concernant notamment les risques mécaniques, électriques, chimiques qui seront bientôt de véritables fléaux (voir chapitre IX).

L'hygiénisme est cependant une porte d'entrée intéressante de la prévention. Pendant que les médecins des armées font avancer les modes de chirurgie, les soins à apporter aux diverses blessures, y compris les suites d'opérations, ceux qui s'occupent des épidémies utilisent l'hygiène pour freiner la diffusion des germes. L'embellie future liée à la vaccination n'est pas encore installée…

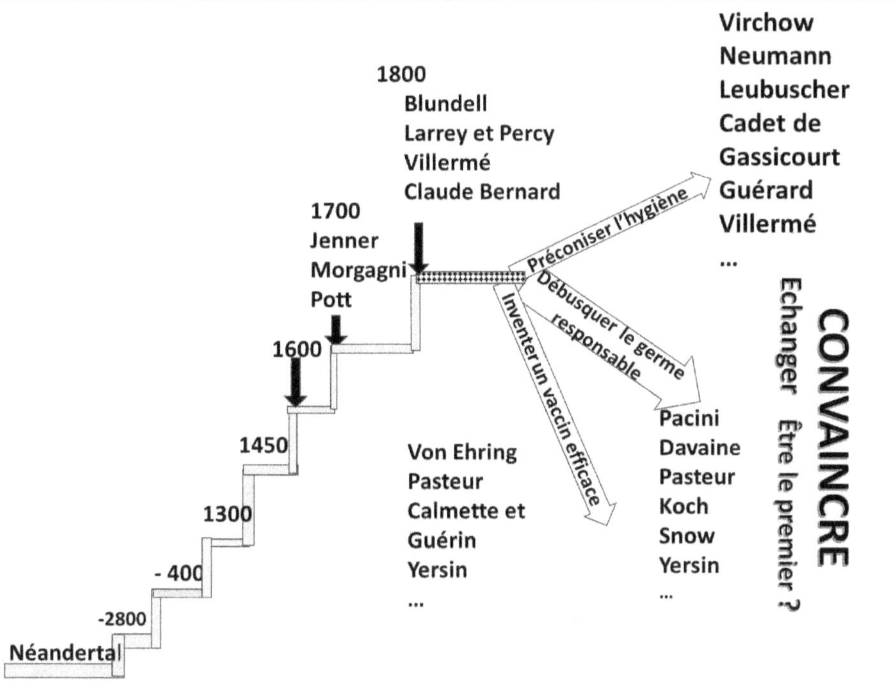

Planche VIII – © Catherine Montagnon – L'Humanité et le travail- Tome I - 2025

Chapitre IX

Les médecins et la Révolution industrielle

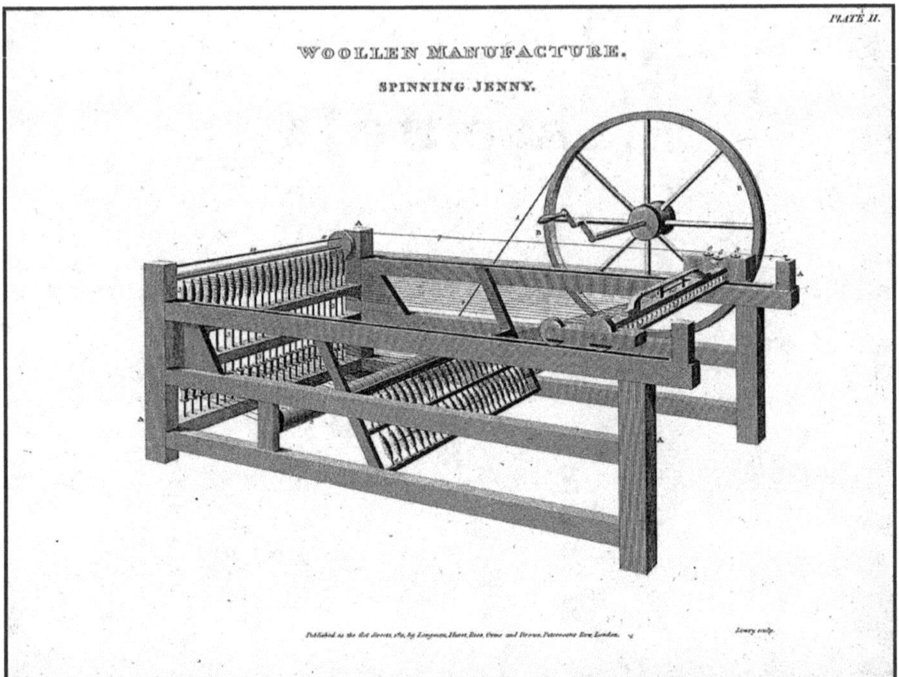

Fig. 53. Spinning Jenny – Invention de James Hargreaves (1770)
Gravure de W. Lowry, 1811
Source : Wellcome Collection. Reference: 43786i
Est dans le domaine public
https://wellcomecollection.org/works/uguxg8du

L'Angleterre, pionnière de la révolution industrielle

La révolution industrielle se déroule, au niveau mondial, sur une longue période.

....

L'Angleterre, au faîte de sa puissance économique mondiale reposant sur ses colonies (même si l'Amérique du Nord est perdue depuis le 4 juillet 1776), à son commerce maritime ainsi qu' à son système d'enclosure,[477] qui a donné aux propriétaires la main mise sur les terres agricoles, et à un système capitaliste déjà en place, commence sa révolution industrielle à la fin du XVIIIe siècle[478].

L'industrialisation s'accompagne d'une vie de plus en plus urbaine, synonyme de promiscuité et d'insalubrité, et d'une paupérisation des populations, deux conditions favorables à la propagation des épidémies :

A cette époque, l'énergie naturelle que peuvent procurer les cours d'eau est déjà connue depuis longtemps et utilisée pour moudre le blé ou apporter de l'énergie à des machines à tisser, par exemple. Mais au fil des années, des techniques nouvelles et révolutionnaires : de nouveaux matériels agricoles, des machines à tisser perfectionnées, des processus métallurgiques innovants, notamment pour le travail du fer, la machine à vapeur, l'énergie houillère, la construction des chemins de fer et enfin l'électricité transforment le travail et les conditions de vie de chacun.

La Grande-Bretagne sera suivie par la Belgique, la France, la Suisse, puis dans un deuxième temps, l'Allemagne, l'Italie et les Etats unis et enfin le Japon et la Russie.

Après toutes les guerres de ce début de siècle, celui-ci se termine par une catastrophe naturelle appelée, grande sécheresse, qui provoque une famine mondiale de 1875 à 1878 faisant plus de 50 millions de morts. *L'extrême gravité, la durée et l'étendue de cet événement sont associées à une combinaison extraordinaire de conditions tropicales fraîches du Pacifique (1870-76), d'un record d'El Niño (1877-78), d'un record de dipôle de l'océan Indien[479] (1877) et de conditions chaudes de l'océan Atlantique Nord (1878). Ces sécheresses provoquent notamment de mauvaises récoltes dans les deux*

---

[477] Le système des enclosures (littéralement entourer un terrain de haies ou de pierres), désigne le plus souvent, comme ici, la modification du paysage agricole anglais. En effet, les seigneurs, après s'être appropriés toutes les terres communales jusque-là ouvertes à tous, en ont chassé les paysans, entraînant ainsi l'apparition de domaines de plus en plus grands. Ce système, déjà présent depuis le 16e siècle est consolidé par une première loi votée par la chambre des Communes en 1773 puis par de nombreux autres textes, dont un par année de 1845 à 1849.

[478] Meiklejohn (A.), *Industrial Health, meeting the challenge*, Nottingham, 15 Juillet 1958, The Mackenzie lecture of the British Medical Association, 10 p.

[479] Le dipôle de l'océan Indien est aussi connu sous le nom d'El Niño indien.

hémisphères et en plusieurs saisons, la mousson en Asie étant la plus durement touchée[480].

Presque partout, quelle que soit la saison, la mousson sévit en Asie. La Chine, l'Indonésie et l'Inde sont gravement atteintes, sans oublier le Brésil et l'Australie ainsi que le nord et le sud-est de l'Afrique.

La révolution industrielle multiplie les échanges de matériaux, de produits du vivant, de minerais… Les populations se déplacent et se regroupent. De nombreux travailleurs (commerçants, marins, conducteurs de train, …) traversent maints pays. Tous ces mouvements favorisent **les épidémies et l'entrée de nouveaux agents pathogènes.**

L'Angleterre, premier pays à s'industrialiser dès 1760, est en avance dans cette course à la productivité permise dans un premier temps par la mécanisation et l'utilisation de la force motrice de l'eau, puis de la machine à vapeur et enfin par l'électricité.

S'appuyant sur sa domination maritime, ses multiples colonies puis sur le chemin de fer, la Grande Bretagne bénéficie d'échanges commerciaux démultipliés. Les premières usines de coton, installées près des points d'eau nécessitent une main d'œuvre importante, d'autant que l'énergie de l'eau vive ne cesse pas la nuit. Travailler 24h sur 24 est une question de rentabilité ! En 1781, Sir Richard Arkwright inaugure la première usine de textile à vapeur au monde sur Miller Street à Manchester, activité qui se développe rapidement. Le climat océanique du Lancashire est favorable à la qualité du coton car les fils humides sont moins susceptibles de se casser. Lancaster devient ainsi le centre industriel de la Grande-Bretagne.

La ville compte, par exemple, cent huit ateliers en 1853. Le filage crée beaucoup de poussières dans des ateliers surchauffés et rendus assourdissants par le bruit des machines. Tandis que les femmes filent et tissent, jour et nuit, sous la surveillance des hommes, les enfants sont en général utilisés pour le nettoyage et la maintenance des machines en perpétuel mouvement, occasionnant ainsi des accidents multiples.

Un jour, à Manchester, une importante épidémie de typhus se déclare et Thomas Percival est appelé à la rescousse.

Depuis le XVIe siècle, cette maladie est appelée maladie de la misère car la certitude semble partagée sur le fait qu'elle se déclare, en général, lorsque des groupes d'humains vivent en promiscuité, sans hygiène, sans possibilité de changer de vêtements pendant plusieurs semaines.

Percivall Pott (1714, 1788), et ***Robert James*** (1703, 1776) étaient à l'origine des deuxième et troisième éditions en traduction anglaise en 1746 puis 1750 du traité de Ramazzini. Les risques pour les travailleurs auraient donc dû être mieux connus par les médecins britanniques. Pourtant la révolution industrielle va rebattre les cartes.

---

[480] Singh (Deepti), and alii, *Climate and the global famine of 1876- 78*, Journal of Climate no 23, 2018, article n° 31, pp. 9445- 9467.

Thomas Percival dénonce les conditions de travail dans les manufactures de Radcliffe[481]

Thomas Percival[482] (1740, 1805), né à Warrington (Lancashire), orphelin de père et de mère à l'âge de trois ans, est élevé par sa sœur. Après avoir suivi ses premières études à la Warrington Grammar school puis à la Warrington Academy (collège) en 1756, il s'inscrit à l'Université de médecine d'Édinbourg et complète ses connaissances à Leyden (Pays-Bas) où il obtient son titre de médecin en 1765.

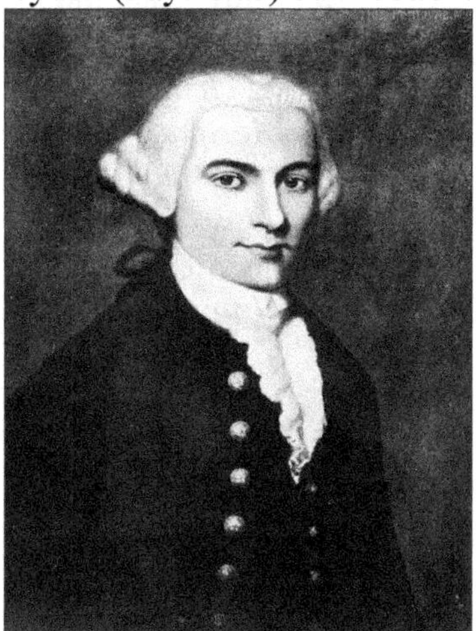

Fig. 54. Portait de Thomas Percival.
Source Wellcome Images
Photo n° M0014299

Il exerce à Warrington, comme son grand-père avant lui ; puis à Manchester à partir de 1767[483].

Lorsqu'y débute l'épidémie de Typhus , les habitants lui demandent son aide. Il crée alors, avec la collaboration sans faille du médecin écossais ***John Ferriar*** (1761, 1815), un collectif « *The Manchester Board of Health* » pour l'aider dans sa tâche. Car Thomas Percival a décidé d'étudier non seulement le problème du typhus mais aussi de traquer les causes connues depuis le XVIe siècle (la misère et le manque d'hygiène). Il retrace l'évolution des populations, dans Manchester et dans les villes avoisinantes, qui passe ainsi de 5 714 en 1700 à 34 004 en 1770[484]. Il repère des taux de mortalité très importants tant pour les adultes (un mort pour 28,4 habitants soit 4,5%), chiffre sensiblement supérieur à celui de Berne en Suisse où il est d'un mort pour cinquante-huit habitants soit 1,72% par exemple. Il indique également qu'un enfant sur deux seulement atteint l'âge de cinq ans.

---

[481] En 1870, John Marius Wilson décrit Radcliffe dans l'Imperial Gazette of England and Wales comme une petite ville du Lancashire, dans le district de Bury. Située sur la rivière Irwell, près de l'afflux du Roach, et sur le chemin de fer Manchester et Bury, à côté du canal Bolton et Bury. On y effectue le blanchiment d'agents, la fabrication du papier, la filature du coton, l'impression sur calicot ; le vichy, le fustian, le nankeen, le tissage de carreaux, la fabrication de machines, la fonderie de fer et la fabrication de petits articles. La ville compte également plusieurs houillères.

[482] Reproduction d'un portrait de Thomas Percival (1740-1804), médecin anglais, par E. M. Brockbank, *Esquisses de la vie et du travail du personnel médical honoraire de l'infirmerie de Manchester*, Manchester, University Press, 1904, Manchester : University Press, 1904

[483] The Royal Society of Edinburgh, *Former Fellows of The Royal Society of Edinburgh 1783- 2002*, Biographical Index, Part Two, 2006, p. 728.

[484] Percival (Thomas), *Observations on the state of population in Manchester and other adjacent places,* Londres, Communication par le Dr. Price, 1773.

Néanmoins, les mouvements de population restent importants : le district s'agrandit à grande allure tandis que les zones agricoles sont désertées.

Percival rend son rapport qui est sans appel. Il confirme l'existence d'une épidémie de typhus non seulement dans l'entreprise de coton mais aussi dans tous les quartiers pauvres des faubourgs.

Il accuse les lieux et les conditions de travail dans l'usine et fait de nombreuses préconisations[485] accompagnées de considérations financières incitatives.

- Améliorer l'aération :
  - *laisser ouvertes les portes à l'ouest du bâtiment pendant la nuit et chaque fois que c'est possible pendant les heures de travail.*
  - *Agrandir les vantaux, les placer plus près des postes de travail et de manière dissymétrique de façon à ce que l'entrée d'air soit plus basse que la sortie*[486].
- Eliminer les émanations de gaz et substances toxiques :
  - *il faut opérer le remplacement des poêles actuellement en place par des cheminées érigées, à des distances appropriées, dans chaque salle de travail.*
  - *L'huile rance utilisée pour les machines, source abondante d'effluves putrides devrait être remplacée par une huile plus pure qui serait beaucoup moins malsaine, et les frais supplémentaires en seraient entièrement compensés par sa puissance supérieure à diminuer les frottements*[487].
- Améliorer l'hygiène et la salubrité des lieux de travail :
  - *les pièces doivent être balayées quotidiennement et les sols lavés, au moins une fois par semaine, avec de l'eau de chaux forte, ou avec de l'eau imprégnée d'alcool de vitriol.*
  - *Les murs et les plafonds peuvent être raclés et blanchis à la chaux, au début, tous les mois, et ensuite deux ou trois fois par an.*
  - *Les toilettes doivent être lavées tous les jours et ventilées.*
  - *Il est conseillé de laver les enfants de temps en temps*[488].

485 Meikhlejohn (A.), *Outbreak of fever in Cotton Mills at Radcliffe*, 1959, British Journal of Industrial Medicine, 16, 68. Sources: Percival (Thomas) & al., Thoughts upon the Means of Preserving the Health of the Poor by prevention and suppression of Epidemic Fevers. Addressed by the inhabitants of the Town of Manchester and of the several populous trading towns surrounding and connected with it, 1790, London, pp. 68- 69.

486 *Ibid.,* p. 68.

487 *Ibid.*, p. 68.

488 *Ibid.*, p. 69.

- Prendre des mesures pour stopper la contagion du typhus :
    - *le strict respect de la propreté doit être enjoint à tous ceux qui travaillent dans les moulins, comme un moyen de prévenir la contagion et de préserver la santé.*
    - *Les vêtements de ceux qui sont infectés doivent être bien fumigés avant d'être à nouveau portés.*
    - *Les corps de ceux qui meurent de fièvre devraient être étroitement enveloppés dans un tissu incliné, et enterré dès que le permet la convenance ou la décence*[489].

- Enfin, suivre ses préconisations sur les conditions de travail :
    - *nous recommandons vivement une pause plus longue de travail à midi, et une éviction plus précoce le soir, à tous ceux qui travaillent dans les filatures de coton.*
    - *Nous jugeons cette indulgence essentielle au présent.*[490]

Et il conclut sur le travail des enfants : « *la santé et la capacité de travail future de ceux qui ont moins de quatorze ans doit pouvoir bénéficier de récréations actives. L'enfance et la jeunesse sont nécessaires à la croissance, à la vigueur, et la bonne conformation du corps humain*[491]. »

Le rapport de Thomas Percival convainc Robert Peel, homme politique et propriétaire de mines dont celle de Radcliffe. Il présente le sujet à la chambre des Lords et obtient la promulgation de la « *Health and Morals of Apprentices Act 1802* [492]». Cette loi impose la ventilation et la propreté dans les ateliers de coton et autres manufactures. Elle précise aussi que les apprentis ne peuvent travailler plus de douze heures par jour, doivent recevoir une éducation, aller à une cérémonie religieuse au moins une fois par mois et ne peuvent travailler de nuit.

Mais … cette loi est suivie de peu d'effet. Certains annoncent qu'elle ne concerne que les apprentis, qu'elle entraînera la faillite des entreprises et, surtout, les inspecteurs ne visitent que rarement les manufactures Alors, très vite, les enfants, travailleurs indépendants sont de plus en plus recherchés et sont rapidement plus nombreux que les apprentis. Des pétitions finissent par être reçues en nombre à la chambre des Lords en provenance de fileurs de coton, de propriétaires comme de « résidents » des manufactures, d'ouvriers, de mécaniciens, d'habitants de lieux avoisinants les industries et même du clergé (voir tome IV).

---

[489] *Ibid.*, p. 69.
[490] *Ibid.*, p. 69.
[491] Percival (Thomas), *Observations on the Effects of Famine and on the Means of alleviating them, in Memoirs of the literary and philosophical society of Manchester*, Vol. 2, Warrington, London. p. 503.
[492] Les "Factory Acts" (ou Lois sur les Manufactures) sont des textes de loi britanniques qui règlent les conditions de travail. Ces lois sont référencées par leur date.

Les témoignages du ***docteur Edward Holme***, auditionné à plusieurs reprises, sont stupéfiants (voir infra). Celui-ci, médecin d'entreprise dans tous les principaux établissements de la région de Manchester, pendant plus de 24 ans, l'infirmerie, l'hôpital, l'asile, la maison de convalescence, ..., vérifie, à la demande des exploitants la santé et la salubrité des lieux et des ouvriers.

Pour cet homme, les ouvriers sont en bonne santé : « *Les 401 personnes travaillant dans la manufacture de Monsieur Pooley sont globalement en bonne santé. Vingt-deux sont d'apparence délicate, deux étaient déjà malades en intégrant l'entreprise, trois sont en mauvaise santé, et un est soumis à des convulsions, j'ai compté huit cas de typhus ... Je ne vois rien ni dans la structure de l'usine ni dans son management qui favorise le typhus, sauf des mauvaises conditions physiques liées à l'individu.*[493]. »

Puis, il confirme ce qu'il a observé : l'état de santé des ouvriers des manufactures de coton serait meilleur que celui des autres travailleurs de Manchester[494].

Sur le travail des enfants il défend deux idées fortes :
« 1. Si la charge de travail d'un enfant était trop lourde, ne serait-ce que durant un seul jour, celui-ci serait incapable d'exécuter ses tâches le lendemain, et si cela durait sur une plus longue période, il serait complétement anéanti pendant un certain temps. Ceci est incontestable[495].
2. Si les ouvriers (femmes et enfants compris), sont en bonne santé c'est que les conditions (température, poussières, aération, ...) *sont saines*[496] ». Enfin, il explique que, lorsque les parents sont pauvres et sans emploi, le travail des enfants dans les manufactures de coton est le dernier recours (s'ils ne sont pas employables ailleurs) pour qu'ils ne soient pas pris en charge par la paroisse[497]. « *Et c'est un grand soulagement pour la paroisse lorsque les enfants sont envoyés en usine : ils gagnent un pécule par enfant, ne sont plus responsables de leur entretien ni de leur scolarité tandis que l'employeur des manufactures trouve des petites mains à très bon marché*[498]. »

Percival est célèbre pour son ouvrage sur l'éthique médicale qui pose les fondements d'un code de déontologie et répond, sans prendre parti, mais en proposant des solutions, aux différends qui opposent à l'hôpital les médecins,

---

[493] House of Lords, The sessional papers 1801-1833 ; *Minutes of evidence taken before the lords committees, to whom was referred the bill intituled : an Act to amend and extend an Act made in the forty-second year of his present Majesty, for the preservation of the health and morals of apprentices, and others, employed in cotton and other mills, and cotton and other factories*, Londres, Imprimé sur ordre de sa Majesté la Reine d'Angleterre, 1818, vol. 96, pp. 6- 7.
[494] *Ibid.*, p. 8.
[495] *Ibid.*, p. 10.
[496] *Ibid.*, p. 11.
[497] *Ibid.*, p. 33.
[498] *Ibid.*, p. 233.

les chirurgiens et les apothicaires[499]. Sur un ton paternel, il décrit les vertus essentielles d'un praticien : gentillesse, sérénité, empathie, autorité, écoute, respect du secret médical, et des dernières volontés du malade. Il expose également quelques situations délicates parfois rencontrées face à un patient et comment se comporter, par exemple, face à un malade aux dernières extrémités.

Les lords déjà alertés par Thomas Percival seront définitivement convaincus par les travaux de Charles Turner Thackrah de la nécessité d'introduire encore une nouvelle version de la loi (Factory Act).

Témoignage du docteur E. Holme auditionné par la chambre des Lords :

Did you go into the Factory? - We went into the Factory after the Examination was concluded.
You do not happen to know whether any Arrangement had taken place in the Factory before you went there? - I do not.
After you had examined the children, you went into the Factory? - We did.
Can you tell me what was the temperature of the Factory when you went into it - I cannot.
Have you any Means of knowing what the Temperature of a Cotton Manufactory generally is? - No; except by the Information of others.
Had you been in any Cotton Factory previous to this Time? - Mr. Pooley's was the last that was examined; I have occasionally been in Cotton Factories for the last twenty or thirty years.
Do you not happen to know, that the Employment that the Children are put to, requires them to be kept standing during the whole time they are at work? -I do not.
When you have been in a cotton factory, how have you found the Children engaged, sitting or standing? - Upon my Word I can scarcely say.
*Perhaps you may have been in there only once, that your Attention was not drawn to it? - **My Attention, perhaps, was best owed upon the Machinery than the children employed.***

House of lords, *OP. cit., p.18.*

Cet homme a été licencié

---

499 Percival (Thomas), *Medical ethics or a code of institutes and precepts adapted to the professional conduct of physicians and surgeons*, St. Paul's Church Yard et Londres, Russel (S.), 1803, 246 p.

Charles Turner Thackrah, précurseur de la médecine du travail en Angleterre

Plus connu pour son encyclopédie médicale [48], Charles Turner Thackrah (1795, 1833) est considéré comme le véritable précurseur de la médecine du travail en Angleterre.

Fils unique d'un chimiste et pharmacien, Charles Turner naît à Leeds où il suit des études classiques puis entre en apprentissage chez un praticien dès ses seize ans tout en assistant aux cours de l'infirmerie de Leeds. Il finalise ses études à Londres, à l'hôpital Guy, et obtient son diplôme de chirurgien en 1816. Travailleur, sérieux, peu soucieux de profiter plus longtemps des plaisirs de la capitale, il retourne à Leeds.

Mais, malade (sans doute d'une tuberculose attrapée durant ses études), il doit se reposer. L'inactivité entraîne chez lui une grande dépression qui empêche toute activité professionnelle. [49]

Une fois guéri, il accepte un poste de chirurgien pour le « workhouse board[500] » et officie dans les taudis de Leeds. La ville, qui s'est développée grâce à ses nombreuses manufactures, est alors la cinquième ville d'Angleterre et présente un paysage protéiforme avec des quartiers sordides le long des ruisseaux et d'autres quartiers paisibles et opulents. Ayant recouvré ses forces, il poursuit ses recherches, notamment sur les propriétés du sang et les phénomènes de coagulation[501].

Les succès obtenus grâce à ses premiers travaux sur le sang lui procurant encore plus d'énergie, il prend le poste de secrétaire adjoint de la société de lettres et de philosophie et échange ainsi avec les notables de la ville comme Benjamin Gott, fondateur de la première manufacture de travail de la laine. Il crée sa propre école dans laquelle il enseigne la chirurgie et la pharmacie, puis propose un cours plus accessible à ceux qui veulent avoir des notions de physiologie.

Il est également célèbre pour les soins apportés à tous durant l'épidémie de choléra qui atteint Leeds en 1825. C'est à cette occasion qu'avec l'aide de ses étudiants, il recueille et analyse les statistiques du recensement de 1821 et les met en regard des registres d'avis de décès. Suivant la méthodologie du Dr Hirsch, il fait le constat que, comme pour le dégagement de dioxyde de carbone, l'épidémie fait plus de victimes dans les quartiers industriels et dans les quartiers pauvres que dans le reste de l'agglomération.

[500] Hospices du Royaume-Uni dont le rôle s'apparente à celui de l'assistance sociale en France.

[501] Thackrah (Charles Turner), *An inquiry into the nature and properties of the blood as existent in health and diseases*, London, Cox &son, 1819, 138 p.

En 1831, il publie son fameux ouvrage[502] sur les risques liés aux métiers, à l'insalubrité et au manque d'hygiène de vie [50]. Certes Ramazzini avait déjà

En 1831, il publie son fameux ouvrage[503] sur les risques liés aux métiers, à l'insalubrité et au manque d'hygiène de vie [50]. Certes Ramazzini avait déjà rédigé un ouvrage similaire et C.T. Thackrah le cite souvent, mais les conditions de travail sont maintenant métamorphosées par la révolution industrielle. Dans ce document, à l'écriture sobre et à la lecture aisée, il décrit cent soixante-dix-neuf professions différentes et souligne le fait que les maladies et accidents sont plus fréquents dans les grandes manufactures que dans les plus petites ou chez les artisans. Son approche est moderne, propose des moyens de prévention et traite non seulement des pathologies par type d'activité, sans jamais oublier l'aspect psychologique, mais aussi les conditions de travail inhumaines des ouvriers. Il propose également une approche sociale d'hygiène et de salubrité publique. Il divise d'abord son ouvrage en quatre grandes classes : les opérationnels, les voyageurs commerciaux, les marchands et dirigeants de manufactures, les rentiers qu'il qualifie de « bons vivants », et les intellectuels.

Son ouvrage est structuré en fonction des lieux de travail :

- intérieur/extérieur,
- bien ventilés/confinés,
- contenant des poussières, des odeurs, des gaz/de l'air frais,
- humides/secs (degré d'hygrométrie),
- chauds/froids,
- connaissant des changements brusques de température/une température constante même chaude ou froide,
- suffisamment/insuffisamment spacieux,

et des conditions d'exercice des métiers :

- niveau d'activité physique,
- charges lourdes,
- horaires de travail,
- postures,
- saleté,
- etc.

Il adopte la même méthodologie approfondie pour toutes les activités y compris celles des étudiants, écoliers et collégiens.

---

[502] Thackrah (Charles Turner), *The Effects of Arts, Trades and Professions and of Civic States and habits of living on Health and Longevity with suggestions for removal of many of the agents which produce disease and shorten the duration of life*, London, Longman & Cie, 1832, Second edition, greatly enlarged, p. 91.

[503] Thackrah (Charles Turner), *The Effects of Arts, Trades and Professions and of Civic States and habits of living on Health and Longevity with suggestions for removal of many of the agents which produce disease and shorten the duration of life*, London, Longman & Cie, 1832, Second edition, greatly enlarged, p. 91.

Il commence par prouver grâce à un tableau de mortalité que « *la durée de vie est considérablement plus faible dans la partie ouest de la ville, district dans lequel se trouvent les manufactures, que dans les autres parties du Yorkshire*[504]. »

> *The late. Mr. Thackrah, of Leeds, whose decease must be deplored as a great loss to this portion of medical science, was the first to attempt an original work on the subject in England, where, above any other country, such enquiries are needed, and may be advantageously pursued, since our island may be esteemed the workshop of the world.*
>
> Joseph Barnard Davis, *A Popular Manual of the Art of Preserving Health; embracing the subjects of diet, air, exercises, ... occupations, bathing, clothing, ventilation*, London, Chittaket and co., 1886, chap. VII.

Il met en regard le besoin d'une richesse après laquelle chacun semble courir et le prix à payer pour l'obtenir : « *la richesse est bénéfique ou néfaste selon son utilisation. Mais je parle ici de la santé de cinquante mille personnes, qui passent leur vie dans les manufactures de Leeds et de ses environs, ou ont des professions qui en découlent ou en dépendent. Et je demande si ces cinquante mille personnes jouissent de cette vigueur du corps qui reste leur bien inaliénable et sans lequel tous les autres avantages sont comparativement sans valeur. Je demande : la durée de la vie est-elle aussi longue ici que dans les districts agricoles*[505] ? ». C'est lui qui donne les chiffres : **la réponse est non ;** et il insiste : « *ce sont 450 personnes par an qui meurent du fait du travail et non d'une vieillesse naturelle*[506]. »

Outre les métiers anciens comme les tanneurs, potiers, cordonniers, gens de maison, il étudie particulièrement le travail dans les manufactures, les processus de fabrication et chacun des métiers exercés. Son jugement s'appuie sur des données factuelles comme la température de la pièce, le degré d'hygrométrie, la capacité pulmonaire (volume d'air expiré), le tour de poitrine, la taille, la corpulence et les dires des personnes examinées sur leur mode de vie (boisson, repas, exercice physique, temps de sommeil), leurs douleurs, leurs plaintes, etc. L'analyse des décès du district lui permet d'y associer une espérance de vie.

---

504 *Ibid.*, p. 10.
505 *Ibid.*, pp. 7- 8.
506 *Ibid.*, p. 11.

Il met en lumière les maladies professionnelles de son époque, comme celles dues à l'usage des peintures dans le bâtiment ou liées aux poussières et impliquant un besoin de ventilation dans les usines. Il étudie, en particulier, les travailleurs des filatures de coton, les mineurs et le travail des enfants dans les usines. Très engagé, il s'insurge contre les conditions de travail des enfants et des ouvriers en général.

The employment of young children in any labour is wrong ... No man of humanity can reflect without distress on the state of thousands of children, many from six to seven years of age, roused from their beds at any early hour, hurried to the mills, and kept there, ... in an atmosphere impure, not only as the air of a town, not only as defective in ventilation, but as loaded also with noxious dust.

Thackrah (Charles Turner), *Op. cit.*, p. 65.

Ses conclusions sont sans appel : « *la destruction, année après année dans le comté de Leeds, de 450 personnes ne peut être considérée, par tout homme de bonne foi, comme une donnée insignifiante. Les problèmes de santé, les maladies incurables et le vieillissement prématuré qu'il soit physique et mental des neuf dixième des survivants ne peuvent être considérés comme insignifiants. Assurément, un examen de l'état de nos manufactures a longtemps été exigé, tant par l'humanité que par la science*[507]. »

Ses explications sont en général brèves et certaines de ses conclusions hâtives. Ainsi en est-il de la décomposition de matières animales et végétales (risques biologiques) dont il déclare qu'elle est bonne pour la santé, du travail de nuit (qui entraîne des cancers du sein entre autres) et du travail posté qu'il déclare inoffensifs, comme le seraient, d'après lui, un certain nombre de poussières ou matières (tabac, poussières de laine, ...) et globalement, se basant sur les déclarations des ouvriers, il omet nombre de risques ayant un effet long terme.

Il nous parle de métiers pour lesquels les risques étaient certainement jusqu'alors, ignorés, comme ce boutiquier[508], dont il décrit le quotidien uniforme et pernicieux : « *Debout derrière son comptoir, ou assis dans une sombre arrière-boutique, les yeux rivés sur l'extérieur, à la recherche de clients, il prend ses repas pendant les temps morts ,* passe *la journée entière sur le qui-vive, sans aucune activité physique réelle, ferme la devanture à dix heures, puis range les marchandises jusque onze, douze heures...Le temps qu'il fait, les saisons lui sont indifférents...*Ces marchands *négligent leur*

---

[507] Cleeland (J.) and Burt (S.), *Charles Turner Thackrah: a pioneer in the field of occupational health*, Leeds, UK., Occup. Med, 1995, Vol. 45, No. 6, p. 292.
[508] Thackrah (Charles Turner), *Op.cit.*, pp. 117- 119.

santé. Semaine après semaine le temps s'écoule ... Ils ne font aucun sport. Ils détruisent leur santé, non par des attaques directes, mais par le manque d'attirance pour les divertissements, et les exercices physiques... Maladifs tout au long de leur vie, ils meurent prématurément ».

Les voyageurs de commerce ne sont pas épargnés ! Thackrah insiste : ils ont un métier sain et sans risques, mais ils détruisent leur santé par leurs vices. Jamais ivres, ils boivent sans arrêt et ne peuvent travailler plus de vingt années. Ils ont des maux de tête, l'estomac et le foie en mauvais état, ont des crises d'apoplexie, souffrent d'hydropisie et finissent par mourir en pleine fleur de l'âge[509].

Les responsables des manufactures ne sont pas oubliés non plus. Non seulement ils respirent les émanations des usines mais ils choisissent un lieu de résidence aussi proche que possible de leur travail, là où les exhalaisons néfastes persistent. Ils réduisent ainsi à néant l'exercice bienfaiteur d'une marche qui aurait été rendue nécessaire pour aller travailler. Ils occupent souvent leurs dimanches à faire des affaires dans le voisinage. Pressés par le travail, ils mangent trop vite, réfléchissent et travaillent en mangeant, sacrifiant ainsi l'opération de digestion au profit de calculs, spéculations et négociations. L'estomac est le premier organe atteint.

Mais ce que Thackrah retient en premier lieu chez ces hommes, c'est l'anxiété.

Il la décrit et en dénonce longuement les causes et les méfaits : « *La civilisation a changé notre mode de pensée et nos corps. Nous vivons dans une excitation perpétuelle et artificielle. Nos muscles ont perdu le plaisir de bouger, notre système nerveux est abîmé par l'hyperactivité... Nous pouvons affirmer, sans aucune hésitation que l'utilisation démesurée de l'esprit, les soucis, l'anxiété, les déceptions financières, diminuent les capacités physiques et entraînent un vieillissement prématuré... Tous les moralistes nous ... rappellent l'inutilité et la vanité des hommes riches. Le sujet est banal et rebattu, cette vérité est reconnue, approuvée puis oubliée*[510] ».

Cet adage n'a rien perdu de sa force et de sa pertinence en ce vingt et unième siècle.

Les intellectuels : libraires, comptables, avocats, clercs, écrivains, etc. sont décrits comme des sédentaires vivant dans des atmosphères confinées, ne pratiquant pas de sport, et souffrant alors de problèmes de digestion et d'une mauvaise circulation sanguine.

Il dépeint longuement deux situations de travail qu'il connaît particulièrement bien : celle des étudiants que l'ambition entraîne vers des troubles mentaux, du surmenage et des crises d'épilepsie. Il fait un focus particulier sur les étudiants en médecine qui risquent régulièrement leur vie notamment lors des dissections ; et celle des médecins qui après des études

509 *Ibid.*, p. 137.
510 *Ibid.*, p. 122- 123.

difficiles sont surmenés et rongés d'anxiété suite à leur responsabilité. Leur espérance de vie, dit-il, est courte. Savait-il que sa propre mort, à l'âge de 38 ans, ferait encore baisser ces statistiques ?

Le succès énorme de son livre, tant en Angleterre qu'aux Etats-Unis, le conduit à une deuxième édition dès 1832[511], année de sa mort.

Au long de nombreuses pages, il promeut l'hygiène publique, la nécessité que chacun a de se laver régulièrement, de faire du sport, de dormir suffisamment, de manger sainement. Sa totale implication comme son féroce combat contre l'alcoolisme et le travail des enfants contribueront à la création de la médecine du travail, en tant que discipline et à la ***loi sur les Manufactures (Factory Act) de 1833.***

John Henri Bell : un pionner se bat contre la maladie du charbon

En 1832, année où disparaît le docteur Thackrah, nait John Henry Bell [512] (1832, 1906), à Bradford, grosse bourgade du Nord de l'Angleterre. Dédiée aux manufactures de laine, Bradford comptait alors de nombreux travailleurs artisanaux. Elle était connue pour son marché rural jusqu'à ce que s'y installent trente-huit manufactures produisant de la laine peignée et soixante-dix autres dans les faubourgs faisant de la ville, au milieu du siècle, la capitale mondiale de la laine peignée.

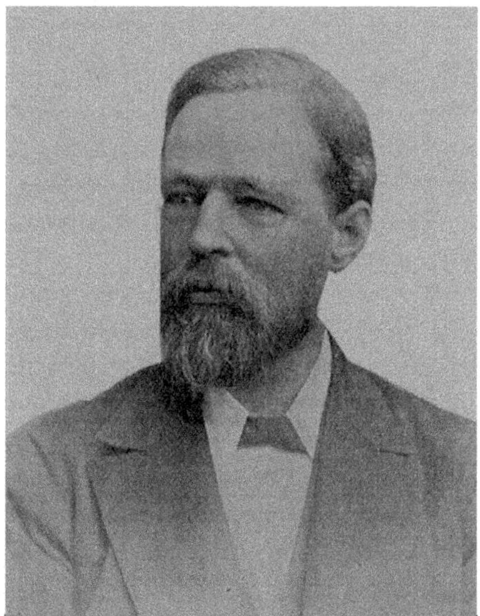

Fig. 55. John Henri Bell.
Photo incluse dans une nécrologie du *British Medical Journal*, 1906
Creative Commons Attribution 4.0

Riche de 100 000 habitants, la ville fournit aussi le quart de la production de charbon (quarante-six mines) et de fer de l'Angleterre.

Enfant précoce, John Henry Bell commence ses études de médecine à quatorze ans, en tant qu'apprenti auprès d'un praticien de Bradford. A

---

[511] Thackrah (Charles Turner), *Op. cit.*, 1832, 260 p. https://archive.org/details/b28041550

[512] Fig. 55. John Henri Bell, Photo incluse dans une nécrologie du British Medical Journal, 22 Septembre 1906, page 735, Creative Commons Attribution 4.0, International (CC-BY-4.0). Via Wikimedia Commons. https://commons.wikimedia.org/wiki/File:John_Henry_Bell_(1832-1906).jpeg

vingt ans, il rejoint l'université de Leeds, située à 14 kms de là et obtient son diplôme en seulement deux années. Il revient ensuite s'établir à Bradford et fonde avec d'autres associés le « Royal Eye and Ear Hospital », dans lequel il exerce ses talents de chirurgien.

A Bradford, la situation évolue vite. Alors que se diffuse rapidement le livre de Charles Thackrah qui considère que : « *les cardeurs de laine sont parfois gênés par la poussière... qui se dégage quand on sépare la toison de la peau mais cela ne produit aucun effet nocif sur la santé.* [513.]» et que ce métier est donc sain, d'étranges maladies mortelles apparaissent : « *Jusqu'en 1837, lorsque l'alpaga et le mohair étaient importés du Pérou et de l'Asie mineure, ... aucune maladie spécifique n'avait été décelée en rapport avec la laine. Dix ans plus tard, suite aux décès récurrents des cardeurs de laine, ces matières ont été suspectées d'être la cause de cette maladie spécifique, rapide et mortelle... Tant que ces morts se succédaient à plusieurs mois d'intervalles, elles ne soulevèrent pas d'inquiétude mais lorsque plusieurs cardeurs moururent en quelques semaines, ... la peur grandit tandis qu'aucune explication n'était trouvée sur la nature de cette maladie, les soins à apporter ni même un moyen de prévention à utiliser*[514]. »

Tout bascule le 27 février 1878, lorsqu'un communiqué lettre paraît dans le journal local[515] : « *En un mois, trois cardeurs de laine sont morts d'un empoisonnement du sang alors qu'ils travaillaient dans le même atelier d'une usine située sur la route de Manchester. Sans doute est-il inévitable que des morts occasionnelles soient causées par le maniement de laines étrangères mais trois morts successifs font supposer que soit la laine, soit l'atelier sont réellement néfastes à la santé*[516]. »

Bell assiste à l'autopsie des cadavres et en conclut que l'état des poumons ne correspond pas à un problème de fibres ou de poussières. S'appuyant sur les découvertes de Robert Koch, il en déduit qu'il s'agit du charbon et préconise des moyens de prévention qui ne seront pas suivis.

Trop cher, trop compliqué ...

Il fallut attendre deux années et un mort de plus pour que J. H. Bell écrive sur le certificat de décès : *mort du charbon par suite de la négligence de l'employeur pour non désinfection de la laine*[517]. La justice intervient rapidement et prescrit un nombre important d'obligations au travers des « Bradford rules » (voir tome IV). Les travailleurs, les chefs d'entreprise, les médecins locaux s'asseyent alors autour d'une table et écrivent un guide de recommandations.

---

[513] Thackrah (Charles), *Op. cit.*, p. 47.

[514] Fee (E.), Brown (T.H.), *John Henry Bell: occupational anthrax pioneer*, USA, 2002, American Journal Public Health, n° 92, p. 756.

[515] the Bradford Observer

[516] Eurich (F. W), *The history of anthrax in the wool industry of Bradford and its control*, 1926, Lancet 1:57, pp. 105- 109.

[517] Fee (E.), Brown (T.H.), *Op. cit.*, p. 756.

Cette modalité de travail permettant d'obtenir une entente tripartite autour de la prévention est toujours considérée comme l'une des meilleures aujourd'hui !

Durant les années suivantes, Bell prouve que les poils de chameau et beaucoup d'autres laines étrangères, sèches et sales sont en général infectées et que le charbon, peut être transmis par inhalation de poussières contenant des germes[518]. Il propose des moyens de prévention : repérer, parmi les peaux en provenance de l'étranger, celles dont la toison est desséchée, abîmée, les mettre à l'écart et les désinfecter à la vapeur.

John Henry Bell et sa lutte contre le charbon sont significatifs du long et difficile combat pour donner à la prévention sa place nécessaire.

Edward Headlam Greenhow et John Thomas Alridge mettent en lumière les dangers encourus par les mineurs ainsi que la silicose des potiers

Edward Headlam Greenhow [519] (1814, 1888), fils de médecin, naît à Northfield, ville anglaise située sur la rivière Tyne, et suit ses cours de médecine à Edimbourg puis Montpellier avant de s'installer avec son père dans la ville natale de ce dernier. Dix-huit ans plus tard, il suit les cours du King's College et obtient le grade de médecin expert. Il fait, entre autres, des conférences sur l'hygiène publique à l'hôpital Saint Thomas de Londres [520] et, en fervent adepte de l'épidémiologie[521], utilise facilement les statistiques.

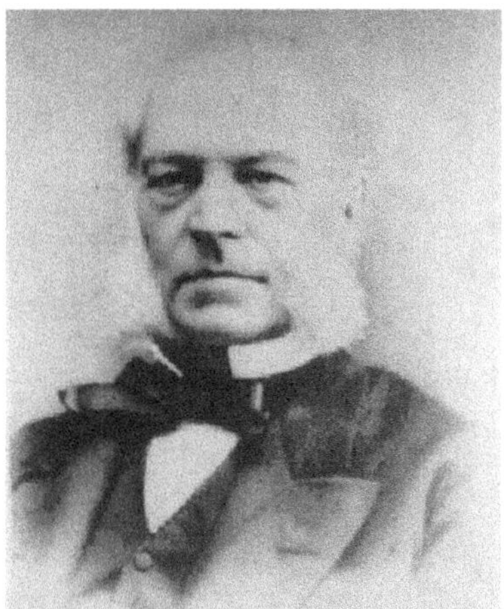

Fig. 56. Edward Headlam Greenhow
Via Creative Commons
Est dans le domaine public

[518] Bell (John Henry), *Anthrax and the Wool Trade*, may 2002, American Journal of Public Health, n° 92 (5), p. 754- 757.

[519] Fig. 56 - Edward Headlam Greenhow, médecin-chef de l'hôpital Middlesex et premier maître de conférences en santé publique de Grande-Bretagne. Cette œuvre est dans le **domaine public** dans son pays d'origine et dans d'autres pays et zones pour lesquels le droit d'auteur a une durée de vie de 100 ans ou moins après la mort de l'auteur. https://commons.wikimedia.org/wiki/File:EH_Greenhow.gif

[520] Allen (E.W.) & al., *Obituary of Dr E.H. Greenhow*, Journal of Public Health, Vol. 1, 1889, E.C., pp. 277- 278.

[521] Greenhow (Edward Headlam), *On the study of epidemic diseases: illustrated by the pestilences of London,* Epidemiological Society, 2 novembre 1857, pp. 77- 100.

Fig. 57 - Hommes, femmes et enfants travaillant dans les mines anglaises

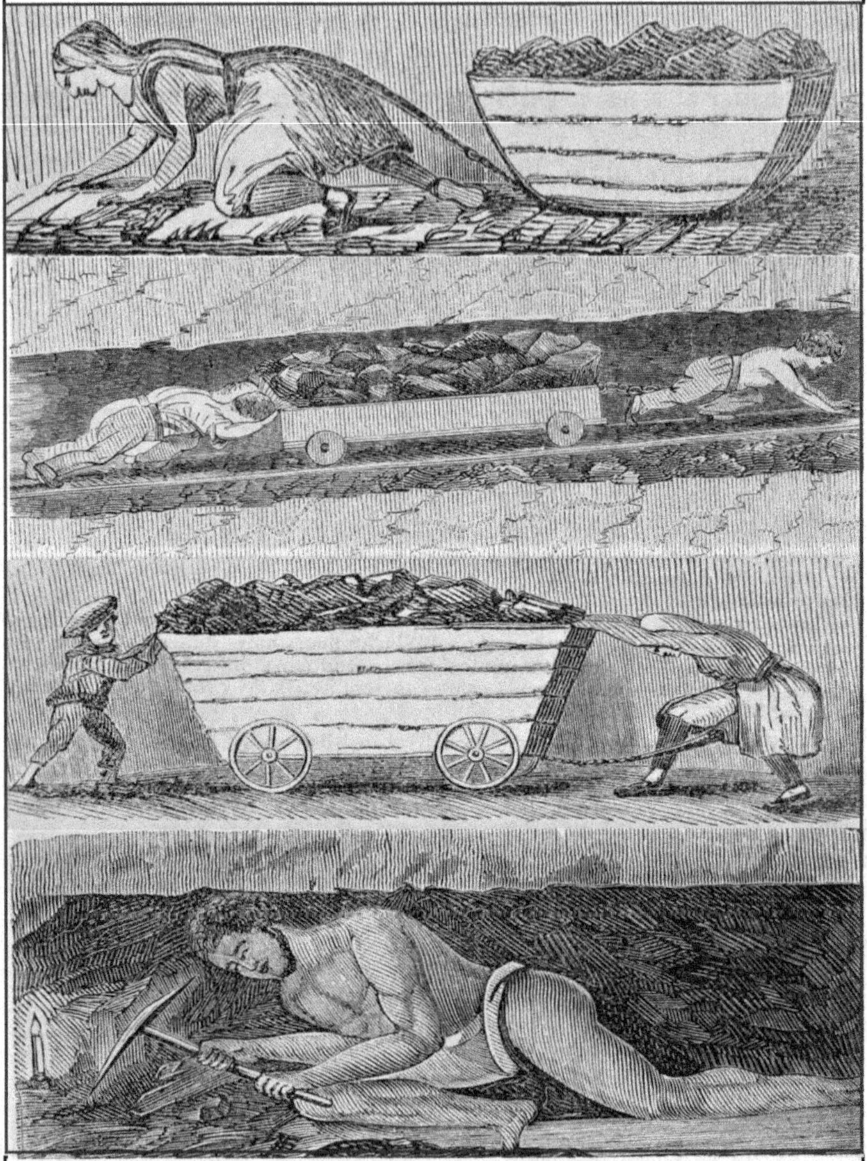

Composition graphique à partir d'images scannées extraites de l'ouvrage *Great Britain Commissioners for Inquiring into the Employment and Condition of Children in Mines and Manufactories, The condition and treatment of the children employed in the mines and collieries of the United Kingdom carefully compiled from the appendix to the first report of the Commissioners with copious extracts from the evidence, and illustrative engravings*, London, William Strange, 1842. De haut en bas, pp. 51, 47, 1.
C. Montagnon, 2025.

C'est lors d'une analyse de ce type, en étudiant les données de mortalité obtenues dans trente-trois districts industriels de l'Angleterre au travers des recensements organisés depuis 1801, qu'il fait un constat embarrassant : les tuberculoses et autres maladies pulmonaires qui entraînent, dans les comtés de Stoke et Wolstanton spécialisés dans la fabrication de céramiques, des taux de mortalité largement supérieurs à la moyenne anglaise !

Il fait part de ces résultats [51] ***au docteur Simon***, médecin conseil auprès de l'Office national de la santé, qui lui demande l'autorisation de présenter ces conclusions à ses membres, ce qu'il fait en Juin 1858. Ce dernier plante le décor dès le début de sa présentation : « *J'ai l'honneur de vous présenter un mémoire qui explique de quelle très remarquable manière les vies humaines sont gaspillées en Angleterre*[522]. » Et il poursuit en mettant en exergue les inégalités devant la mort. De nombreuses maladies sont présentées, dont les épidémies (choléra et autres diarrhées, typhus et autres fièvres) qui, déjà mortifères pour tous, font encore plus de ravages dans les régions industrielles[523].

Les maladies respiratoires sont au cœur du sujet. Elles tuent 100 000 anglais par an (dont la moitié de tuberculose), ce qui correspond à pratiquement 25% des morts totales. Greenhow consacre cinquante-trois pages de son rapport à ces maladies pulmonaires. Et il précise, chiffres à l'appui, que la répartition de ces morts n'est pas égale sur le territoire : « *hommes et femmes sont attirés par l'industrie manufacturière et, toutes choses égales par ailleurs, leurs taux de mortalité respectifs par tuberculose sont augmentés dans la même proportion*[524] ». Il apporte donc des preuves chiffrées sous forme de tableau montrant les valeurs extrêmes obtenues[525] :

Tuberculose chez les femmes	Maladies pulmonaires (hors tuberculose) chez les hommes	Maladies infectieuses chez les enfants	Convulsions chez les enfants	Maladies pulmonaires chez les enfants
De 229 à 588	**De 66 à 869**	**De 694 à 2149**	**De 280 à 3882**	**De 213 à 2897**

Fig. 58 - © C. Montagnon. Statistiques de maladies professionnelles. D'après E-H Grenhow : *Plages représentant les taux de mortalité annuels suite de maladies qui dans une certaine mesure sont inévitables, mais dont la gravité ou la fréquence peuvent être contrôlées par de bonnes dispositions sanitaires.* E.H. Greenwood, Op.cit., p. XXXV.

---

[522] Greenhow (Edward Headlam), *The Results of an Inquiry into the different Proportions of Death produced by certain Diseases in different Districts in England*, Londres, Communication to the General Board of Health, 1858, p. 1.
[523] *Ibid.*, pp. X- XXI.
[524] *Ibid.*, p. XXIII.
[525] *Ibid.*, p. XXXV.

Son étude repose sur l'examen de cent cinq districts sur la période s'étalant de 1848 à 1854 : « *Les nombres de morts de chaque district durant cette période ont été additionnés par âge, la population de 1851 ayant été utilisée comme diviseur* [526] » et présente les résultats obtenus pour les maladies pulmonaires, les affections contagieuses, le typhus et le croup ; les maladies nerveuses, les apoplexies, rhumatismes, furoncles et érythèmes.

Ce rapport, uniquement fondé sur des statistiques, pêche par le manque de vérifications sur site. Aussi, l'Office national de la santé, après avoir décidé de consacrer l'année 1859 aux diarrhées, choisit les maladies du poumon en 1860 et en confie l'étude aux bons soins du docteur. Celui-ci cherche alors les éléments qui ont causé ces effets morbides et rend ses conclusions sur les maladies pulmonaires qui sont présentées puis publiées [52] dans un quatrième rapport en 1862[527]. Ville après ville[528], il décrit l'ensemble des activités qui y sont exercées, les conditions de travail, les risques professionnels repérés, les maladies recensées ou exposées et met en lumière toutes les industries pouvant être nuisibles [529]. Il en déduit que : « *Les conditions directement liées aux maladies pulmonaires sont l'inhalation d'une poussière constituée de particules fines de métal ou de grès et des poussières provenant des matériaux utilisés dans la fabrication de moules pour la coulée des métaux, de la nacre, de l'oxyde de zinc, du charbon, de la pierre, de la suie, de la laine ou du coton. Sont aussi concernées les inhalations d'acide carbonique ou autres gaz impropres à la respiration ainsi que les fumées provenant de la combustion des armes à feu, de la poudre ou du métal, comme c'est le cas pour les mineurs*[530]. »

Il met ainsi en exergue les problèmes majeurs des mineurs exposés à de multiples risques, tous mortels; des travailleurs des usines textiles ainsi que des ouvriers des usines de porcelaine utilisant de la poudre de silice pour amenuiser sa porosité et la blanchir. Il préconise en premier lieu d'installer une ventilation dans tous les lieux de travail grands ou petits, de limiter au maximum les écarts brusques de température, d'éviter le travail sédentaire

---

526 *Ibid.*, p. 21.

527 *Public health: fourth report of the medical officer of the privy council with appendix* (presented pursuant to Act of Parliament), London, The House of Commons, communication made in 1861, 11 April 1862, 195 p.

528 Trente villes au total: Blackburn, Bradford, Bromsgrove, Coventry, Hinckley, Leeds, Leek, Leicester, Macclesfield, Melksham, Merthyr Tydfil, Newport Pagnell, Nottingham, Pateley Bridge, Penzance, Preston, Radford, Redruth, Reeth, Sheffield, Stroud, Towcester, Tring et Wolverhampton.

529 Travail du coton, de la soie, du lin et de la laine, horlogerie, confection de bonneterie, tresse de paille, dentellerie, mines d'étain, de cuivre, de charbon, de plomb, de fer, fonderies et industries métallurgiques, fabrication de bibelots à partir de cailloux, coquillages, ivoire, corne, bois et gutta percha.

530 Fourth report of the medical officer of the privy council, *Op. cit.*, pp. 186- 187

particulièrement pour les femmes et d'éviter les positions contraignantes comme celle subie par les horlogers de Coventry[531].

Son ouvrage contient également une étude complète sur le problème aigu des maladies pulmonaires chez les enfants car beaucoup en meurent dans leur jeune âge. Il met en cause les conditions dans lesquelles ils sont gardés en l'absence de leur mère, obligée de travailler : ils sont peu nourris et souvent calmés à l'aide d'opiacées[532].

Greenhow est entendu sur de nombreux points : les Factory Act de 1864 étendent leurs préconisations aux manufactures de porcelaine, à la fabrication d'allumettes Lucifer, à la fabrication de capuchons et cartouches à percussion. Cependant, le danger de la silice ne sera pas retenu, bien qu'il soit tout de même déclaré que les « *travailleurs des ateliers de brossage des manufactures de porcelaine de chine ne manquent jamais de devenir asthmatiques*[533] ». Il faudra encore attendre pour la reconnaissance de ce risque aux effets long terme.

John Thomas Arlidge, médecin - inspecteur

Lui aussi fils de médecin, [53], [54] ***John Thomas Arlidge*** (1822, 1899) voit le jour à Chattam, dans le Kent. Après ses premières classes, il est envoyé en apprentissage chez un médecin de Rochester puis complète ses études à Londres au King's college. Afin de se spécialiser en psychiatrie, il assiste ensuite aux cours de l'Hansel Insane Asylum[534], avant d'être engagé au St. Luke's Hospital for Lunatics[535]. Il y abolit l'utilisation de la camisole et l'enchaînement des fous.

Mais, voici qu'un jour, il décide de tout lâcher et part faire un voyage de longue durée.

A son retour, il cumule les fonctions de médecin et de psychiatre dans divers hôpitaux et dispensaires. En 1862, année durant laquelle est publié le rapport de Greenhow, un poste, lucratif et très convoité, de **certifying surgeon**[536] lui est proposé à l'hôpital du Nord Staffordshire[537]. Il est important

---

531 *Ibid.*, p. 187.

532 *Ibid.*, p.196.

533 Meikhlejohn (A.), *The successful prevention of silicosis among China biscuit workers in the north Staffordshire potteries*, British Journal of Industrial Medicine 20, n°4, 1963, p. 259. http://www.jstor.org/stable/27721875.

534 Premier asile du comté de Middlesex fondé en 1831, l'hôpital a été construit pour les malades mentaux aux faibles ressources.

535 Fondé en 1751, après le Bethleem Royal Hospital, cet hôpital est la seconde institution de soins psychiatriques de Londres.

536 Nommé par le gouvernement, le certifying surgeon a pour mission la mise en œuvre de la Factory Act de 1848 comme, par exemple, la délivrance d'un certificat médical pour le travail des enfants, le suivi des salariés et la vérification des moyens de prévention dans les entreprises.

537 Le Staffordshire est un comté du centre de l'Angleterre faisant partie de la région des Midlands de l'Ouest. Il est composé des districts de Cannock Chase, East Staffordshire, Lichfield, Newcastle-under-Lyme, South Staffordshire, Stafford, Staffordshire Moorlands,

de noter que cet hôpital était financé aux deux tiers par les employeurs[538], ce mode de financement étant, par ailleurs, généralisé en Angleterre. Il est alors responsable des districts de Fenton, Longton et Stoke, où se situent la grande majorité des faïenceries dites de chine, utilisant la poudre de silice.

Arlidge, bien placé pour cette mission, est assigné à apporter des éléments probants sur le bien-fondé de l'élargissement de la « Factory Act » à l'ensemble des industries de céramique. Sa nouvelle région concentre en effet la grande majorité des usines britanniques de ce type et son poste de médecin à l'hôpital des travailleurs lui permet d'ausculter de nombreux patients, voire de les autopsier[539], et aussi de visiter lesdites entreprises[55].

Il décrit la contrée comme malsaine : le climat y est très humide et même plus froid que celui des régions situées plus au nord et « d*es dizaines de fours dans lesquels la poterie cuit, une multitude de cheminées des chambres d'évaporation des poteries, des cheminées de mines et de ferronneries, et ce qui est pire, des hauts fourneaux des fonderies de fer, crachent constamment une fumée chargée de gaz toxiques, tels que l'acide sulfureux, qui montrent leur nocivité sur la végétation environnante. D'autres sources de contamination proviennent des tas de minerais de fer calcinés sur le sol, et les nombreux fours à briques et tuiles émettent une fumée très dense et suffocante*[540] ». Cette région très industrialisée exploite également des mines de fer et *« la population est, dans son ensemble, essentiellement manufacturière : à l'exception de quelques agriculteurs installés dans le voisinage, elle est composée d'ouvriers dans les domaines de la faïence et du fer et de mineurs, ainsi que de quelques médecins et autres professionnels de la santé, de commerçants, et autres travailleurs nécessaires à la vie d'une population*[541]. »

Arlidge, tout comme Greenhow, dénonce un fort alcoolisme chez les ouvriers dont il dit, par ailleurs, qu'ils sont bien payés. Son inquiétude grandit encore suite à l'installation d'une « *secte observant le sabbath* » qui devient florissante et ne respecte pas une bonne hygiène de vie.

Il connait et dépeint avec précision chacun des postes de travail des manufactures de céramique, les emplois des hommes, des femmes et des enfants, les taux de mortalité et les constats qu'il fait des effets sur la santé de chacune de classes ainsi définies. Et ceux-ci s'avèrent multiples :

Stoke-on-Trent et Tamworth. Les deux villes principales en sont Stafford et Stoke-on-Trent, lieu de résidence du docteur Alridge.

538 Holdsworth (Clare), *Dr John Thomas Arlidge and Victorian occupational medicine*, 1998, Medical History review, n°42, p. 460.

539 Arlidge (John Thomas), *Cases of Paralysis and of cerebral Disease*, London, The Lancet, September 1847, Volume 50, Issue 1255, pp. 297- 298.

540 Arlidge (John Thomas), *On the Sanitary State of the Staffordshire Potteries, with especial reference to that of the Potters as a class, their Mortality, and the Diseases; prevalent among them*, The British and foreign medico-chirurgical review, 1864, 34 (67), pp. 216- 217.

541 *Ibid.*, p. 217.

- les « façonneurs par pressage », masculins, qui *coulent et compriment l'argile dans les moules …* subissent *une forte pression sur la poitrine et l'épigastre, et des interruptions fréquentes du processus respiratoire…* entraînant des malformations du sternum.
- *Les responsables du feu, et de cuisson, …les installateurs de caisses protectrices dans les fours* sont *exposés à une grande chaleur et en même temps à des courants d'air froid tandis que les imprimeurs travaillent aussi sur des poêles presque à feu rouge, dans des ateliers confinés, et dans une atmosphère contaminée par des lithographes et leurs assistant(e)s.*
- *Les plongeurs, occupés à immerger la vaisselle dans un composé contenant du plomb et du borax*[542], sont fortement sujets à *des coliques et des paralysies de plomb à divers degrés.* Ces affections atteignent également *les femmes et les enfants employés comme assistants ... de même que les vitrificateurs.*
- *L'occupation la plus malsaine des femmes est celle que l'on appelle le « décapage », consistant à frotter les petites particules siliceuses qui rendent rugueuse la surface de la poterie après cuisson.*
- *La plupart des autres départements ... sont de caractère sédentaire, et donc principalement préjudiciables à la santé par la posture assise prolongée, par le penchant au-dessus de l'ouvrage, en le pressant aussi parfois contre la poitrine pour le stabiliser, et par le confinement, pendant de nombreuses heures, dans des ateliers trop souvent mal ventilés, et ayant l'air vicié par le souffle de nombreux autres*[543].
- *Etc.*

Ainsi, les dangers de la silice sont de nouveau évoqués, sans succès.

---

[542] Borate de sodium hydraté.
[543] Arlidge (John Thomas), *On the Sanitary State…*, *Op. cit.*, p. 219.

Alridge se dit consterné : non seulement les ouvriers sont hostiles à une ventilation déjà difficile à obtenir des employeurs, mais encore, ils répugnent à voir s'installer une mécanisation qui leur éviterait nombre de tâches pénibles ou dangereuses mais risquerait de leur faire perdre leur expertise, voire leur emploi et leur niveau de revenus. Pourtant les phases du processus au cours duquel les potiers sont notamment en contact direct avec la poudre de silice pourraient être automatisées[544]!

Population totale (plus de 20 ans) Stoke 37 460			Population totale (plus de 20 ans) Angleterre 1 983 558	
Cause de la mort	**Nombre de morts**	**Ratio (pour 100 000 habitants)**	**Nombre de morts**	**Ratio (pour 100 000 habitants)**
Maladie pulmonaire	**155**	**413**	**32 577**	**296**
Consomption	**181**	**483**	**39 622**	**367**
Maladies infectieuses	**58**	**154**	**16 652**	**151**
Maladies cérébrales	**79**	**210**	**24 795**	**225**

Fig. 59 - © C. Montagnon. Comparaison des statistiques de mortalité entre Stoke et l'ensemble de la population britannique par causes. D'après Arlidge (J. T.), *On the Sanitary state ..., Op. cit., p. 224.*

L'originalité du travail d'Alridge repose sur l'utilisation des statistiques de décès conjuguées avec celle des maladies professionnelles obtenues à partir des registres des patients de l'hôpital du Nord Staffordshire montrant également les prescriptions médicales qui y sont faites. Il enrichit ses données par les constats qu'il fait lors de ses visites nombreuses sur site, ce qui lui permet d'affirmer que *les maladies cardiaques et les rhumatismes sont dus aux hautes températures et à leurs changements brutaux*[545].

Les mines sont nombreuses dans la région et ont déjà fait l'objet de réglementations notamment en ce qui concerne le travail des femmes et des enfants. Mais l'avis du docteur sur les risques encourus par les mineurs est catégorique : il pense en effet que si l'on excepte le nombre de morts par accident, ces travailleurs sont d'apparence robuste. Les mineurs « *évitent la sédentarité, bénéficient d'un nombre d'heures de travail inférieur à ce qui est pratiqué dans de nombreux* autres *métiers. Ils sont par ailleurs protégés des*

544 *Ibid.*, p. 220.
545 *Ibid.*, p. 222.

intempéries, bénéficient d'une température relativement stable et reçoivent du charbon gratuit de leur employeurs[546] ». Il précise que la saleté du lieu de travail les incite à se laver et garder un intérieur propre. Et il n'est pas le seul, à cette époque, à penser que le travail des mineurs est « sain ». Il consacre néanmoins essentiellement sa vie à ces deux professions : mineurs et potiers.

Mais, plus qu'à un métier, c'est aux maladies pulmonaires qu'il classe en deux catégories (la tuberculose d'une part, l'asthme et la consomption d'autre part) qu'il déploie une grande partie de son énergie. Il arrive très vite à la même conclusion que Greenhow : ce n'est pas le bacille de la tuberculose qui tue la majorité des travailleurs des mines et des usines de céramique mais bien les particules en suspension dans l'air et en particulier celles de la silice.

En 1864, Alridge, comme beaucoup de « certifying surgeons », se sent incompris dans son rôle par ailleurs disputé par les inspecteurs du travail. Il crée alors l'association des « certifying surgeons », l'ACMO, qui aura un certain succès pendant une vingtaine d'années.

Mais ses idées sont loin d'être partagées : il met souvent en avant la responsabilité de l'ouvrier dans les accidents comme dans les maladies. Il considère que ceux-ci, connaissant les risques et refusant les mesures de prévention prises par l'employeur, ont eux-mêmes choisi de faire un métier à risques pour gagner plus sans être forcément qualifiés pour le réaliser correctement. Il insiste : « *les potiers devraient faire attention à leurs habitudes de vie, en particulier à leur consommation d'alcool ou de thé, porter des vêtements appropriés, s'assurer que les lieux de travail sont bien ventilés et, si nécessaire porter un appareil respiratoire*[547]. » Il considère que les lois doivent rester souples afin de permettre un dialogue entre employeur et employé aboutissant à de meilleures solutions de prévention, rappelle que de trop gros salaires entraînent l'ivrognerie, etc.

Ses rapports aboutiront de fait à des lois qui n'évolueront plus sur le sujet de la silicose et des différentes poussières, au grand dam des syndicats, des services d'assurance des corporations et des médecins.

Alridge, malgré la parution de son livre [548] en 1892, mourra dans l'indifférence générale.

---

[546] Arlidge (John Thomas), *The Hygiene, Diseases and Mortality of Occupations*, London, Percival & al., 1892, p. 271.

[547] Arlidge (John Thomas), *On the diseases of potters and their causes and prevention*, two lectures, delivered by request, at Burslem and Stoke-on-Trent, Hanley, Allbut and Daniel, 1887, p. 7.

[548] Arlidge (John Thomas), *The hygiene*, Op. cit.

Dans son ouvrage sur la préservation de la santé de 1836, ***Joseph Barnard Davis***[549] (1801 –1881), de la Royal Society of Surgeons, consacre un chapitre entier aux métiers et à leurs effets sur la santé, en créant une classification différente de celle de Ramazzini. Il répartit les travailleurs en quatre groupes : ceux qui exercent en extérieur ou en espace confiné, ceux qui sont au contact de substances dangereuses (effets sur la peau ou les yeux), ceux qui subissent de mauvaises postures. Il assortit chacun des constats sur les effets délétères et fait des propositions de mesures.

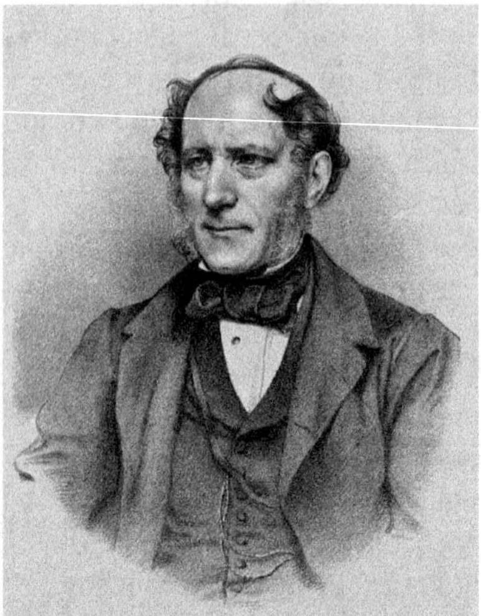

Fig. 60. Joseph Barnard Davis. Lithographie de R. J. Lane. Wellcome Library no. 2397i Photo n° V0001488

Déjà, la médecine du travail est prise en charge par des médecins plus portés sur l'hygiène publique tandis que la santé au travail est soutenue par la réglementation, la législation et une inspection du travail au fort pouvoir.

Le docteur ***James Ph. Kay*** (1804-1877) publie en 1832 un long traité sur l'économie industrielle et les conditions de travail des ouvriers des manufactures de coton[550]. Ce traité, dont s'inspirera le docteur Villermé[551] évoque de nombreux thèmes sociaux, médicaux, hygiénistes et épidémiologistes.

---

[549] Fig. 60. Joseph Barnard Davis. Lithographie de RJ Lane. Réf. R. Burgess, Portraits de médecins et de scientifiques au Wellcome Institute, Londres 1973, n° 769.1. Wellcome Library n° 2397i., Numéro de photo : V0001488, Sous License Creative Commons 2.0 https://creativecommons.org/licenses/by/2.0/deed.en https://wellcomeimages.org/indexplus/image/V0001488.html

[550] Sir Kay-Shuttleworth (James Phillips), *The moral and physical condition of the working classes employed in the cotton manufacture in Manchester*, Londres, James Ridgway, n°169, 81 p.

[551] Jumeau (Alain), *L'Angleterre victorienne : Documents de civilisation britannique du XIXe siècle*, Paris, Presses Unitaires de France (PUF), 2015, chap. 2.

Conclusion

Transformée très tôt par la première révolution industrielle, l'Angleterre, dont la première loi sur le travail date de 1802, protège avant tout les enfants, et ceux qui sont exposés aux risques liés aux espaces confinés (mines, ateliers sans aération, etc.).

Son système est basé sur la force des lois et porté par des inspecteurs du travail, aux pouvoirs importants, et en nombre suffisant pour agir efficacement. Les médecins ont des prérogatives dont les contours semblent plus flous ce qui mène à des controverses. Pourtant les batailles entre chirurgiens, anatomistes et médecins se sont calmées grâce à la reconnaissance des diverses spécialités.

Cependant, pour s'exprimer devant la chambre des Lords, il faut y être convié, et, généralement passer par un inspecteur du travail. Ces derniers font régulièrement des rapports complets sur les dossiers et les districts qui leur sont confiés : statistiques de sinistralité, état des manufactures, respect des lois. Les médecins libéraux ou hospitaliers connaissent bien les populations et leurs maladies mais sont rarement en accord avec le rôle des « certifying surgeons » ou avec celui des médecins d'entreprise, salariés par les employeurs[552].

En Angleterre, cette période est caractérisée par l'importance des lobbys des employeurs et des commis de l'état, et par le rôle des médecins qui apportent les éléments techniques en soutien des intérêts des uns ou des autres.

En termes de santé au travail, l'influence de l'Angleterre sur ses colonies est considérable. Son approche de la prévention des risques professionnels, basée avant tout sur la législation et la répression des infractions, a un impact important sur la gestion de la santé et de la sécurité au travail, tant sur les futurs États-Unis d'Amérique que sur l'ensemble des pays du Commonwealth (voir tome IV).

Sur les bases d'une épidémiologie encore balbutiante, la médecine élargit ses investigations, associe diagnostic médical et études statistiques et élabore quelques premiers moyens d'endiguer les maladies.

Si la première révolution industrielle commence en 1760 en Angleterre, il faudra attendre près d'un siècle pour que la Belgique, la France et la Suisse connaissent une révolution similaire et soient, encore plus tard, suivies par l'Allemagne, les USA et le Japon, et enfin par la Russie.

---

552 Gray (Robert), *Medical men, industrial labour in the state in Britain 1830-1850*, Social History, 16 Janvier 1991, pp. 19- 43.

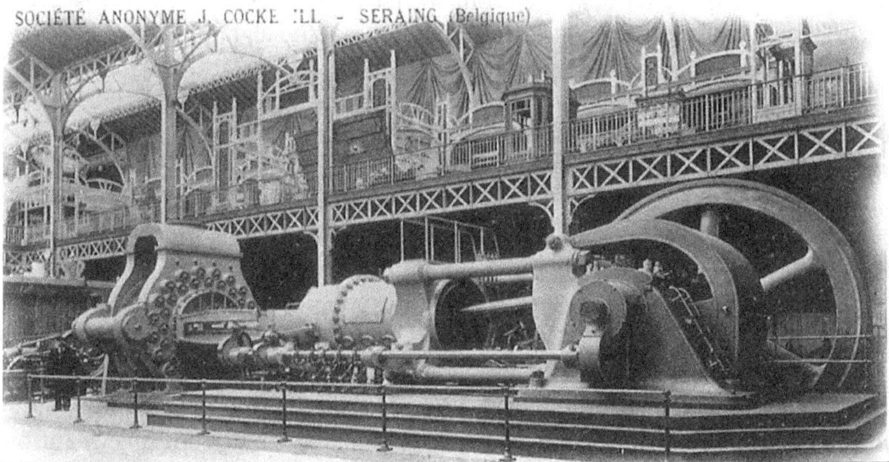

Fig. 61– Machine soufflante S.A. John Cockerill de 158 tonnes avec un seul cylindre développant une puissance de 600 chevaux, grand prix à l'Exposition universelle de 1900 à Paris.
Carte postale exposition universelle paris, 1900
Cette œuvre est dans le domaine public y compris aux États-Unis car elle a été publiée avant le 1er janvier 1927.
Via wikimediacommons.
http://exposition-universelle-paris-1900.com/Image:BAL06DPAV08A.jpg

Une Belgique restructurée et pionnière dans l'industrie du textile

Ce pays est le résultat de nombreuses batailles et revendications, qui ont duré des siècles durant [56]. Après les multiples révolutions qui ont ébranlé les états qui la constituaient, l'ont restructuré, redétruit, ses différentes composantes sont de nouveau l'objet de deux révolutions, l'une liégeoise, l'autre brabançonne. Ces dernières ont abouti, en 1790, à la création de mini-états réunis dans la confédération des Etats Belgiques Unis. Période de courte durée puisque la France l'annexe très peu de temps en 1792 et de nouveau de 1794 à 1814 avec les Pays-Bas.

La révolution industrielle se manifeste surtout en Wallonie, région riche en houille, en fer et autres minerais. Cette région a, depuis des siècles, développé une vraie technicité de transformation du fer, puis de l'acier. Autant d'atouts qui attirent un certain William Cockerill, anglais devenu expert en machine textile, qui décide de tenter sa chance en dehors de sa région du Lancaster.

C'est donc en Wallonie, déjà spécialisée depuis des siècles dans le travail de la laine, qu'il passe contrat pour la fourniture de machines qu'il appelle *assortiments*. Composées d'une machine à drousser, d'une machine à carder, d'une à filer gros et de quatre à filer fin, elles permettent de démultiplier la production[553]. Le succès est grand et, bientôt, la région surfe sur les nouvelles possibilités offertes par la mécanisation du secteur.

La révolution industrielle commence donc dans l'Ourthe, en 1801, et porte bientôt la Belgique au deuxième rang mondial après l'Angleterre. Car les machines de William Cockerill ont de multiples qualités : elles sont robustes, permettent de réduire notablement le nombre de personnes à employer pour obtenir un résultat de qualité identique et régulier (et donc les frais de production) et offre un retour sur investissement défiant toutes les statistiques[554].

Mais d'un point de vue social, le déploiement de ces innombrables usines augmente l'emploi de personnes de plus en plus jeunes : pas besoin d'une longue pratique pour maîtriser les processus mais d'une certaine force musculaire pour *manœuvrer des machines lourdes et puissantes*[555] … Les ouvriers sont donc surtout des hommes tandis que le travail des enfants s'amplifie, et ce dès leurs cinq ans. On prendra comme exemple le cas des fileurs de la fabrique de drap de Monsieur Biolley qui, sur 87 ouvriers

[553] Gayot (Gérard), *La classe ouvrière saisie par la révolution industrielle à Verviers, 1800-1810*, Paris, Revue du Nord, n°347, 2002, pp. 633- 634. https://www.cairn.info/revue-du-nord-2002-4-page-633.html.
[554] *Ibid.*, p. 637.
[555] *Ibid.*, p. 656.

dénombrés en 1804, comptait huit enfants âgés de cinq à neuf ans, et 84% d'ouvriers de moins de vingt ans[556].

La population ouvrière de Gand explose. Devant une telle opportunité financière, les investisseurs s'engouffrent et créent de très petits logements insalubres, accolés le long de ruelles étroites et sales. Les ouvriers, belges et émigrés, s'entassent avec leur famille dans ces nouvelles cités ouvrières[557].

Pour plus de disponibilité de la main d'œuvre, des dortoirs non chauffés sont construits et la literie fournie, notamment près des mines mais aussi des industries textiles, ce qui permet d'avoir les ouvriers à portée de main. Ainsi, l'établissement peut augmenter les cadences et tourner à plein régime.

Peu à peu, les artisans qui filaient chez eux partent à l'usine ou, et c'est la majorité chez les femmes, se retrouvent sans travail. D'autant que de nombreux immigrés accourent devant ce nouveau gisement d'emploi.

Après le congrès de Vienne, qui rattache la Belgique au royaume de Hollande, ce qui entrave notablement ses accès à la mer, c'est encore un Cockerill (son fils John) qui investira et produira les rails et les locomotives sillonnant les voies ferrées et permettant ainsi à la Belgique de mieux gérer le transport des marchandises dans un pays enclavé.

En outre, la Belgique est riche de nombreux bassins houillers, nécessaires aux industriels.

En termes de conséquences, les résultats ne sont pas différents en Belgique de ce qu'ils étaient en Angleterre : travail des enfants, augmentation des populations en ville, insalubrité, déplacement des lieux de travail du domicile à « l'usine », mécanisation des tâches accompagnée de nouveaux accidents sans véritable suppression d'une pénibilité simplement déplacée. Nouvelles maladies professionnelles venant s'ajouter à celles qui préexistaient. Les mêmes causes entraînent bien les mêmes effets qu'en Angleterre.

Les médecins et la misère ouvrière

Alors, comme en Angleterre, et s'appuyant sur les écrits de leurs confrères, plusieurs médecins dénoncent la misère des ouvriers et déclarent que celle-ci est, en outre, responsable de nombreuses maladies.

Adolphe Burggraeve (1806, 1902), [57] né à Gand au sein d'une famille de notables, est un élève brillant, curieux de tout. Il passe sa thèse de médecine en 1828 (sur la syphilis), puis étudie l'anatomie, la zoologie, se lance dans la médecine dosimétrique ... Il occupe une bonne partie de son temps à la conception d'une cité ouvrière « modèle » censée répondre aux problèmes d'hygiène et de salubrité et à la promotion de cette solution. Il passera toute sa vie à Gand où il s'éteindra à l'âge de 96 ans.

---

[556] *Ibid.*, p. 650.

[557] Viaene (Patrick), *Villages ouvriers, Utopie ou réalités ?* , 1994, Actes du colloque international au Familistère de Guise des 16- 17 octobre 1993, L'archéologie industrielle en France, n°° 24-25.

En 1845, la Société de médecine locale demande aux docteurs ***Heymann et Mareska***, une enquête sur les conditions de travail et les conditions physiques et morales des ouvriers d'une des manufactures de coton de Gand. Un peu comme l'avait fait Villermé (voir infra p. 238), ils concluent, eux aussi, que l'état de santé lamentable des ouvriers est causé principalement *par leurs conditions de vie, leur logement et leur alimentation, les temps de travail extrêmement longs, plutôt que par l'état des lieux de leur travail.*[558]

Le docteur ***JB Guinard***, œuvre, lui à l'hôpital de Saint-Nicolas. Très investi, il léguera toute sa fortune à la création d'une fondation qui chaque année récompense les meilleurs projets du concours Guinard, et récompense les meilleurs *projets pour l'amélioration de la position matérielle et intellectuelle de la classe ouvrière en générale.*

Jean-Joseph Crocq se bat pour les mineurs et dénonce l'hygiénisme et la responsabilité reportée sur les ouvriers

Le docteur Crocq (1824,1898), né le 23 janvier à Bruxelles, est un homme de conviction. Brillant dès son plus jeune âge il s'intéresse aux hommes, aux animaux et … aux minéraux. Ses études sont à son image : Université de Gand, Université de Bruxelles[559]. Son diplôme en poche, il se perfectionne à Paris avant d'aller à Vienne améliorer sa pratique en anatomie auprès du docteur Virchow.

Est-ce suite à ces échanges multiculturels que le docteur décide de rester curieux et critique dans ses travaux et ceux des autres ? Il veut apprendre, être entendu, convaincre ses collègues, ses élèves mais aussi les autres médecins, les politiques et tous ceux qui peuvent diffuser et mettre ses idées en applications.

Nommé anatomiste prosecteur adjoint et professeur à l'Hôpital Saint Pierre et à l'Hôpital Saint Jean, il est en exercice à Bruxelles pendant de nombreuses années mais reste connecté et en veille avec de nombreux acteurs. Il est, en effet, bientôt Président de l'Académie royale de Belgique, de la commission médicale de Bruxelles, de la Société royale des Sciences de Bruxelles, de la Société royale des Sciences médicales et naturelles de Belgique.

---

558 Viaene (Patrick), *Le concept de "cite ouvrière" du chirurgien Adolphe Burggraeve (1806 - 1902) dans le cadre de l'amélioration des conditions de logement des travailleurs à Gand (Belgique) au XIXe siècle*, article paru dans Villages ouvriers, Utopie ou réalités ? Actes du colloque international au Familistère de Guise (16- 17 octobre 1993), L'archéologie industrielle en France, N° 24-25, 1994, p. 11.

559 Mayer R., *Anatomiste et minéralogiste, Jean-Joseph Crocq*, Revue médicale de Bruxelles, Vol 41-4, Septembre 2020, 2 p.

Il est aussi membre de la Société d'Anthropologie, de la Société de Biologie, de Chirurgie et de Médecine de Paris, de l'Académie impériale Léopoldine-Caroline des Curieux de la Nature, des Académies médico-chirurgicale de Turin, Naples et Lisbonne.

Et il s'essaye, avec moins de succès, en tant que conseiller provincial du Brabant et comme sénateur.

Combattre la misère et la maladie, telles sont ses ambitions.

Le choléra n'épargne pas la Belgique, et le docteur, médecin des pauvres aux hospices de Bruxelles, se démène pour guérir ses patients.

C'est en 1962, lors d'une des séances de l'Académie royale de médecine, que le docteur Crocq[560] présente ses derniers travaux. Il faut qu'il convainque son auditoire car sa découverte va à l'encontre d'une idée forte en Belgique : si beaucoup de mineurs sont malades, c'est qu'ils souffrent de phtisie.

Or, voici qu'un jour, un mineur se présente à l'hôpital Saint Jean où le docteur exerce avec tous les symptômes de la tuberculose...: douleurs dans la poitrine, crachements de sang et glaires noires, anémie et difficultés respiratoires. Certes il y a ces expectorations noires mais les médecins l'expliquent habituellement comme étant un « nettoyage salutaire » des bronches et classent cette maladie dans la catégorie « phtisie ».

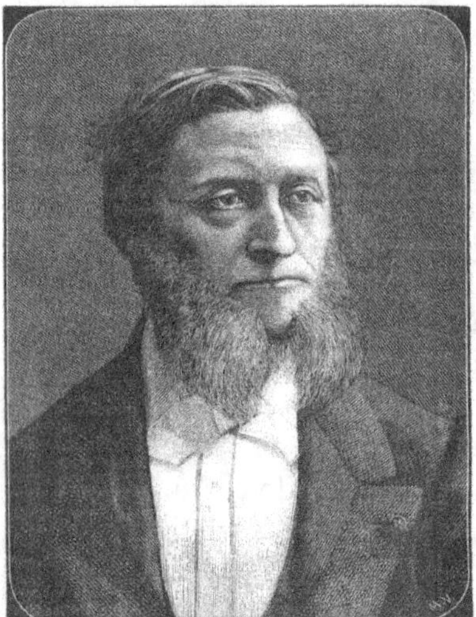

Fig. 62. Le docteur Jean Crocq
Le Panthéon de l'industrie : journal hebdomadaire illustré, n°239, page 3939, 09/11/1879
Via Wikimedia Commons

Après son décès, le docteur Crocq pratique l'autopsie de son défunt patient et découvre que ses poumons ne portent aucun des stigmates tuberculeux mais sont massivement infiltrés par de la poussière de charbon. N'oublions pas que le docteur est aussi minéralogiste[561].Il ne peut se tromper sur son analyse ! Il en est sûr, cet homme est décédé à cause de la poussière de charbon.

Tandis que les médecins combattent la misère et dénoncent le travail des enfants, le gouvernement, alerté, demande à Edouard Ducpetiaux de préparer un projet de loi sur le sujet, suivant ainsi le diagnostic du docteur Crocq et

---

560 Fig. 62. Le docteur Jean Crocq, illustration parue dans *Le Panthéon de l'industrie : journal hebdomadaire illustré,* n°239, page 3939, auteur Maurice Vallette, 09/11/1879, Source : Gallica BNF. Est dans le domaine public, Via Wikimedia Commons. https://commons.wikimedia.org/wiki/File:Crocq,_Jean_(Panth%C3%A9on_de_l%27industrie,_1879-11-09).jpg

561 Renard M, *Rapport au sujet de la notice du Dr Crocq au sujet de la découverte du cobalt dans les sables du tertiaire de Wolwe-Saint Lambert*, Bulletin Académique, F. Hayez, 1894.

adoptant le chemin tracé par l'Angleterre : légiférer pour éviter les maladies liées au travail.

Edouard Ducpetiaux: les bases d'une loi sur le travail des enfants

Edouard Ducpetiaux (1804, 1868), inspecteur général des prisons et des établissements de bienfaisance en Belgique, membre de la commission chargée de préparer le projet de loi sur le travail des enfants, est un homme de conviction [58]. Il pense que « *l'industrie est un champ fertile où chaque homme devrait avoir sa tâche et trouver sa récompense* mais *que nous la transformons en arène de combat, où les plus forts emportent le butin, laissant aux faibles la ruine et la désolation*[562]. » Il déplore « *l'extrême misère de la classe ouvrière*[563] » et assure qu'« *il faut rétablir l'équité volée*[564]. ».

Son ouvrage s'appuie sur de multiples travaux et rapports (dont celui de Villermé) et se concentre sur *les effets du travail sur le physique des ouvriers*[565]. E. Ducpetiaux va cependant plus loin que Villermé en ce qui concerne le travail des enfants : non seulement il étudie leurs conditions d'exercice dans la grande industrie (manufactures, usines et mines) mais il s'intéresse également à ceux qui travaillent chez eux ou en atelier. Il constate en effet que ceux œuvrant dans la grande industrie ont déjà fait l'objet d'études en Angleterre, en Allemagne, en Autriche et en Prusse, et que le temps de travail a été diminué en France. Enfin, devant l'ampleur de la tâche qu'il considère gigantesque, il propose de commencer par améliorer le sort des enfants.

Avant de parler de leurs conditions de travail, il expose systématiquement leurs situations dans différents pays du monde (Ecosse, Angleterre, France)[566], et précise que les petits belges sont rarement maltraités dans les grandes entreprises et que ceux qui travaillent mal sont licenciés plutôt que punis[567]. E. Ducpetiaux s'appuie avec minutie sur les écrits de MM Villermé, Thackrah et Burggraeve, et compile les constats de nombreux commissaires enquêteurs anglais.

Le chapitre IV de son ouvrage, consacré au travail effectué dans d'autres établissements que ceux de la grande industrie, comporte de nombreuses considérations sur les dangers et les risques auxquels sont exposés les ouvriers, et ce quel que soit leur âge ou leur sexe. Il conclut que « *la grande industrie, celle qui s'exerce dans les manufactures à moteur mécanique ou feu continu, n'est pas, comme beaucoup l'ont prétendu, absolument défavorable à*

---

[562] Ducpetiaux (Edouard), *De la condition physique et morale des jeunes ouvriers et des moyens de l'améliorer*, Bruxelles, Meline & Cie, 1843, p. II.
[563] *Ibid.*, p. III.
[564] *Ibid.*, p. IV.
[565] *Ibid.*, p. VII.
[566] *Ibid.*, p. 20.
[567] *Ibid.*, p. 30.

la santé des ouvriers. » Les autres professions … « *sont généralement moins salubres …* et *occasionnent de graves maladies, des infirmités, des accidents nombreux, et abrègent inévitablement l'existence des ouvriers.* » Mais il insiste sur le fait que ces dangers persistent essentiellement par négligence et manque de précaution. Il établit de nombreux tableaux d'espérance de vie en fonction des métiers, mais ne fait pas de distinction ni ne donne d'informations en ce qui concerne la situation des jeunes ouvriers de ces professions. Il insiste cependant sur la maltraitance subie par ces enfants, souvent considérés comme des esclaves, sur la mauvaise influence des plus grands les entraînant vers l'ivrognerie et la délinquance et sur la responsabilité des parents qui, faute de moyens, n'hésitent pas à obliger leurs enfants à partir travailler plutôt qu'à s'éduquer.

Son étude, commanditée par le comité de salubrité publique de Belgique, vient juste d'être abordée lorsque le roi annonce un projet de loi sur le sujet.

Selon ses dires, la faute incomberait donc à l'ouvrier et à son ignorance.

Enfin, il termine son ouvrage par de nombreuses recommandations comme l'instruction obligatoire et gratuite pour les jeunes ouvriers et propose « *d'organiser en même temps l'apprentissage, en le combinant avec l'enseignement professionnel, de manière à améliorer la condition de l'apprenti sans diminuer ses bénéfices*[568.] ».

---

[568] *Op. cit.*, section III, p. 46.

Conclusion

Deuxième dans le temps comme dans le rang de l'industrialisation, la Belgique, tout comme l'Angleterre, s'appuie sur l'inspection du travail et édicte rapidement une loi sur le travail des enfants. Comme ailleurs, les modifications non anticipées des modes de vie des ouvriers, entraînent tant de désordre de santé que la priorité est donnée à l'hygiène publique. Tout comme en France (voir infra), celle-ci est portée par des comités de salubrité publique. Les risques professionnels sont sous-estimés, quand ils ne sont pas niés. La position des médecins d'entreprise, salariés et donc dépendants, n'est pas favorable à la reconnaissance des maladies professionnelles. Seuls certains médecins « rebelles » font office de lanceurs d'alerte, échangent avec leurs pairs des pays voisins et profitent des congrès internationaux pour communiquer sur leurs découvertes et leurs certitudes.

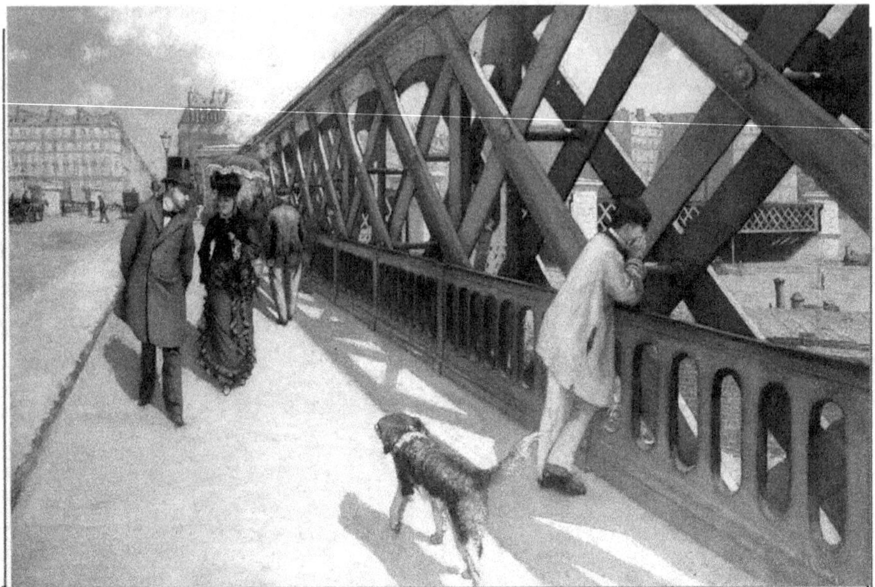

Fig. 63– Gustave Caillebotte, *Le pont de l'Europe,* 1876

Ce pont fut construit en 1863 au-dessus des voies ferrées de la gare St Lazare.

Mode, chapeaux, voies ferrées ...

Les industries et manufactures en France

La France est d'abord accaparée par sa révolution dès 1789, puis par les guerres napoléoniennes. L'une des conséquences de la révolution est la suppression des corporations, suivie de la dissolution de toutes les Académies et de toutes les sociétés savantes et enfin de la fermeture des universités le 15 septembre 1793, dont celles de médecine. Il faudra attendre dix ans pour que l'enseignement de la médecine soit réellement réorganisé mais sérieusement modifié et professé dans les seules trois Écoles de santé de Paris, Montpellier et Strasbourg[569]. Et les statuts des étudiants sont bientôt fort différenciés : docteurs, officiers de santé et médecins militaires correspondent à des études et des titres distincts. Difficile de s'y retrouver pour qui n'est pas de la partie !

Si, en Angleterre, l'industrialisation est extrêmement rapide, elle ne se développe en France que plus lentement. En effet, encore peu de paysans quittent leurs champs pour travailler en « usine » car la France n'a pas choisi le système des enclosures[570]. Au contraire, avec la suppression du droit d'aînesse et la vente des biens nationaux décidés pendant la révolution, les paysans achètent de plus en plus de terres.

Cependant, comme en Angleterre, c'est d'abord la mécanisation de l'agriculture, soutenue par l'Etat, qui annonce la révolution industrielle.

Dans le textile, la filature est la première des manufactures à subir d'importantes transformations grâce à la fameuse « spinning Jenny », machine à filer, importée de Grande Bretagne.

Les usines de filature trouvent pourtant leurs limites car les tisseurs qui restent artisanaux ne peuvent suivre la même cadence que la machine ! L'invention de la machine à vapeur en 1720 et celle des métiers à tisser mécaniques apportent de premières solutions à ce problème précis.

Ce n'est qu'en période de calme relatif, à partir de 1830, que l'on peut réellement parler de révolution industrielle française. La France, ne pouvant rivaliser avec l'Angleterre, les Pays-Bas ou l'Allemagne pour tout ce qui est sidérurgie, métallurgie et produits de grande consommation, va dès la fin du dix-huitième siècle s'orienter, en premier lieu, vers les industries de luxe comme la chapellerie, les tissus précieux, la mode puis l'horlogerie.

---

[569] Léonard (Jacques), *Les études médicales en France entre 1815 et 1848*, Revue d'histoire moderne et contemporaine, Janvier-mars 1966, tome 13 N°1, pp. 87-94. doi : https://doi.org/10.3406/rhmc.1966.2898.
https://www.persee.fr/doc/rhmc_0048-8003_1966_num_13_1_2898

[570] Le système des enclosures (littéralement entourer un terrain de haies ou de pierres), désigne le plus souvent, comme ici, la modification du paysage agricole anglais. En effet, les seigneurs, après s'être appropriés toutes les terres communales jusque-là ouvertes à tous, en ont chassé les paysans, entraînant ainsi l'apparition de domaines de plus en plus grands.

Mais rien n'y fait ! Au début du XIXe siècle, 65% des actifs sont encore paysans, alors que 20% seulement travaillent dans le secteur secondaire (artisanat, industrie, bâtiment) et 15% sont domestiques.

Les résultats de cette révolution seront mis en valeur lors de l'exposition universelle de 1900 à Paris (voir infra, focus sur la Belle Epoque).

L'augmentation non maîtrisée des populations dans des villes non préparées entraîne nombre de problèmes de santé publique auxquels s'ajoutent ceux créés par les émanations industrielles en pleine agglomération, l'assèchement de marais (voir encadré), le vidage de fosses pour enrayer les épidémies de malaria … entraînant moult nouveaux risques : gaz délétères, plomb, mercure, acide sulfurique, ammoniaque, etc[571].

Nous avons, dans les environs de Paris, l'exemple des dessèchemens qu'a exécutés M. de Sommariva , et tout récemment le dessèchement très important de l'étang de Coquetiard : celui-ci a été opéré sous la direction du Conseil de salubrité. Trois cents ouvriers ont été occupés à ce dessèchement pendant la saison la plus malsaine ... Dans le traitement de ces maladies , le médecin ne doit pas oublier que les miasmes marécageux produisent une irritation plus ou moins vive du canal intestinal , et qu'il faut être circonspect dans l'emploi des toniques.

Patissier (Philibert), *Traité des maladies des artisans, et de celles qui résultent des diverses professions*, Paris, J.B. Baillère, 1822, p. 227.

Philibert Patissier toilette l'ouvrage de Ramazzini

[59] Philibert Patissier (1791, 1863), fils d'un négociant en vin, est né à St. Amour[572] près de Mâcon. Après son internat à l'Hôtel-Dieu de Paris, il obtient son doctorat en 1815 mais n'enseignera jamais, préférant soigner et transmettre ses savoirs au travers d'écrits.

Il est reconnu pour sa « *simplicité de mœurs, sa bonté de caractère, sa franchise, sa loyauté, son indépendance, son zèle pour l'observation et le soin des malades… Ces qualités qui l'ont fait honorer et estimer de tous ceux qui l'ont connu, l'ont placé au premier rang de ces hommes utiles destinés à faire contre-poids dans la société, aux hommes brillants qui, trop souvent, éblouissent au lieu d'éclairer et font, suivant l'expression vulgaire, plus de bruit que de besogne*[573] ».

---

[571] *Ibid.*, p. 107- 130.

[572] Le Saint Amour est un célèbre cru du Beaujolais.

[573] Dubois (Frédéric) & Béclard (Jean), *Bulletin de l'Académie impériale de médecine*, Paris, J.B. Baillère & fils, 1863-1864, tome 29, vingt- huitième année, p. 176.

Toujours dévoué, il accompagne sa mère aux eaux de Bourbon[574]. Cette escapade lui sera plus que profitable, puisqu'il la mettra à profit pour étudier lui-même les bienfaits de ces cures. Et c'est le début d'une longue aventure et la construction d'une reconnaissance non contestée de ses pairs sur ce sujet.

Plus connu et reconnu pour ses nombreux travaux, publications et communications sur les eaux minérales, auxquelles il croit beaucoup, il est, de plus, l'un des contributeurs importants du Dictionnaire des sciences médicales, en soixante volumes. Il est également membre actif de l'Académie de médecine dont il sera même le trésorier de 1848 à 1854. Outre ses activités au service, notamment, des cures thermales, il se consacre aux pauvres en tant que médecin du bureau de bienfaisance du septième arrondissement de Paris pendant vingt ans et du troisième dispensaire de la Société philanthropique pendant huit ans.

Témoin des premières conséquences de la révolution industrielle et toujours dans l'intention d'œuvrer pour le bien public, il reprend les travaux de Ramazzini et les étoffe en s'appuyant également sur les commentaires et ajouts de Fourcroy. Il cite en introduction les propos du docteur Corvisart[575] pour expliquer les raisons de son travail : « *On ne peut se dissimuler que les arts ont procuré à l'homme, dans l'état de société, les plus grands avantages, et que sous le rapport de ses goûts, de ses besoins et de ses jouissances, il n'a presque plus rien à désirer... Il multiplie ses richesses, et sait les modifier en cent manières différentes ; mais pour opérer tant de prodiges nul danger ne l'épouvante, nul obstacle ne le décourage ; il brave l'influence des climats les plus opposés, les fatigues les plus cruelles, l'action délétère des substances les plus dangereuses et des gaz les plus perfides. ...* ***Ce nombre presque infini d'arts, de métiers, de professions n'est point impunément exercé, et des milliers d'hommes périssent victimes d'affections particulières au genre de vie ou à l'état qu'ils embrassent.*** »

Puis il affirme : « Lorsqu'il *sera bien constant, bien reconnu que les procédés de tel art occasionnent une grande mortalité parmi les ouvriers, la sollicitude paternelle du gouvernement fera aux savans un appel, et les engagera à modifier le travail de cet art, et à découvrir une manipulation plus salubre. Les médecins, de leur côté, indiqueront des préservatifs, un régime approprié aux lieux et au genre de travail. Enfin les ouvriers ne trouveront plus dans leurs occupations journalières ce genre de maux qui les condamne à tramer une triste existence*[576]. »

Optimiste ? Certes. Homme de conviction ? Sûrement. Utopiste, Peut-être !

---

[574] Dechambre (M A), *Dictionnaire encyclopédique des sciences médicales*, Paris : G. Masson-P. Asselin, 1885, série 2 tome 21, PAR à PEA.

[575] Corvisart des Marets (Jean-Nicolas), *Essai sur les maladies et les lésions organiques du cœur et des gros vaisseaux*, Traduction d'Auenbrugger, p. 180.

[576] Patissier (Philibert), *Traité des maladies des artisans, et de celles qui résultent des diverses professions*, Paris, J.B. Baillère, 1822, p. 64.

En tout cas, le docteur Patissier consacre plusieurs années de sa vie à reprendre les cent métiers du traité de B. Ramazzini et leur en adjoint une quarantaine d'autres tout en conservant la logique de l'œuvre : modalités de travail, lieux et conditions de travail, symptômes et pathologies, soins et, dans certains cas, préconisations de prévention. Pour les métiers déjà étudiés par Ramazzini, il donne quelques éclairages nouveaux à partir des connaissances acquises durant le siècle écoulé. Ainsi, Patissier n'ajoute rien de nouveau sur l'extraction des métaux dans les mines. Mais, le développement important des mines de charbon françaises à partir du début du dix-neuvième siècle l'entraîne à les étudier de plus près.

Il conseille alors de prendre exemple sur les mesures de prévention prises dans les mines de houilles de Newcastle : « *on y voit, à droite et à gauche, un grand nombre de puits ouverts qui conduisent à des galeries souterraines, larges, hautes, plusieurs pavées en fer fondu pour la facilité des roulages, ventilées de tous les côtés, non seulement par les ouvertures, mais encore par un grand nombre de roues mises sans cesse en mouvement par des machines à vapeur, qui servent à l'épuisement des eaux... et à charrier la fumée au dehors. Le mauvais air produit par la destruction lente des bois qui servent à étançonner, et les accidens qui résultent des éboulemens, devraient aussi donner lieu à l'obligation de n'étançonner qu'avec la pierre même du minerai, lorsque sa consistance le permet, ou bien, dans les terrains mobiles, d'y suppléer par des colonnes en fonte*[577]. »

Il s'inspire souvent des moyens de prévention utilisés par les anglais comme le ventilateur de Hales pour les batteurs de blé en grange[578], des machines pour laver le linge des malades et préserver les blanchisseuses de la contagion[579], etc.

Sa description des risques encourus par les épingliers nous transporte au cœur d'une industrie qui a pris naissance aux Pays-Bas avant de s'implanter en France et nécessite un processus d'environ dix-sept étapes dont les temps d'exécution sont fort différents. Chacune de ces étapes est confiée à un « métier » particulier.

---

577 *Ibid.*, p. 18.

578 *Ibid.*, p. 201.

579 *Ibid.*, pp. 254- 255.

Ainsi l'opération qui consiste à effiler les deux pointes du morceau de métal (c'est l'ouvrage du repasseur ou du finisseur[580]) est décrite comme extrêmement dangereuse, eu égard à l'utilisation d'une meule en grès mue par une force motrice : « *1°. il s'échappe des portions imperceptibles de la meule ou de la matière qu'on lui présente, et lorsqu'elles atteignent les yeux des ouvriers, ils les perdent dans de cruelles douleurs. C'est pour se préserver de cet accident qu'ils portent des lunettes.*

2°. Les meules peuvent se briser et tuer les ouvriers: ces explosions sont attribuées à des fentes presque imperceptibles qui se trouvent dans les meules et dans lesquelles l'air s'introduit, et à la rapidité de la rotation. Le moyen préservatif qu'on emploie consiste à enfermer sans contact la meule dans une boîte de fer[581]. »

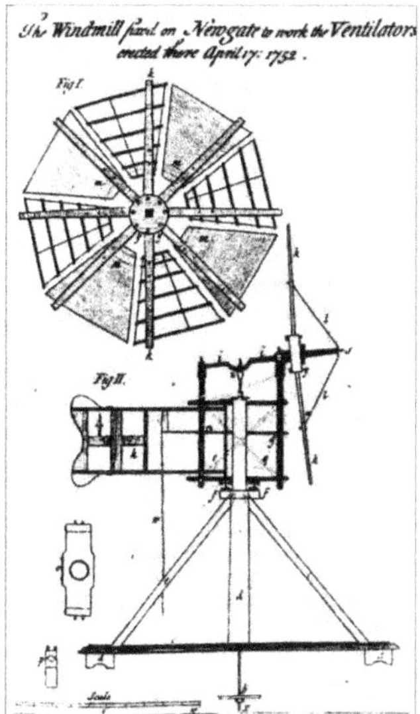

Fig. 64. Système de ventilation de Hales dans le bâtiment Newgate,
Magazine du gentleman, 1752
Via Wikimedia Commons.
Est dans le domaine public.

La chapellerie, tout comme l'épinglerie, nécessite de nombreuses opérations qui, dans leurs débuts, sont confiées à des artisans spécialisés. Déjà, en 1812, la chapellerie de l'Empire compte deux mille ouvriers et produit, à Paris, plus de quatre millions de chapeaux par an[582]. Or, l'une des opérations décrites par Patissier, qui s'appuie sur les travaux de Tenon, consiste à utiliser des poils de basse qualité, à les adoucir et les rendre brillants et soyeux grâce à une solution mercurielle qui reste dans le produit à tous les stades de sa fabrication puis de sa vie. La fabrique consomme ainsi vingt tonnes de mercure. En 1815, la production est de dix mille chapeaux par semaine … et Paris est pollué !

L'effet de cette pollution dans les villes manufacturières et industrielles affecte les populations et entraîne des interrogations légitimes sur l'hygiène et la salubrité publique.

Les besoins en nouveaux logements et locaux industriels amènent à assécher les marais. Le travail est réalisé par des ouvriers dont Patissier nous décrit « *les miasmes délétères ... et fétides (*qui*) déterminent des fièvres intermittentes pernicieuses, la dysenterie et des inflammations gastro-intestinales*[583] ».

---

580 Réaumur (René), *l'Art de l'épinglier*, Paris, Saillant & Nyan ou Dessaint, 1761, p. 2, Gallica BnF.

581 Patissier (Philibert), *Op. cit.*, p. 356.

582 Guillerme (André), *Le mercure dans Paris, Usages et nuisances (1780, 1830)*, Société française d'histoire urbaine, 2007/1 n° 18, pp. 77- 95, https://www.cairn.info/revue-histoire-urbaine-2007-1-page-77.htm

583 *Ibid.*, p. 224.

L'augmentation non maîtrisée des populations dans des villes non préparées s'ajoute aux émanations industrielles entraînant, entre autres, des risques pour les vidangeurs et les videurs de fosse que Patissier nous dépeint : gaz malsains, plomb, mercure, acide sulfurique, ammoniaque, etc.[584]

> *N'est-il pas probable que des observations réitérées sur les ouvriers qui sont tous frappés de la contagion, ou qui lui échappent tous, éclaireraient sur sa cause, et que cette cause, une fois connue, ouvrirait un chemin à la découverte de celle des épidémies ? ... Ces considérations sur les professions doivent donc entrer pour beaucoup dans l'observation des maladies épidémiques, et un médecin qui décrit une maladie de cette nature doit donc y avoir beaucoup d'égard ... Il serait à souhaiter que l'Académie royale de Médecine, qui vient d'être instituée par le Roi, voulût bien charger les médecins des départemens qui correspondront avec elle, de faire des recherches sur les maladies des artisans, surtout dans les constitutions épidémiques qu'ils entreprendront de décrire.*
>
> Patissier (P.), *Traité sur les maladies des artisans*, pp. XLII -XLIII.

Patissier propose surtout des approches nouvelles comme dans son long exposé sur l'importance et l'utilité des statistiques, tant pour la connaissance épidémiologique que parce qu'elles peuvent « prouver » les dires et influencer les états et les hommes. Ce nouvel outil de communication s'installe en France !

Le docteur envisage aussi la notion d'inaptitude et celle de bienfaits associés au travail. Il écrit ainsi : « *Un autre avantage, [des statistiques], c'est la possibilité de diriger dans le choix d'une profession les enfants des artisans, ... Ainsi l'on éloignera des ateliers de chandeliers, de verriers, d'imprimeurs, etc., ceux dont la poitrine mal conformée annonce des dispositions à la phtisie pulmonaire... C'est ainsi qu'en adoptant certaines professions, il serait possible de donner du développement à des parties naturellement trop faibles et de prévenir des maladies*[585] *.»*

Comme l'avait fait Ramazzini, il insiste sur le fait que la santé des ouvriers ne dépend pas uniquement des matières qu'ils mettent en œuvre (risques chimiques et biologiques) mais aussi des efforts qu'ils sont obligés de faire (ou de ne pas faire dans le cas de la vie sédentaire), de leurs salaires et de l'endroit où ils travaillent (hygiène, température, humidité, éclairage, ...).

Ces préconisations sont simples : faire de la prévention, et en cas d'échec, réparer.

---

[584] *Ibid.*, p. 107-130.
[585] *Ibid.*, p. XLV.

En termes de prévention, il précise qu'il faut :

- **d'abord éliminer le danger ou soustraire le travailleur du risque**.

A partir des observations statistiques qu'il a faites, il préconise de *prohiber les professions qui peuvent compromettre la santé de ceux qui les exercent ; et si, comme il est vraisemblable, ce moyen n'est pas praticable, n'employer à celles qui sont les plus dangereuses que des criminels condamnés à mort, en leur faisant grâce de la vie*[586] *;*

- **ensuite, réduire le risque au maximum** *en encourageant l'invention de machines propres à suppléer au travail*[587] ou en utilisant des protections collectives pour, par exemple *renouveler l'air du puits grâce à un ventilateur manuel*[588] ;
- **enfin, assurer l'hygiène par l'établissement de bains publics ;**

si l'ouvrier est malgré tout atteint, lui assurer réparation. S'il est impossible de corriger entièrement l'influence pernicieuse des arts et métiers sur la santé de ceux qui s'y livrent, il serait digne d'une sage administration qu'au moins ils en fussent dédommagés, dans leurs infirmités et dans leur vieillesse, par des institutions publiques.[589]

Ces préceptes sont accompagnés de conseils. Il nous détaille par exemple tous les principes de précaution permettant d'éviter les risques d'accidents auxquels sont exposés les mineurs :

- pratiquer des percements larges pour l'aération ;
- faire mastiquer les scissures qui laissent échapper des vapeurs ;
- multiplier les galeries, les étayer et employer tous les moyens pour s'opposer à la stagnation de l'air et de l'eau ;
- ventiler l'intérieur avant de pénétrer ;
- vérifier qu'il n'y a pas de gaz explosif ;
- être vigilant aux moments d'évacuer les eaux afin d'éviter les noyades.

Enfin, Philibert Patissier opère un classement systématique et affirmé, par risque, sur la base des travaux de B. Ramazzini.

Il classe également les maladies en fonction du risque qui les a occasionnées et propose une entrée métier grâce à une table de correspondance.

---

[586] *Ibid.*, p. LII- LIII.

[587] *Ibid.*, p. LIII.

[588] *Ibid.*, p. 139.

[589] *Ibid.*, p. LIII.

Ayant remarqué que l'air extérieur rentrait par le tuyau de la cheminée dans le laboratoire et renvoyait les vapeurs nitriques dans la figure de l'artiste, il pensa qu'il fallait établir un courant d'air ascendant qui pousserait les vapeurs dans la cheminée.
En conséquence, il imagina de construire un fourneau dit d'appel, dont le tuyau s'ouvre à une distance calculée dans la cheminée, et dont la chaleur dilatant l'air de celle-ci, augmente son tirage. En même temps on place à une fenêtre un vasistas ; il s'établit alors dans l'atelier un courant ascensionnel qui entraîne avec rapidité dans la cheminée les vapeurs et les gaz nuisibles.

Patissier (P.), *Op. cit.*, p. 8.

La classification par risques est assez proche de celle qui est utilisée aujourd'hui :

- Risques chimiques et biologiques :
  - vapeurs et molécules minérales ;
  - vapeurs et molécules végétales ;
  - vapeurs et molécules animales ;
  - multi expositions.
- Excès ou défaut d'exercice de certaines parties du corps :
  - travail d'un seul membre ou organe ;
  - position trop longtemps maintenue ;
  - travail de précision ;
  - exercice violent de la voix.

Après tant de travaux au service de la médecine et au profit des plus humbles, Philibert Patissier meurt à Paris d'une embolie cardiaque. Ses espoirs dans la bonté des gouvernements n'ont pas été concrétisés. Il aura tout de même été le témoin de la parution, en 1841, de la loi Cunin-Gidraine qui a limité à huit ans l'âge d'admission des enfants dans les entreprises de plus de vingt salariés et interdit le travail de nuit avant douze ans. Bien peu de choses, néanmoins !

Maxime Vernois, un médecin hygiéniste écrit le premier traité d'hygiène industrielle

[60] Ange-Gabriel-Maxime Vernois voit le jour en 1809, à Lagny[590], au sein d'une famille janséniste. Son père, greffier de justice, est reconnu dans son village pour sa simplicité, sa modestie et sa foi profonde. Il ne s'autorise que peu de distractions futiles ou inutiles et donne la priorité aux belles lettres et à l'amélioration de la pureté de son âme en vue d'une mort chrétienne.

L'éducation du jeune Maxime vise ainsi à développer sa soif de savoir, ce qui lui permet de suivre ses études sans problèmes. Très vite, il se lie d'amitié avec le médecin du village, largement plus âgé que lui mais qui sait le séduire par son enthousiasme et ses connaissances scientifiques. Aussi ont-ils de longues conversations. Au fil de ces échanges, le jeune homme est de plus en plus attiré par la médecine.

Mais ces sciences, pragmatiques et expliquant nombre des mystères de la vie et de la mort, ne risqueraient-elles pas de ruiner l'éducation religieuse de ce fils ? Face à l'inquiétude de son père, Maxime insiste. Finalement, il obtient de s'inscrire en faculté en 1829, devient externe l'année suivante, et est reçu docteur en médecine en 1837.

Sa soif d'apprendre serait-elle assortie d'un besoin intense de reconnaissance ?

Dès 1832, il commence par briguer, sans succès, la médaille d'or des hôpitaux et, dès 1834, par contredire la théorie de Hahnemann sur l'homéopathie[591]. Il prépare ensuite sa thèse de doctorat sur l'auscultation et les diagnostics établis à partir des différents bruits perçus au travers des artères[592].

En 1838, à peine sa soutenance réussie, il se présente à un nouveau concours : l'agrégation, avec encore une nouvelle thèse dans laquelle il réfute une théorie en cours sur la fièvre chronique !

Il essuie un nouvel échec mais ne s'arrête pas ; d'autant que cette même année, il est nommé médecin du Bureau central des hôpitaux, puis médecin à l'hôpital Saint-Antoine en 1842. Malgré un emploi du temps chargé , le docteur Vernois ne cesse de publier. Et le voici qui tente de nouveau en 1844 le concours de l'agrégation avec une nouvelle thèse…, en vain.

---

590 Commune située à 28 kms à l'Est de Paris.

591 Vernois (Ange- Gabriel- Maxime), *Homéopathie. Analyse complète et raisonnée de la matière médicale de Samuel Hahnemann où sont exposés les principes et les conséquences de l'expérimentation homéopathique, ainsi que la nullité de cette doctrine*, Paris, 1835, Deville Cavellin, 49 p.

592 Vernois (Ange- Gabriel- Maxime), *Etudes physiologiques et cliniques pour servir à l'histoire des bruits des artères, suivies de propositions sur la syphilis, les maladies de la peau, les maladies des enfants, etc.*, Thèse n° 478, v. 320, Paris, 1837, 147 p.

1852 marque un tournant important dans sa vie professionnelle puisqu'il est élu membre du Conseil d'hygiène publique et de salubrité du département de la Seine. Il se consacre alors, quasi entièrement, à ses nouvelles fonctions.

Le docteur décide de mener des recherches patientes et des investigations minutieuses s'appuyant sur une méthodologie rigoureuse qu'il estime nécessaires à l'avancée des connaissances. Quant à son investissement au sein du Conseil de salubrité et d'hygiène publique, il est total. Il ne se contente pas d'y proposer de multiples publications, il est présent aux réunions, écrit des mémoires et rapports et est bientôt considéré comme l'une des *lumières du Conseil*[593].

Parmi ces écrits, on notera particulièrement les études sur:

- l'action des poussières sur les charbonniers et mouleurs de bronze ;
- l'influence comparée des deux systèmes de ventilation de chauffage établis à l'hôpital Necker ;
- la préparation des soies de porcs et de sangliers ;
- les verts arsenicaux chez les fleuristes ;
- etc.[594]

Il se lance notamment dans l'écriture d'un ouvrage complet sur l'hygiène industrielle. Ses objectifs sont clairs. Il les expose dès l'introduction de son ouvrage consacré « *à l'exposition et à la vulgarisation de notions pratiques d'hygiène professionnelle. À étudier dans sa généralité, et souvent dans ses détails, le travail des principales industries, poser les règles de leur exercice et de leur surveillance, dire en quoi elles sont nuisibles ou incommodes, appeler l'attention des médecins et des administrateurs sur les causes peu connues de beaucoup de maladies, établir une espèce de jurisprudence scientifique pour toutes les questions d'hygiène publique... Un pareil livre ne discute pas, il enseigne; il ne conseille pas, il impose... Destiné en général à l'éducation du médecin hygiéniste, il servira en quelque sorte de manuel à tous les membres des conseils, des comités ou des commissions d'hygiène publique. Les manufacturiers et les chefs d'établissements industriels y trouveront des notions spéciales et des enseignements toujours utiles.* »

Son ambition est vaste !

Après plus de six années de travail assidu, il publie son ouvrage *Traité pratique d'hygiène industrielle et administrative comprenant l'étude des établissements insalubres, dangereux et incommodes*[595].

La parution de ce traité lui vaut d'être élu à l'Académie de médecine en 1861, dans la section d'hygiène publique, de médecine légale et de police médicale.

---

593 Delpech, *Notice biographique sur Mr Vernois, in Bulletin de l'Académie de médecine*, Paris, Martinet, 41ème année, tome VI, séance du 24 février, p. 262.

594 *Ibid.*, p. 254.

595 Publié en 1860 en deux volumes et 1450 pages chez JB. Baillère, Paris. Disponible sur Gallica BNF.

Témoin de l'efficacité des échanges entre officiers ministériels, ingénieurs, patrons d'établissement, statisticiens, pharmaciens et médecins et de l'apport des témoignages de la population au travers des nombreuses plaintes, il ne s'adresse pas seulement aux médecins, la première de ses cibles, mais aussi aux responsables des usines, aux dits ingénieurs et aux pouvoirs législatifs.

Mais le plus intéressant dans son très long et très complet ouvrage de 1450 pages ce sont ses affirmations, ses positions, le rôle et la responsabilité parfois troublants qu'il donne à l'ouvrier et les confusions qui découlent de ses écrits entre hygiène publique et hygiène professionnelle, malgré tous les efforts qu'il fait pour traiter les deux sujets de manière équitable. Pour être plus clair, il introduit les notions d'insalubrité (pour les ouvriers) et d'incommodité (pour le voisinage). Si un médecin peut parfois être étonné de son silence sur les problèmes de santé connus et reconnus depuis longtemps chez les opérateurs, il trouve dans cet outil une description de tous les procédés (y compris les plus récents) utilisés dans les grandes et les petites manufactures et surtout l'ensemble des lois, ordonnances et décisions du conseil de salubrité, lui permettant de pratiquer, en toutes connaissances de cause, ses qualités de diagnostic et de soins.

Ainsi, par exemple, c'est en réponse à de nombreuses plaintes d'ouvriers qu'il préconise des solutions et explications parfois antagonistes :

- des ouvriers fondeurs en cuivre ayant déposé, auprès des patrons, de nombreuses plaintes relatives à l'utilisation de poussier de charbon pour saupoudrer les moules, il préconise la substitution du poussier de charbon par de la fécule. Il suit en cela l'instruction du conseil d'hygiène publique et de salubrité du département de la Seine[596].
- Les accidents des machines à vapeur se multipliant notamment par explosion, Vernois étudie le phénomène et en conclut que l'automatisme doit être remplacé par un contrôle incessant réalisé par l'œil vigilant de l'opérateur contre-maître. Mais dit-il « *ici se présente une difficulté que voici : comment peut-on être certain que l'ouvrier qui dirige la chaudière a rempli à chaque heure du jour ses fonctions pénibles avec tout le zèle et tout le scrupule qu'on doit attendre de lui ?... Frappé des inconvénients de laisser ainsi les chaudières abandonnées au caprice des ouvriers chauffeurs, M. Mann ... a imaginé un appareil, fonctionnant nuit et jour ...disposé de telle façon toutes les fois qu'ils (*les ouvriers*) font jouer les robinets de vapeur et de niveau d'eau ordinaires et toutes les fois qu'ils négligent de les consulter, tout cela est enregistré... et le registre exact des actes et manœuvres de ces hommes permet de s'assurer de leur capacité et de leur zèle.* » Ainsi, pas de questionnement sur la pénibilité d'un travail trop long dans la durée, pas de participation desdits opérateurs pour trouver les solutions ou aménagements possibles, pas

[596] Vernois (Ange- Gabriel- Maxime), *Traité pratique d'hygiène industrielle et administrative comprenant l'étude des établissements insalubres, dangereux et incommodes*, Paris, 1860, JB. Baillère, vol. 2, p.26, Disponible sur Gallica BNF.

d'alarme prévenant l'opérateur d'un niveau d'eau à vérifier, mais seulement une surveillance permettant de relever les fautes et prendre les sanctions nécessaires ! Au contraire, l'auteur précise durant cinquante pages toutes les lois et prescriptions qui ont été décidées par le conseil d'hygiène publique et de salubrité pour assurer la présence, le bon fonctionnement, et la maintenance de tous les outils de mesure et de surveillance[597].

- Les dorures à l'or étant déjà largement reconnues comme nocives, il décrit avec minutie les différents procédés utilisés : amalgame de l'or dans le mercure, dorure par immersion dans une dissolution alcaline d'or après décapage dans une solution d'azotate de mercure, et enfin dorure galvanique réalisée dans des bains de cyanure d'or. Il poursuit avec les risques pour les voies respiratoires que représentent la volatilisation du mercure et le dégagement d'acide hypo-nitrique puis traite des problèmes dermiques dus aux contacts des mains avec les acides nitriques, chloriques, sulfuriques mais aussi avec le mercure et le nitrate de mercure. Il termine par l'aggravation des dangers du ramonage de cheminées due à la présence de tous ces produits. Il n'omet pas les risques subis par le voisinage mais les traite exceptionnellement et en seconde intention.

Il faut dire que Vernois a longuement étudié les attaques dermites des mains des artisans. Aussi ses conseils de prévention prennent à la fois soin des opérateurs et des habitants : ventiler énergiquement l'atelier et conduire, à l'aide de tuyaux en briques, dans des cheminées suffisamment hautes et sans communication avec d'autres, et jusqu'en haut de celle-ci les vapeurs acides ou mercurielles ; munir *les ouvriers de gants en vessie, en taffetas ciré, en caoutchouc, leur faire souvent se laver les mains*, etc.[598]

Ce manuel se veut encyclopédique dans sa présentation alphabétique et dans sa manière systématique de créer ses rubriques : explication physique ou chimique du sujet, description du processus de fabrication ou modes opératoires, causes d'insalubrité (dangers) ; causes d'incommodités (pour l'environnement ou le voisinage) ; modes de prévention ; lois ordonnances et règlements[599]. Cette approche, tentante, ne suffira pas, tant l'ambition affichée est grande, à embrasser réellement tous les sujets traités et à répondre aux objectifs que Vernois s'était fixés. Mais il est le témoin du fonctionnement de toute une époque, de l'importance du dialogue de toutes les parties concernées, et du rôle que tant de médecins ont joué pour l'amélioration des conditions de vie et de travail mises à mal par la révolution industrielle.

---

[597] *Ibid.*, pp. 218, 231.

[598] *Ibid.*, vol. 1, pp. 583- 589.

[599] Même si chaque rubrique n'est pas systématiquement renseignée

Sa vie se poursuit, sereine, bien que de plus en plus studieuse, partagée entre ses multiples fonctions, ses recherches, rapports et publications et agrémentée par une vie familiale et sociale sans accroc. Secoué par les dégâts de la guerre franco-prussienne et anéanti par la mort de sa sœur, de son beau-frère et de sa nièce[600], il meurt, en 1877, dans son domicile parisien.

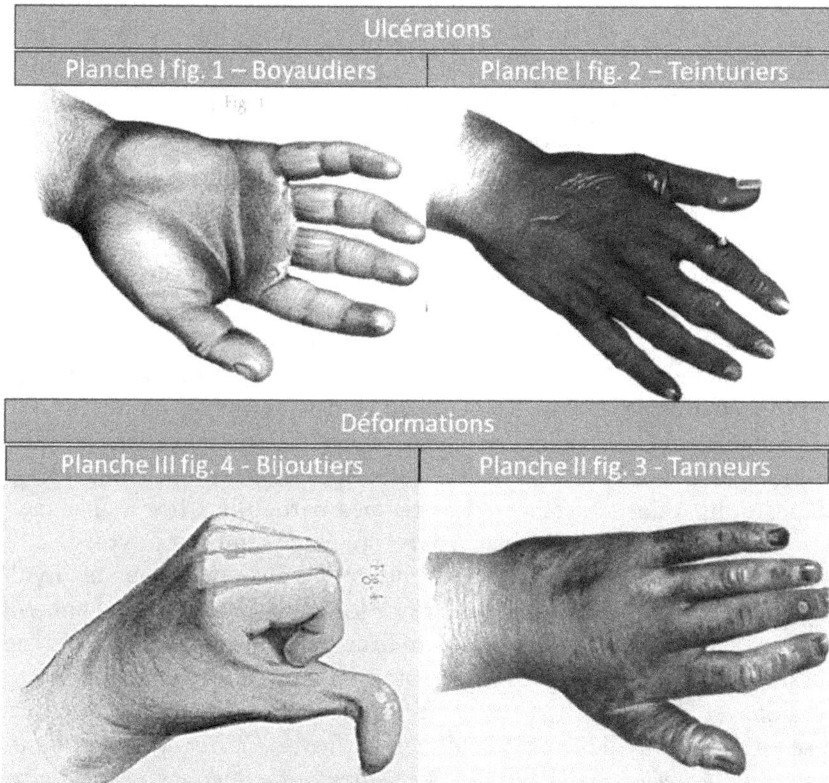

Fig. 65- C. Montagnon. Composition de quatre illustrations à partir de l'ouvrage de Vernois (Maxime), *De la main des ouvriers et des artisans*, planche, p.139, Mains d'ébéniste, de scieur, de boyaudier et de tanneur, 1862 JB. Baillère, Paris, p.189.

[600] *Ibid.*, p. 278.

Alexandre Layet : de l'hygiène publique à l'hygiène des professions et des industries

Fils de médecin, Alexandre Elzéar Layet (1840, 1916) fait ses études préparatoires de médecine à Toulon avant de s'engager dans la force navale. Il participe à de nombreuses batailles et expéditions : campagne d'Italie, expéditions du Sénégal, du Mexique, de la Cochinchine, de la Réunion et Maurice, de la Corée, de la Sibérie, etc[601]. Il apprend sur le tas avant d'obtenir son doctorat en médecine en 1872. Devenu professeur agrégé, il enseigne dans les Écoles de médecine navale à partir de 1878. Promu professeur titulaire d'Hygiène de la faculté de médecine de Bordeaux, il transmet ses connaissances et partage ses nombreuses expériences au travers de ses cours et de ses innombrables publications. A partir de 1897, il officie également comme inspecteur régional d'hygiène et directeur des services d'hygiène de la ville de Bordeaux.

Parmi toutes ses œuvres, il en est une spécifiquement consacrée à l'*hygiène des professions et des industries* [61]. Paru dix ans après celui de Vernois, ce traité propose d'autres éclairages et n'affiche pas les mêmes ambitions. Plutôt que de travailler métier par métier, Layet choisit d'avoir une approche globale et d'opérer en trois étapes : les lieux et situations de travail, les machines puis les expositions à des substances. Les risques particuliers liés à chacune des cent professions sont ensuite traités, avec précision, en fin d'ouvrage.

Sa recherche d'éclaircissement entre hygiène publique et hygiène professionnelle semble parfois excessive lorsqu'il reproche, notamment, à Ramazzini et à ses successeurs d'inclure les conditions de vie dans les risques professionnels[602] ; mais le professeur Layet[603] met en exergue l'hygiène des professions et des industries et sa différence avec l'hygiène publique. Il précise ainsi que l'hygiène professionnelle traite *de l'influence immédiate sur la santé de l'ouvrier de la nature des matériaux employés et du genre de manuel opératoire*[604]. Il élargit les propos de ses prédécesseurs afin de tenir réellement compte de la révolution industrielle et de tous les différents métiers se retrouvant maintenant rassemblés dans une même collectivité industrielle.

---

[601] Layet (Alexandre Elzéar), *Exposé des travaux scientifiques publiés par le docteur A. Layet*, Bordeaux, A. Bellier imp., 1885, p. 5.

[602] Layet (Alexandre), *Hygiène des professions et des industries*, Paris, J.- B Baillère et Fils, 1875, p. 1.

[603] Fig. 66 – Professeur Layet. Photogravure. Extrait de la Collection BIU Santé Médecine Pharmacie. Réf. Image : CIPimpharma_fi011x164.
https://numerabilis.u-paris.fr/medica/banque-images/index.php?tout=layet

[604] *Ibid.*, p. 3.

Son analyse et ses conclusions sont largement étayées. Il épluche les écrits de ceux qui ont consacré leur vie aux maladies professionnelles comme Bernardino Ramazzini, Philibert Patissier, Charles-Louis Cadet de Gassicourt, Alphonse Guérard, François-Victor Mérat de Vaumartois [605], Auguste-Ambroise Tardieu[606], ou aux défenseurs de l'hygiène publique et industrielle comme Maxime Vernois ou Alexandre Parent-Duchatelet.[607]

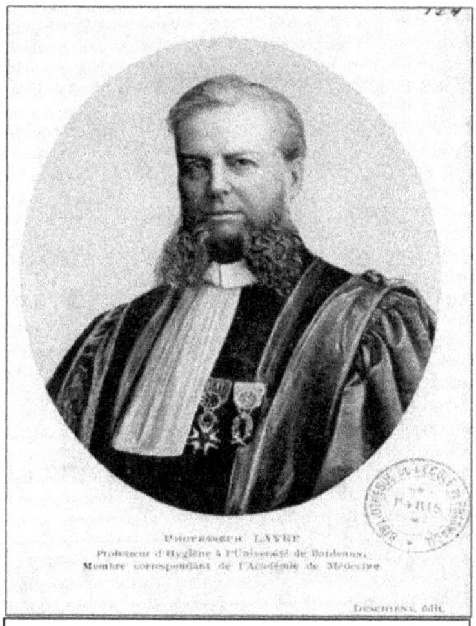

Fig. 66. Professeur Layet
Photogravure.
Edition Deschiens
Réf. Image : CIPimpharma_fi011x164.

Ses objectifs aussi sont clairs et annoncés. Ainsi explique-t- il : « *J'ai voulu, partant d'un point de vue purement médical, connaître toutes les industries et toutes les professions de notre époque. Je n'ai pas seulement recherché ce qui avait été dit par mes devanciers sur la santé de l'artisan ; pénétrant dans l'étude théorique de chaque industrie, je me suis mis au courant de son mécanisme spécial. C'est ainsi que, depuis plusieurs années, j'ai visité un grand nombre d'usines et d'établissements industriels, interrogeant les patrons et les ouvriers, observant par moi-même et contrôlant les faits que j'avais vus énoncés par d'autres*[608]. »

Son approche est différente de toutes celles proposées jusqu'alors : observant, tel un ergonome, les attitudes, mouvements, positions des travailleurs, puis, tel un préventeur plus généraliste, les lieux de travail et les produits chimiques et biologiques qu'ils respirent ou avec lesquels ils sont en contact, Layet décrit les pathologies correspondantes, les moyens de prévention et les soins adaptés.

---

[605] François-Victor Mérat de Vaumartoise, (1780-1851), médecin et botaniste s'est intéressé à la colique du Poitou (due au plomb) et a consacré trente années de sa vie à la rédaction d'un *Dictionnaire universel médical et de thérapeutique général* en collaboration avec le docteur Jacques de Lens. Ce dictionnaire servira de référence à nombre de ses condisciples.

[606] Plus connu pour son expertise médico-légale mise au service de la preuve de culpabilité d'assassins et de violences sur enfant, ce médecin a également utilisé ses talents pour décrire avec précision les méfaits du travail sur de nombreux ouvriers comme les ajusteurs, les cordonniers, les couvreurs, les fondeurs, les fabricants d'allumettes phosphoriques, les plombiers, repasseuses, fossoyeurs, etc.

[607] Alexandre Parent- Duchatelet (1790- 1836) est surtout connu pour ses travaux sur les égouts de Paris, les prostitués, les chantiers d'équarrissage, les uldères des jambes et les manufactures de tabac.

[608] *Ibid.,* Préface, p. V.

Il remercie le docteur ***Leroy de Méricourt***[609] de l'avoir encouragé à persévérer dans cette voie : « *Vous avez pensé que le rapprochement et la comparaison que j'avais pu faire entre les différentes professions offriraient quelque intérêt, et qu'un précis d'hygiène, où se trouveraient décrits à la fois les influences nuisibles qui naissent du travail et du milieu professionnel, et les moyens d'en prévenir les résultats morbides, pourraient être accueilli avec indulgence par le médecin, par l'industriel, par les artisans, par ceux surtout qui ont pour mission de protéger le travail dans nos grandes usines et dans nos manufactures*[610]. ». Aussi, ne ménage-t-il pas sa peine pour relever le défi qu'il s'est lui-même lancé. Et les résultats sont là !

Il commence par affirmer reconnaître « *une hygiène publique et une hygiène professionnelle*[611] », puis dépeint, en citant pas loin de 350 auteurs français et étrangers ayant traité le sujet, les dégâts causés par :

- des mouvements répétitifs qui rompent l'harmonie corporelle (déformations et fractures osseuses, tendinites, et autres troubles musculosquelettiques, ampoules et durillons), les mouvements violents et efforts (hernies, ruptures artérielles ou tendineuses, apnées, hypertension, etc.) mais aussi les bienfaits des mouvements réguliers et variés qui viennent compenser la sédentarité ;
- des attitudes passives (dites vicieuses car elles ne sont pas naturelles mais le résultat d'une compensation opérée par l'ouvrier pour réussir à mener à bien les tâches confiées) qui modifient les squelettes et leur équilibre, voire la digestion, la circulation sanguine, la vue…Attitudes vicieuses d'autant plus dommageables chez ceux qui n'ont pas fini leur croissance ;
- le manque d'exercice : après l'effort et le mouvement, et comme ses prédécesseurs, il précise les dangers des stations assises ou debout prolongées et les pathologies associées telles que les problèmes digestifs dus à la compression des viscères, les varices, les phtisies, conséquences d'une position courbée et la baisse de la vision ;
- le contact permanent avec l'eau, la chaleur et/ou l'humidité entraînant des catarrhes ou des déperditions sudorales, des affections inflammatoires, des rhumatismes aigus, des néphrites, toutes maladies devant être considérées comme professionnelles, voire des méningites et encéphalites... ;
- la nature de certains matériaux minéraux, végétaux ou animaux employés et ayant des effets néfastes dues à l'inhalation, l'absorption ou la diffusion percutanée. **Il n'hésite pas à parler d'empoisonnement professionnel pour ce qui est du plomb, de l'arsenic du mercure ou du cuivre[612] et de bronchorrhée professionnelle causée par les poussières[613].**

[609] Chirurgien de marine.
[610] *Ibid.*, Préface, p. V.
[611] *Ibid.*, p. 3.
[612] *Ibid.*, p. 28.
[613] *Ibid.*, p. 41.

Les risques sont décrits, comme aujourd'hui, même si les substances toxiques sont maintenant plus nombreuses et pour la plupart différentes. Contre ces risques il propose des moyens de protection collective : humecter les matières avant broyage, les enfermer dans des appareils hermétiques avant broyage, blutage ou tamisage, installer des hottes aspirantes, ou même dans les cas les plus graves, travailler sur les matières enfermées dans une guérite hermétique en y accédant au travers d'ouvertures étanches tandis que les vapeurs sont aspirées pour être dégagées vers l'extérieur[614]. Il propose aussi ce qu'il appelle des protections individuelles tels les tabliers en toile cirée serrés au cou et aux poignées et les masques de protection respiratoire, ainsi que des mesures d'hygiène collective comme les lavages fréquents, la mise à disposition de vestiaires et les bains de bouche[615] ;

- le milieu professionnel incluant l'atmosphère des lieux de travail et les modes opératoires.

Des explications précises, s'appuyant sur les recherches faites tant en France qu'en Angleterre, présentent les différents types de masques et leur adéquation en fonction du type de risque chimique, épidémique ou biologique. Et ces explications sont encore d'une bien triste actualité. Tout comme le sont les arguments des opérateurs refusant de les porter : difficulté à respirer, chaleur, buée …

Puis viennent les bouteilles à air comprimé et les scaphandres dans les cas de risques très importants comme ceux auxquels sont exposés les égoutiers par exemple. Mais encore une fois, Layet va dans le bon sens et à ces modes de prévention individuels, il préfère la protection collective au travers de la ventilation sur laquelle il donne de nombreux conseils techniques[616]. Enfin sont traités les problèmes de température et de degré hygrométrique.

Bien que recommandées pour alléger la pénibilité à laquelle sont soumis les ouvriers, il instruit aussi les risques liés aux machines, leur cortège d'engrenages, lanières, laminoirs cylindres et calandres … occasionnant de terribles accidents tels que les écrasements, arrachements, fractures et contusions.

Il préconise alors des moyens de prévention collective comme l'encoffrement, la mise à l'arrêt des machines avant nettoyage ou réparation, l'éloignement des femmes et des enfants, des signaux sonores avertissant de la mise en marche de la machine … et des équipements de protection individuelle comme le port de vêtements sans ampleur, par exemple[617].

---

[614] *Ibid.*, p.61.
[615] *Ibid.*, p.64.
[616] *Ibid.*, p.68- 74.
[617] *Ibid.*, p.54- 58.

La méthode Layet

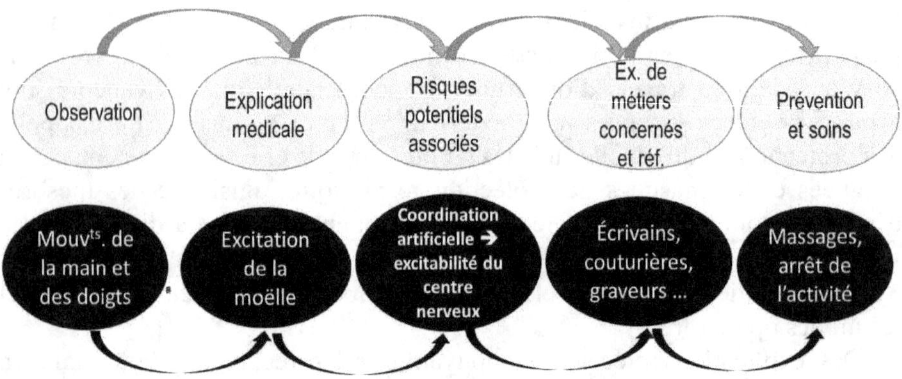

Fig. 67 - Catherine Montagnon © - 2025

Bien qu'il affirme que la tuberculose pulmonaire n'est pas, à proprement parler, une maladie professionnelle, et que certaines phtisies pulmonaires, comme la phtisie caséeuse sont *bien extrinsèques à la profession*[618], ces apports sont multiples :

- La dissociation qu'il opère entre hygiène publique et hygiène professionnelle permettra à cette dernière d'être enfin considérée dans une nation qui, renaissant à peine de la perte de ses repères et institutions, s'est en priorité préoccupée des effets des épidémies, de la qualité des eaux de boisson et des effets de la misère sur la santé, préoccupations bien légitimes lorsque l'on considère les statistiques. Mais tous les efforts faits pour améliorer l'hygiène publique se font souvent au détriment de la santé des travailleurs ! Ainsi, la décision de purifier l'eau distribuée pour la consommation humaine, si elle est absolument indispensable conduit à la débarrasser des excréments qui jusqu'alors la souillaient et par voie de conséquence à la mort de nombreux ouvriers chargés de nettoyer les fosses d'aisance.
- Il va au bout de son objectif de s'adresser à tous, médecins, entrepreneurs et ouvriers, et explique comment former ces derniers aux secours d'urgence en cas d'asphyxie et faire ainsi en sorte qu'ils soient eux-mêmes acteurs de la prévention en entreprise. Les prémices des sauveteurs secouristes du travail sont alors posés[619].

[618] *Ibid.*, p. 21.
[619] *Ibid.*, pp. 36- 38.

- Il propose une méthode statistique proche de celle utilisée aujourd'hui en hygiène publique, c'est-à-dire basée sur la comparaison avec une population témoin. Il serait utile, dit-il, de calculer : « *sur un nombre donné d'individus qui, à vingt ans, par exemple, embrassent telle ou telle profession, de rechercher combien il y a de survivants ... à cinquante ans par exemple*[620]. »
- Il introduit la notion d'hygiène préservatrice précisant que celle-ci est essentiellement professionnelle et donc différente de la notion d'hygiène publique. Parmi ces mesures, « *la substitution du travail mécanique à la main de l'ouvrier, les divers modes de ventilation générale et spéciale, la construction et la distribution convenables des usines et des ateliers, la bonne disposition des machines, ... le choix des vêtements* [de travail], *les appareils préservateurs de poussières ou de vapeurs, les soins habituels de propreté, l'entente, l'ordre et la discipline dans le travail commun*[621]. »
- Mais l'un de ses apports principaux est d'avoir édifié un vocabulaire spécifique incluant les termes de profession sédentaire et profession active, de maladie professionnelle comme, par exemple, l'asthénopie professionnelle, pathologie de la vision due aux travaux sur de petits objets[622]. Cette approche fait étrangement penser au tableau des maladies professionnelles encore en vigueur aujourd'hui avec le lien entre une pathologie, des symptômes et des modalités ou conditions de travail ! Encore deux avancées spectaculaires : le caractère insidieux des intoxications professionnelles qui s'affirment « *d'une manière lente et périodique, par des symptômes plus ou moins caractéristiques* » mais se terminent toujours par une morbidité élevée d'une part et d'autre part la prise en compte des risques pour les enfants à naître [623]!

Il passe ainsi de la notion d'accident du travail, irréfutable, à celle de maladie professionnelle. Il rappelle que les conséquences, parfois à long terme, des expositions sont faciles à nier mais que leur prise en compte pose les bases d'une véritable approche de la prévention. L'avenir démontrera la difficulté à obtenir la reconnaissance des maladies professionnelles (silicose, puis amiante, rayonnements ionisantes, burn-out, etc.).

Mais, tout comme Villermé, il poursuit son ouvrage en traitant des conditions de misère et d'insalubrité, sources de maux divers et terribles, et mêle hygiène publique et hygiène professionnelle.

Une des conséquences de cette confusion et de la gestion de la santé basée sur les statistiques, qui est le propre de cette nouvelle approche de la santé publique et de ses priorités, c'est son manque d'analyse prévisionnelle et donc

---

620 *Ibid.*, p. 46.

621 *Ibid.*, p. 53.

622 Layet cite ici Galenowski qui précise que lorsque l'asthénopie est professionnelle, l'opacité du cristallin débute par le segment interne et inférieur.

623 *Ibid.*, p. 32.

la priorité, involontaire, donnée aux soins et aux réparations plutôt qu'à la prévention.

Il est remarquable que cette division existe encore aujourd'hui comme persiste, sous une autre forme appelée ICPE ou SEVESO, la décision de classer les entreprises, dont il a été prouvé qu'elles sont nocives, en trois classes aboutissant à l'enregistrement, à la demande d'autorisation ou au déplacement des dites entreprises. Enfin, il est dommage que cette « guerre » déclarée entre l'hygiène publique et l'hygiène professionnelle s'oppose à la vision globale de la santé proposée par Hippocrate, et qui seule, peut réellement permettre de soigner, prévenir, et prendre en compte l'ensemble des facteurs de risque tant professionnels qu'environnementaux, y compris les *influences*. Influences que Layet qualifie d'extrinsèques comme le climat, les prédispositions cliniques et l'habitation.

Louis-René Villermé : les statistiques au service de l'hygiène publique et de la prévention

[62] Fils d'un procureur au Châtelet[624], et petit-fils de médecin, Louis-René Villermé (1782, 1863) fait ses premières classes à Lardy, en région parisienne. Il s'inscrit ensuite à l'Ecole nationale de santé créée par la Convention nationale après la suppression des universités en septembre 1793. L'enseignement y est profondément simplifié et très technique. Villermé, comme beaucoup d'étudiants de sa génération, est formé pour servir dans les armées. C'est donc en tant que chirurgien aide-major qu'il accompagne les soldats de l'empire en octobre 1803, et ce, pendant plus de dix ans. Démobilisé en 1814, il soutient enfin sa thèse[625] de doctorat en trois mois et obtient le titre de médecin.

Mais les traumatismes vécus dans les camps militaires et sur les champs de bataille sont vivaces et Villermé a du mal à réellement s'installer dans un cabinet. Il reprend alors des contacts avec ses nombreux amis et collègues notamment au sein de la Société médicale d'émulation dont il devient secrétaire en 1815. Il consacre ses travaux aux victimes des combats[626] et aux prisonniers de guerre[627] ainsi qu'aux populations habitant sur les lieux des batailles ou le passage des armées[628].

---

624 Son père dut prendre sa retraite lors de la Révolution.

625 Villermé (Louis-René), *Essai sur les fausses membranes,* Paris, Didot, 1814, Thèse de médecine n°102, 22/08/1814 In-4, 66 p.

626 Villermé (Louis-René), *Mémoire sur les amputations partielles du pied*, Paris, Migneret, 1815, Bulletin de la Société médicale d'émulation, I, pp. 37- 58.

627 Villermé (Louis-René), *Prisonniers de guerre*, Paris, CLF Panckoucke, 1822, Dictionnaire de santé médicale, pp. 262- 277.

628 Villermé (Louis-René), *De la famine et de ses effets dans les lieux qui sont le théâtre de la guerre*, Paris, Journal général de médecine, tome 65 de la deuxième série, A. Belin imp., 1818, pp. 3- 89.

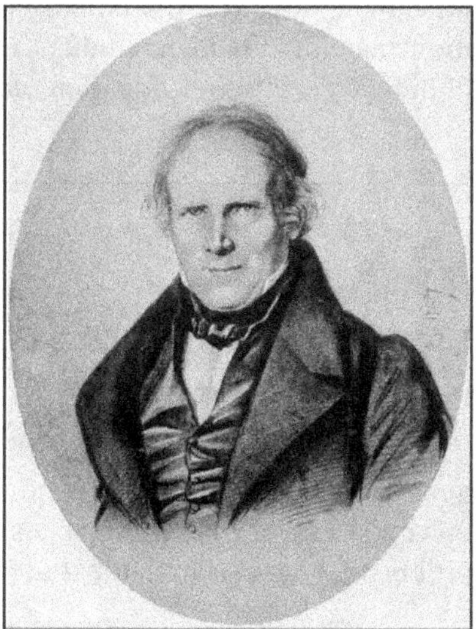

Fig. 68. Portrait de Villermé
BIU santé Cote : 134333
Réf. image : 02944
Est dans le domaine public

C'est en menant des recherches sur ces populations que Villermé[629] d'une part prend conscience de l'intérêt d'enquêtes minutieuses menées sur place et de statistiques fiables et, d'autre part, réalise quelles sont les conditions de vie déplorables des plus pauvres. Sa voie est trouvée !

Une étude commanditée par le préfet Chabrol et menée par Villot, chef du bureau de statistiques au département de la Seine avec notamment l'aide du mathématicien Fourier[630] recense sous forme de tableaux l'ensemble des données topographiques, météorologiques ; démographiques .... A la demande de Villermé, les résultats de cette étude lui sont confiés avant même d'être imprimés.

Avec les outils disponibles à l'époque, le docteur dépouille et analyse chaque tableau et constate que la mortalité varie largement d'un quartier à l'autre.

Il suit toutes les pistes pouvant expliquer pourquoi tel ou tel quartier serait plus mortifère qu'un autre : distance de la Seine, altitude, exposition aux vents, espaces verts, étroitesse des rues, origine des eaux de boisson...

En vain.

Pourtant, en fin limier, Villermé trouve finalement la coupable : c'est la pauvreté. « *La santé des pauvres est toujours précaire, leur taille moins développée, et leur mortalité excessive, en comparaison du développement du corps, de la santé et de la mortalité des gens mieux traités de la fortune, que l'aisance, la richesse, c'est-à-dire les circonstances dans lesquelles elles placent ceux qui en jouissent, sont véritablement les premières de toutes les conditions hygiéniques* [631]».

---

[629] Fig. 68. Portrait de Villermé. Dessin de Boilly, *Notes pour servir à l'histoire de la médecine et des grands médecins*, 1933, Paris, J.B. Baillère. BIU santé. Cote : 134333. Réf. image : 02944. Est dans le domaine public. https://www.biusante.parisdescartes.fr/histmed/image?CICL02944

[630] Fourier (Jean-Baptiste-Joseph), Chabrol de Volvic (Gilbert-Joseph-Gaspard), *Recherches statistiques sur la ville de Paris et le département de la Seine, recueil de travaux dressés et réunis d'après les ordres de Monsieur le Comte de Chabrol, conseiller d'état, préfet du département,* Paris, C. Ballard, imprimeur du Roi, 1821, 333 p.

[631] *Ibid.* , p. 22.

Il va plus loin et démontre que le classement des arrondissements en fonction de la mortalité à domicile est identique à celui obtenu en étudiant les registres des décès dans les hospices et hôpitaux de Paris et départements contigus. Ce qui renforce ses dires.

> *Il faut travailler sur des faits énumérés et bien certains ... et non appuyer ou combattre une théorie.*
>
> Villermé (L.R), Annales d'hygiène publique et de médecine légale, 1831, p. 45 – 64.

Il n'a alors de cesse de communiquer auprès de tous (politiques, économistes, médecins)[632] sur les corrélations qu'il a établies entre la richesse et la santé d'une part et l'insalubrité des quartiers pauvres et la maladie d'autre part.

Elu membre de l'Académie de médecine en 1823, il entre par ailleurs en 1831 au Conseil d'hygiène publique et de salubrité et en 1832 à l'Académie des sciences morales et politiques. C'est en cette même année que se déclenche, en France, une violente épidémie de choléra à laquelle il va consacrer son savoir et son temps.

Peu après, des pétitions réclamant l'abolition du travail des enfants affluent auprès des responsables politiques. L'Académie, dont l'objet est de mieux comprendre et résoudre les problèmes liés au paupérisme, affecte chaque année un budget à des enquêtes permettant de cerner cette question lancinante[633]. C'est pourquoi elle demande à Villermé ainsi qu'à ***Louis-François Benoiston de Châteauneuf***[634] d'en mener une sur les conditions de vie de la population ouvrière. Les deux compères organisent leurs travaux : Villermé visitera le nord, le midi et l'est de la France pour terminer par la Suisse et se consacrera aux industries du coton, de la laine et de la soie qui occupent le plus d'ouvriers. Benoiston de Châteauneuf partira dans l'Ouest pour étudier les métiers de l'agriculture et de la marine, bien implantés dans ces régions.

Lors de chacune de ses visites, Villermé observe les conditions de travail des ouvriers mais également leur logement, leur alimentation, leur salaires…

---

632 Société d'émulation, Académie des sciences, Académie de médecine et nombreux articles dans les Archives générales de médecine, le Bulletin universel des sciences et de l'industrie, etc.

633 Statuts de l'Académie des sciences morales et politiques du 25 Octobre 1795. (Voir tome III).

634 Statisticien, Benoiston de Chateauneuf (1776, 1856) est avant tout économiste.

C'est en 1840 qu'il publie le « *Tableau de l'état physique et moral des ouvriers employés dans les manufactures de coton, de laine et de soie* », au titre très voisin de celui de son prédécesseur anglais ***James Kay***. Son traité [63], fidèle à la commande, est plus une étude économique et sociale qu'une véritable enquête sur les maladies professionnelles ou sur la prévention des risques auxquels sont exposés les ouvriers. Il y dénonce les excès d'un système économique qu'il qualifie de non durable et détaille les conditions de vie et de travail inhumaines imposées aux ouvriers des manufactures. Cependant, la mise en évidence d'accidents et de maladies professionnels (blessures, chutes, maladies pulmonaires, etc.) permet une prise de conscience de tous, pouvoirs publics et opinion publique dans son ensemble et incite les législateurs à préconiser des solutions à ce problème (voir tomes II & III).

Villermé, adepte convaincu de l'utilité des statistiques, est l'un des médecins qui contribuera le plus à l'étayage de l'observation pour des actions en santé publique : l'hygiénisme est véritablement en place.

Après la publication de ce « tableau », il fait également paraître un mémoire sur le travail et les conditions d'exercice des enfants dans les mines de Grande-Bretagne puis un grand nombre de rapports sur des accidents du travail intervenus dans des ateliers industriels à cause d'appareils mécaniques.

Pourtant, si le tableau de Villermé a été essentiel par son impact sur l'organisation juridique et législative de la santé au travail, on ne peut pas à proprement parler d'une approche médicale du travail. Si le docteur Villermé suit les ouvriers, observe leur mode de vie, leur salaire, et même leurs conditions de travail, il ne propose pas de solutions de prévention. Par exemple, et alors qu'il décrit avec une grande précision une chaleur qui monte parfois jusqu'à 50° dans certains ateliers d'apprêt, il ne voit pas d'autre solution que de retirer les ouvriers de ces ateliers grâce à la mécanisation et écrit : « *l'insalubrité n'est pas aussi grande qu'on le soutient*[635] ». De même, sur les quatre cent cinquante et une pages de son traité, il n'en consacre que vingt-trois à la santé de ces opérateurs et affirme : « *les ouvriers de nos manufactures n'ont pas, à l'exception des enfants, un labeur plus pénible que les autres, que ceux surtout de l'agriculture ; en outre, ils gagnent très généralement, je pourrais dire presque toujours, de meilleurs salaires, et dans les pays privés d'industrie, la création d'un établissement industriel est toujours un grand bien, sous quelque rapport qu'on l'envisage. Mais très communément aussi, chez nous et dans l'état actuel des choses, les ouvriers des manufactures manquent de sobriété, d'économie, de prévoyance, de mœurs, et bien souvent ils ne sont misérables que par leur faute*[636]. »

---

[635] Villermé (Louis-René), *Tableau de l'état physique et moral des ouvriers employés dans les manufactures de coton, de laine et de soie, Paris, Jules Renoir & Cie*, 1840, p. 234.
[636] *Ibid.*, p. 351.

Ainsi, d'après lui, les maux des ouvriers sont plus dus aux ouvriers eux-mêmes et à leurs comportements qu'à leurs conditions de travail ! Son idéal reste celui de la prévoyance individuelle, le développement des sociétés de secours mutuels, et le renforcement de l'idéologie libérale des masses. Tout l'esprit des réformes est tourné vers la sanction des dérives repérées et non vers la prévention ou la résolution des problèmes soulevés.

Les travaux du docteur Villermé sont cependant remarquables car ses considérations et observations s'appuient sur de nombreuses statistiques et tableaux sur la mortalité des ouvriers qui serviront de base aux futurs travaux.

Ce traité vient enrichir les nombreux débats sur les conditions de vie des classes laborieuses, comme le font également les travaux du ***docteur Lachaise***[637] ou de l'économiste Blanqui[638].

Villermé fonde également, en 1829, avec le médecin ***Parent-Duchatelet***, les Annales d'hygiène publique de médecine légale. Ce périodique devient un véritable lieu de publication et de circulation des savoirs sur la santé au travail. Dans la même veine que dans le traité de Ramazzini, les produits toxiques y sont référencés ainsi que les professions qui les utilisent. L'on y apprend, par exemple que les deux ou trois mille chapeliers de Paris utilisaient près de vingt tonnes de mercure par an[639].

En 1829 le *Bulletin de médecine légale et d'hygiène publique* est, par ailleurs, la principale revue où sont recensés les produits chimiques, leurs effets toxiques et les métiers concernés.

De 1829 à 1880, une centaine d'articles sont ainsi publiés sur les maladies professionnelles et montrent l'impact de l'industrialisation sur la santé des travailleurs. Mais suite à l'indifférence des politiques et la résistance des industriels ce constat ne s'accompagne pas de mesures réglementaires de prévention[640].

Mais derrière toutes ces actions, se cache une déviance de l'approche des risques pour la santé au travail. L'alerte de Villermé sur le rôle primordial de la pauvreté dans l'usure des travailleurs, ses démonstrations sur l'impact de l'abus d'alcool chez les ouvriers masquent les risques réels auxquels ces derniers doivent faire face.

---

637 Lachaise (C.), *Topographie médicale de Paris*, Paris, J.-B. Baillère, 1822, 336 p., chez Gallica BNF.

638 Blanqui (Adolphe), *Enquête sur les classes ouvrières en France en 1848*, Paris, Pagnerre, 1849, 255 p.

639 Vincent (Julien), *Pour une histoire par en bas de la santé au travail – Entretien avec JC. Devinck*, Mouvements 2/2009 (n°58).

640 Moriceau (Caroline) - *Les douleurs de l'industrie: l'hygiénisme industriel en France, 1860-1914*, Paris, EHESS, 2009, 316 p.

Conclusion

La France traverse des périodes plus que turbulentes et voit ses fondations ébranlées à tous les niveaux : suppression des privilèges et droits de succession, facilités d'installation pour les artisans, les agriculteurs et autres professions grâce à l'achat de patentes, suppression des anciennes facultés de médecine, etc. Ayant fait quasiment table rase de ses institutions, de ses structures sociales, des représentants de sa religion, elle se reconstruit avec des regards nouveaux.

La Révolution française supprime, dès 1792, de nombreux établissements d'enseignement : écoles religieuses, écoles royales et universités jugées corporatistes. Cependant, les besoins en médecins sont cruciaux notamment au sein des armées, en spécialistes de la reconstruction de bâtiments, de mise en état des routes, etc. Alors les écoles révolutionnaires dispensent des enseignements accélérés induisant une grande anarchie dans l'exercice des différents métiers concernés et notamment la médecine[641].

A cela s'ajoute d'autres révolutions : celle de la mécanisation et des machines à vapeur, puis celle de l'électricité qui chacune entraine la naissance d'industries, de plus en plus nombreuses, regroupant dans un même lieu des dizaines voire des centaines d'ouvriers homme, femmes et enfants confondus.

En France, donc, si les médecins ont du mal à retrouver un statut stable et fiable, c'est l'un d'entre eux qui permet la création des comités d'hygiène et de salubrité publiques qui orientent et concentrent les travaux des médecins. Pourtant, bien que l'hygiène publique mette en pratique l'un des principes qui permet d'aboutir à des démarches de prévention efficaces et mieux acceptées par tous, grâce aux dialogues et aux échanges entre patrons, ingénieurs, médecins et même citoyens (au travers des plaintes déposées), cette approche hygiéniste prendra souvent le pas sur les démarches de prévention pour ceux qui travaillent et mettre ainsi, au second plan, voire en opposition, hygiène publique et hygiène professionnelle.

[641] Kersaint (Georges), *Antoine-François de Fourcroy (1755, 1809), sa vie et son œuvre.*, Revue d'histoire de la pharmacie, 1967. 55e année, n°195, pp. 593-594.

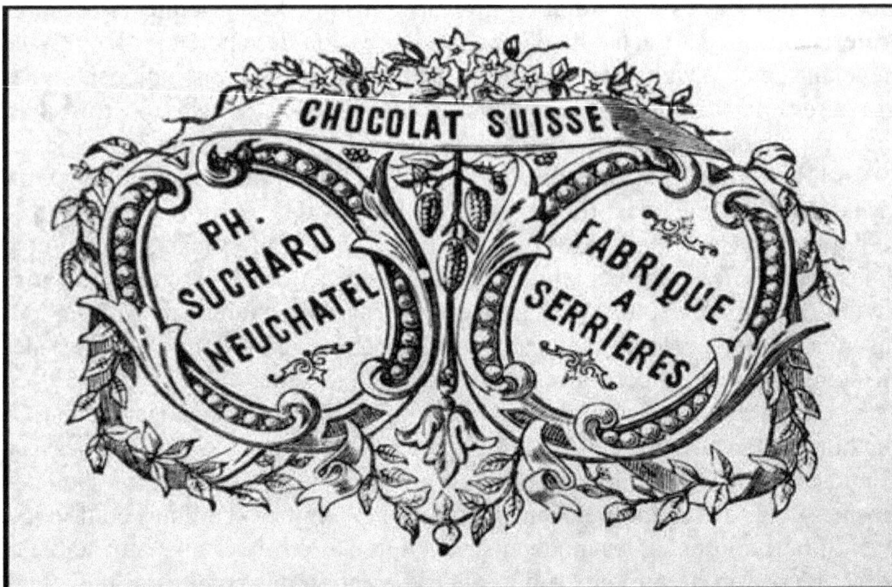

Fig. 69. Logo de la société Ph. Suchard de Neuchâtel, Suisse
Source : Comptoir de phototypie, Neuenburg (éd.)
Meine Reise Durch die Schweiz
Sans date (probablement 1897)

Auteur Sommeregger

La Suisse tire parti d'une situation difficile et s'inspire du système anglais

Le blocus continental décidé par Napoléon a particulièrement affecté la Suisse : les machines anglaises, allemandes, françaises ou italiennes ne sont plus ni importables, ni réparables. Or, le pays a déjà largement modifié son industrie textile. Il a implanté à Saint Gall, en 1801, une première machine hydraulique.

Qu'à cela ne tienne, les autochtones pensent, construisent, inventent de **nouvelles machines** indispensables à leur économie, tant et si bien qu'en treize années il avait totalement métamorphosé son parc

Ainsi par exemple, **Hans Caspar Escher**, avocat et architecte, crée la société Escher-Wyss[642] en 1805, en collaboration avec Salomon von Wyss, lui-même commerçant, juriste et banquier. Également député au Grand Conseil zurichois et membre du conseil d'éducation, ce dernier a une influence sur la législation du canton. Son sens du commerce et de l'organisation conjugué aux connaissances techniques d'Escher font rapidement de l'entreprise la plus grande fabrique helvète de machines et ce pour de nombreuses années. Cette entreprise en produira de toutes sortes et donnera l'élan à bien d'autres entrepreneurs sur ce créneau, comme par exemple :

- 1810, Johan Rieter associé à Winterthur qui fabriquent des moteurs diesel pour bateaux.
- 1862, Franz Saurer qui transfère son entreprise de fonderie à Arbon et y adjoint une usine de machines à broder avant de se lancer à partir de 1888 dans le secteur de l'automobile.

Grâce, notamment, à ces machines, la Suisse entame une industrialisation dans les secteurs sur lesquels elle est déjà reconnue : **horlogerie, textile, chimie, chocolat et autres produits alimentaires**.

L'horlogerie

Introduite sous forme artisanale par les huguenots, l'horlogerie s'est développée à grande vitesse. Bientôt, la compétition est forte avec l'Angleterre, grand exportateur de montres vers les Etats-Unis. Déployant leur savoir-faire dans le mode des rouages, les fabricants proposent horloges, montres, boites à musique, et même de nombreux jeux mécaniques.

Mais voilà que les industries américaines se lancent dans la production de masse d'une multitude de pièces pour l'horlogerie dont certaines sont interchangeables sur plusieurs modèles différents[643]. Dès 1861, la Waltham

[642] Dictionnaire historique de la Suisse (DHS), *Hans Caspar Escher,* version du 27 août 2024, http://hls-dhs-dss.ch/fr/articles/023660/2024-11-03

[643] Carros, *The Waltham Watch* Co, p. 167.

Watch Company propose ainsi des montres peu chères et fiables qui vont être distribuées en masse aux soldats lors de la guerre de Sécession.

Devant la chute vertigineuse de leurs exportations, les entreprises suisses décident alors de passer le cap de l'industrialisation.

Ainsi, par exemple, **Georges-Auguste Leschot** (1800-1884) invente les premières machines permettant la fabrication des différentes pièces d'une montre, tout en assurant leur interchangeabilité, ouvrant aussi la voie vers une production de masse.

En 1867, grâce à la « montre du prolétaire », **Georges Frédéric Roskopf** propose des exemplaires pour la modique somme de 20 francs. Le succès est tel que l'inventeur ne peut répondre et que les imitateurs foisonnent.

Le chocolat

Le chocolat n'échappe pas aux règles de l'industrialisation et de la productivité. Au départ centrée sur les régions du lac Léman et du Tessin, la fabrication du chocolat est, comme toutes les autres à cette époque, familiale et artisanale. Jusqu'à ce que **François-Louis Cailler**[644] (1796,1885) décide de renforcer les acquis de son apprentissage chez un épicier de Vevey au travers d'un déplacement à Turin où officie un chocolatier suisse très renommé : Giacomo Martino Bianchini[645] (voir infra, Italie).

De retour à Vevey en 1818, il crée les machines adéquates et ouvre, en 1819, la première fabrique mécanisée de chocolat en Suisse à Corsier, situé à proximité. Il est l'initiateur de la présentation du chocolat sous forme de plaque.

Lui aussi aura ouvert la voie …

- Philippe Suchard construit une usine de chocolat en 1826 à Serrières, près de Neuchâtel. La publicité du chocolat, une de ses nombreuses « trouvailles », fera connaître cette gourmandise suisse dans le monde entier.
- Daniel Peter innove avec le chocolat au lait en 1875, faisant réaliser une économie extraordinaire aux industriels qui remplacent une grande partie du cacao, rare et cher pour un pays dépourvu de colonies par un lait omniprésent et reconnu pour sa qualité.
- Rodolphe Lindt imagine de nouvelles modalités de brassage de la pâte en 1879. Le chocolat devient fondant et crémeux sous la langue.

---

[644] Gilbert Marion, François, Louis, Dictionnaire historique de la Suisse (DHS), version du 20.03.2003. http://hls-dhs-dss.ch/fr/articles/030578/2003-03-20, consulté le 23/10/2024.

[645] A Turin, la piazza Carlina est toujours un centre renommé des meilleurs chocolatiers italiens.

La restauration rapide

Les populations se déplacent de plus en plus pour se rapprocher des nouvelles « industries ». Les repas et pauses se font au sein même des usines et les journées sont longues. Toutes circonstances favorables à la naissance d'une nouvelle façon de vivre « grâce » à la restauration rapide.

C'est en échangeant avec le docteur Schuler, que Julius Maggi (1846, 1912), déjà propriétaire d'une usine de production de farines de blé, décide de diversifier sa production et crée les farines de pois et de haricots avant de créer en 1885, les soupes instantanées et en 1886 les fameux bouillons cubes. Julius croit dans la publicité et lance les premières campagnes d'affichage dans les tramways, les trains et même sur les bateaux-mouches de la Seine.

Lui aussi ouvre la voie à Henri Nestlé qui, de son côté, invente l'alimentation en poudre pour bébé à base de lait, sucre et farine.

La chimie et les médicaments

Depuis bien des décennies, les artisans puis les fabriques de tissu utilisaient de nombreux acides pour obtenir la qualité qui les rendait attractifs. Tous dangereux, réactifs par contact avec de nombreux matériaux, ils se transportaient difficilement, y compris par voie ferrée, car ils étaient convoyés dans des contenants en verre. Voici donc, que les manufactures chimiques prolifèrent : chlorure de chaux, sulfate de cuivre, acides chlorhydriques, acides nitriques ... Mais la demande change, et les profils de la clientèle se diversifient : fabriques de verres, de savon, de tissus, de colorants pour les fibres et toiles ... Les manufactures doivent se transformer ou fermer.

Il fallut attendre plus de cinquante ans pour que la première véritable usine chimique voie le jour en Suisse[646]. Comme dans les autres pays d'Europe qui l'ont précédée, les premières industries de Suisse associées à un commerce florissant ont vues le jour dans le domaine du textile et de la soie. Ce sont ainsi des français[647] et des allemands[648] qui viennent s'installer pour produire des substances permettant de donner des couleurs aux différents tissus.

Ces entreprises vont rapidement s'orienter vers l'industrie pharmaceutique et devenir Roche ou Ciba-Geigy.

[646] Hansen (Hans-Jürgen), Industrie chimique, Dictionnaire historique de la Suisse (DHS), version du 22.02.2007, traduit de l'allemand. Online: https://hls-dhs-dss.ch/fr/articles/014007/2007-02-22/, consulté le 16.06.2025.

[647] Alexandre Clavel, Louis Durand et Etienne Marnas.

[648] Johan Rudolf Geigy, Johan Gerber-Keller.

Révolution industrielle et santé humaine

Un peu comme en Angleterre, l'organisation mise en place, aux niveaux cantonal et fédéral, favorise une législation permettant de premières adaptations face aux problèmes créés par la révolution industrielle. La durée du travail des enfants, notamment, sera réduite par canton de façon hétérogène à partir de 1815 jusqu'à ce qu'une loi fédérale soit décidée en 1877. Après soixante années de discussions, l'interdiction du travail est proclamée pour les enfants de moins de quatorze ans et sa durée journalière est réduite à onze heures (hors dimanche et nuit) pour les plus grands.

Fridolin Schuler, un médecin et inspecteur témoin de son temps

Né le 1er avril 1832 à Glaris, dans une famille où l'on est pasteur de père en fils, Fridolin Schuler (1832, 1903) [64], [65], est élevé en vase clos. De ses six à ses dix ans, il fait ses premières classes à l'école du village où son père enseigne[649]. Il enchaîne les cours à la maison avec ce dernier pour se préparer à intégrer, en 1848, le lycée (gymnasium) d'Aarau distant de plus de cent kilomètres.

Il se lance ensuite dans des études de médecine et se forme à Würzburg. Vienne, Prague puis Paris.

1855, fin prêt, il rentre à Glaris pour y installer son cabinet.

Cette commune est l'une des premières à entrer dans la révolution industrielle.

Installé, bien intégré au sein des intellectuels, cet homme de devoir met en œuvre les convictions qu'il exprime dans ses Mémoires : « *dans une communauté démocratique aussi petite que la nôtre, chaque intellectuel a le devoir, plus qu'ailleurs, de participer activement à la vie publique*[650] ».

Il devient donc membre de la commission sanitaire de son canton. En tant que médecin, membre du conseil cantonal de santé et de la Commission suisse des examens du personnel médical, il a une approche rigoureuse de la médecine et s'insurge contre la concurrence de « charlatans » dépourvus de savoir académique.

Très tôt, il s'intéresse à des questions de médecine sociale (étude de l'impact de la pauvreté sur la santé, lutte contre le typhus et autres maladies contagieuses, ...). Il décide également de se battre contre le travail abusif des enfants. Et bientôt, le canton de Glaris, devient pionnier en matière de protection des travailleurs en usine. Il édicte, en 1864 une loi sur les fabriques et le travail des enfants qui sera respectée et reprise par d'autres cantons.

649 Il est maître d'école.

650 Schuler (Fridolin), *Erinnerungen eines Siebenzigjährigen (Souvenirs d'un septuagénaire)*. Mit Schulers Porträt und dem Verzeichnis siner Veröffentlichungen. Huber, Frauenfeld 1903.

En 1867, le docteur Schuller[651] est nommé inspecteur de fabrique du canton de Glaris. Il est certes médecin, mais, il visite les établissements avec, en premier objectif, le contrôle. Lors des vérifications, il élargit son spectre pour dénicher les problèmes non visés par des lois et proposer de nouvelles solutions en collaboration avec les concernés.

Ignorant les idées toutes faites, il cherche à comprendre. Son rôle d'inspecteur ne change pas sa façon d'être : il préfère demander le pourquoi des processus, de l'organisation du travail, de l'agencement des machines plutôt que de décréter derechef que telle ou telle situation n'est pas conforme.

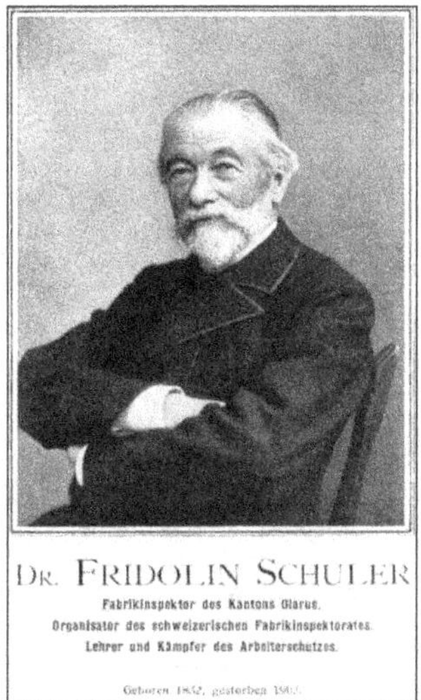
Dr. Fridolin Schuler
Fabrikinspektor des Kantons Glarus.
Organisator des schweizerischen Fabrikinspektorates.
Lehrer und Kämpfer des Arbeiterschutzes.

Fig. 70. Fridolin Schuler
Médecin/inspecteur
Via Wikimedia Commons
Est aussi libre de droit

Il croit profondément à l'importance de la prévention, exhorte les médecins à rechercher les solutions pour *remédier autant que possible aux nombreuses conséquences funestes , d'ordre social et sanitaire, qu'implique notre industrie,* et prône l'hygiène industrielle. Il lui faudra du temps, mais, en 1890, il obtiendra que l'Ecole polytechnique fédérale de Zurich crée une chaire d'hygiène du travail et construise un Musée de l'hygiène industrielle présentant des installations modèles pour les fabriques.

Son adaptabilité, sa courtoisie et sa capacité d'écoute sont autant d'atouts pour une réussite incontestée de ses missions. Médecin et inspecteur, Schuler est bien placé pour proposer une nouvelle approche des maladies liées au travail : un tableau caractérisant les « maladies professionnelles assurables ».

Ce concept existe encore aujourd'hui et sert à définir si une maladie contractée par un travailleur peut ou non être attribuée aux conditions d'exercice de son métier.

A partir de 1872, il mène bien des travaux sur l'hygiène industrielle et coiffe une nouvelle casquette. Il devient, en effet, juge d'appel en 1872, président de la cour d'appel en 1877 et enfin premier président de la cour suprême en1887.

Aussi est-il en capacité de participer activement à l'élaboration de la loi fédérale sur les fabriques de 1877.

La réglementation occupe une place importante en Suisse. Elle y est facilement acceptée et respectée. En tant qu'inspecteur fédéral des fabriques,

[651] Fig. 70 - Fridolin Schuler, Médecin/inspecteur, Source Wikimedia Commons, Téléchargement original sur Wikipédia allemand par Patumbah, 10/07/2006. Est aussi libre de droit. https://commons.wikimedia.org/wiki/File:Fridolin_Schuler.jpg

il lutte pour obtenir la réduction du travail des enfants, la protection des femmes et des accouchées, ainsi que pour obtenir des normes sur les questions de responsabilité et d'assurance.

En 1876, il publie la première étude statistique glaronnaise des décès. Cela lui permet de démontrer que la population ouvrière est surreprésentée dans les décès consécutifs à une tuberculose pulmonaire et que le taux de mortalité des nourrissons est nettement supérieur à la moyenne dans ces familles. Schuler s'intéresse aussi à l'impact de leur alimentation et rédige, en 1884, un rapport à l'attention des autorités fédérales dans lequel il fustige la consommation largement répandue d'eau de vie comme ersatz de nourriture.

Législations cantonales et fédérale du travail

1815. Canton de Zürich, interdiction de travail aux enfants de moins de dix ans.

1815. Canton de Thurgovie, restriction du travail pour les enfants.

1837. Canton de Zurich, nouvelle loi.

1842. Canton d'Argovie, loi décidant de ne pas limiter le travail des enfants.

1846. Canton de Glarus , Réduction du temps de travail à 14 heures pour les moins de 14 ans et 15 heures pour tous.

1864. Canton de Glarus, réduction du temps de travail à 12h de jour uniquement. Interdiction du travail pour les enfants de moins de 12 ans. Congé post-natal instauré pour une durée de six semaines.

1877. Loi fédérale. Réduction de la durée du travail à 11 heures. Interdiction du travail des enfants de moins de 14 ans.

Avec ses deux collègues inspecteurs, il parcourt la Suisse de septembre 1878 à mai 1879, inspectant deux cent soixante-huit fabriques.

Les mémoires du docteur, fruits de ses expériences, portent sur l'habitat et l'alimentation des travailleurs, les conditions d'hygiène dans les fabriques, les dégâts causés à la santé par certains travaux et par les produits chimiques (plomb, phosphore), la prévention, les assurances...

En 1885, il publie un article traitant des problèmes d'intoxication au plomb relevés chez les ouvriers travaillant sur les métiers à tisser Jacquard[652]. Il constate en effet que *les 5000 à 6000 fils du métier à tisser sont tendus par des poids en plomb qui, dans leur mouvement alternatif d'ascension et de descente, frottent les uns contre les autres*. Il en conclut que *ce frottement dégage une poussière très fine de plomb métallique ou d'oxyde de plomb*[653]. Vérifiant son hypothèse dans une fabrique de Zurich, il retrouve 56% de plomb dans la poussière recouvrant les escabeaux. et 37% dans celle du reste de l'atelier. Il propose alors une solution sans doute négociée avec les

[652] Schuler (Fridolin), Revue d'Hygiène et de police sanitaire, 18 Juillet 1885, n°07, Paris, Masson, p. 688.

[653] Schuler (Fridolin), *Poisons industriels* publié par l'Office du travail, pages 12 et 51.

industriels : vernir les cylindres de plomb et placer sous chaque métier un réceptacle mobile qui serait facilement enlevé et nettoyé,

Car la meilleure solution était sans doute de supprimer le danger et de remplacer les poids en plomb par des poids en fer.

Fridolin Schuler est reconnu comme étant le fondateur de la législation suisse sur le travail. Grâce à ses recherches et sa participation à des congrès internationaux, souvent comme représentant officiel de la Suisse, il se fait aussi un nom à l'étranger. Il reçoit successivement le titre de Docteur *honoris causa* des universités de Bâle en 1885 et de Zurich en1902, année de sa retraite.

Le docteur Schuler s'éteint en 1903, à Glaris, un an seulement après avoir arrêté ses multiples activités.

Conclusion

En Suisse, la réglementation est la solution adoptée pour résoudre les problèmes de prévention. Règlementation sur le travail des enfants, limitation des durées d'activité dans les fabriques, recommandations techniques de prévention. Toutes directives dont la mise en place est surveillée par des inspecteurs.

C'est essentiellement au travers de l'hygiène publique, adossée aux examens statistiques, que sont traitées les maladies liées à l'industrialisation et celles qui sont liées aux conditions de vie et d'hygiène de populations mal logées, mal nourries et mal éduquées.

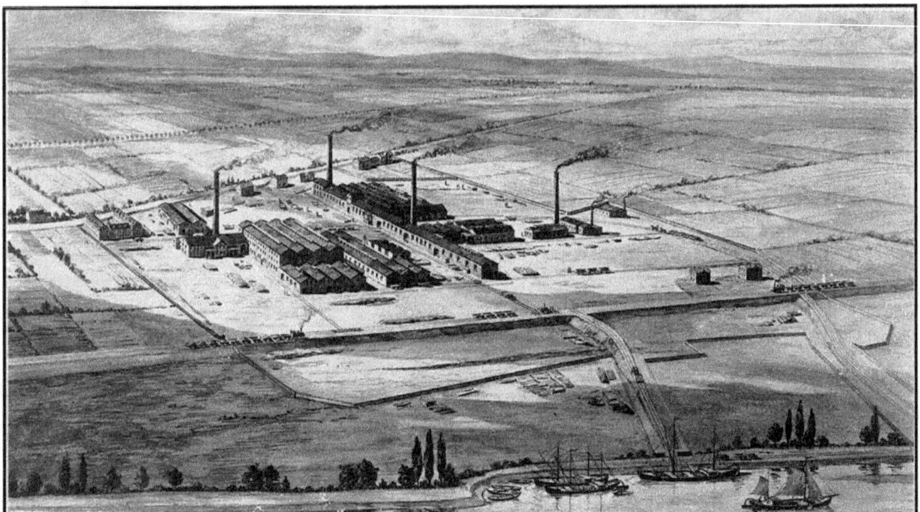

Fig. 71 – Usine BASF originelle de Ludwigsshafen
Photographie de 1865, auteur inconnu
Via Wikimedia Commons
Est dans le domaine public

L'Allemagne : révolution de 1848 et primauté de l'hygiénisme

L'histoire sociologique de l'Allemagne est bien différente de celle de l'Angleterre. Cette dernière, maître sur les mers comme sur les océans, a bénéficié d'un marché immense notamment avec ses colonies. L'Allemagne, elle, a vécu bien des tourments et des transformations de fond. Après la guerre de succession d'Autriche, la guerre de Sept Ans puis quelques trente années plus tard les guerres victorieuses de Napoléon, elle voit la dissolution du Saint Empire Germanique avec l'abdication de François II en 1806.

Les famines se succèdent, les prix s'envolent et l'Allemagne connaît, elle aussi, la révolution de 1848 qui entraîne, entre autres, la régression du secteur textile.

Si l'Angleterre a surfé très tôt sur la vague de cette industrie, la Suisse sur l'horlogerie et le chocolat, la France sur celle de l'industrie du luxe, l'Allemagne, elle, s'appuie sur ses ressources minières, sur une bonne desserte rendue possible grâce au chemin de fer et sur ses compétences en matière de sidérurgie. Après la révolution de 1848, le pays s'investit sur ce savoir-faire ainsi que dans la production de fer et la fabrication d'acier.

Mines (charbon, houille, fer, zinc, étain, or, argent), sidérurgie, constructions mécaniques, métallurgie mais aussi brasseries : toutes ces activités s'accompagnent de nombreux risques professionnels.

Des lois sont adoptées pour protéger les enfants (1839)[654] et l'ensemble des travailleurs (1869). Elles sont accompagnées par la nomination des premiers médecins du travail (1866). Mais pour que ceux-ci et les inspecteurs du travail[655] puissent pleinement remplir leurs missions, deux hygiénistes vont travailler à l'établissement de documents « normatifs » explicitant les conditions d'une prévention réussie.

Ludwig Hirt, un regard de préventeur.

Ludwig Hirt (1844-1907) nait à Breslau dans une famille polonaise. La ville est un témoin des bouleversements politiques qu'a connu la région. Quatre ans plus tôt, en 1840, elle voit arriver son premier omnibus et deux ans avant la naissance de Ludwig, une première ligne de chemin de fer, puis la ligne Vienne-Varsovie. En 1856, Breslau s'offre la plus grande gare de l'Allemagne et en 1866 une deuxième gare qui relie la Haute Silésie, bassin des manufactures du pays.

[654] Règlement sur l'emploi des jeunes ouvriers dans les usines, interdisant le travail aux enfants de moins de neuf ans dans les usines, les mines et les aciéries et fixant le temps de travail de ceux de moins de seize ans à dix heures par jour hors dimanche et jours fériés.
[655] qui vont intervenir à partir de 1878.

Poussières métalliques		Poussières minérales		Poussières végétales		Poussières animales		Mélanges de poussières	
Sur 100 malades	++ **	Sur 100 malades	++**	Sur 100 malades	++ **	Sur 100 malades	++**	Sur 100 malades	++ **
Forgerons	39,4			Mouleurs	69				
Peintres	20,7			Tisserands	30,7	Brasseurs	28		
Horlogers	19,4			Charbon-niers	22,4	Boutonniers	25,9	Chiffon-niers de verre	25
Plombiers	18,4			Ramoneurs	22,2				
Limiers	17,4							Vitriers	19,3
Cuivriers	17					Coiffeurs	17,8		
Affûteurs	17			Fabricants de cigares	16,6				
Graveurs	15,7			Ouvriers des mines de charbon	16,4				
Imprimeurs	15,6	Ouvriers du ciment	16						
Lithographe	13,5	Ouvriers de la porcelaine	15						
Forgerons (couteaux, clous, outils)	12,2	Potiers	14,7	Cordiers	12,6	Couturiers	12,3		
Ceinturiers	12,2			Boulan-gers	10,9			Balayeurs et jour-naliers	11
Soudeurs	12			Menui-siers	10,1	Tapissiers	11,7		
Tamiseurs	10,5	Maçons	10,4			Fourreurs	10,7		
Forgerons	9,5	Tailleurs de pierre	8,9	Meuniers	9,3	Tourneurs	9,3		
Jaunisseurs	9,3	Peintres	6,7	Charrons	9,2	Selliers	7,5		
Teinturiers	9,3	Charpen-tiers	6,5	Pâtissiers	8,9	Chapeliers	6,7		
Serruriers	9,2					Drapiers	6		
Vernisseurs	4,4								
Moyenne	14,9	Moyenne	11,2	Moyenne	19,86	Moyenne	13,6	Moyenne	18,4

*catarrhe bronchique chronique **souffrent de cette maladie

Fig. 72 –Prévalence relative de la bronchiectasie* chez les travailleurs exposés aux poussières
L. Hirt, *Op. Cit.*, p. 8
Tableau I - repris et traduit par Catherine Montagnon, 8 Juin 2025

C'est donc dans un environnement en perpétuelles métamorphoses que Ludwig fait ses premières classes. Après ses études générales [66], il suit les cours de médecine à l'Université de Breslau (aujourd'hui Wrocław, en Pologne), où il se spécialise en hygiène professionnelle. Comme beaucoup, il complète son cursus à Berlin, avant de s'installer comme médecin neurologue dans sa ville natale.

Avec sa position stratégique, la croissance est au rendez-vous à Breslau qui connaît, par ailleurs, les problèmes d'une ville très rapidement surpeuplée, comme les autres villes allemandes, touchées elles aussi, par la révolution industrielle. En 1871, cette révolution a profondément modifié la ville qui a vu sa population tripler en cinquante ans et devient alors la sixième commune du pays en nombre d'habitants.

Cette même année, le docteur est nommé professeur d'hygiène à l'Université de Breslau et spécialiste des maladies nerveuses. C'est aussi au sein de cette Université qu'il mène ses travaux sur l'hygiène industrielle.

L. Hirt est neurologue, il n'est donc que rarement en contact avec des patients souffrants de maladies liées au travail … mais il enseigne aussi l'hygiène industrielle à l'Université.

La démarche hygiénique repose sur des études statistiques aussi va-t-il suivre cette méthodologie pour assurer la validité de ses résultats. L'hygiène publique est aussi le fruit des travaux sur les épidémies, travaux qui ont démontré que, face à des maladies impitoyables ou non maîtrisées, seuls le confinement et la prévention sont efficaces. Dans cette approche, il vaut donc mieux prévenir plutôt que d'avoir à guérir, précepte cher au docteur.

Ce dernier veut prouver que les problèmes pulmonaires ne sont pas tous liés à un « microbe » et que l'inhalation de poussières diverses peut être la cause de nombreuses débâcles respiratoires. Il enquête donc pour vérifier et prouver qu'il y a un lien de causalité entre certains métiers et les maladies pulmonaires de ceux qui les exercent.

Le médecin de Breslau n'est pas un révolutionnaire … Il s'appuie sur de nombreux ouvrages et travaux de recherche menés depuis très longtemps et suit une analyse proche de celle de Ramazzini qu'il cite fréquemment. Il commence par le catarrhe qui, avec la phtisie, est la maladie des poumons la plus répandue. Ce premier travail l'entraîne à classer les poussières en fonction de leur origine : végétale, métallique, animale ou minérale. Pour lui, une seule solution, ne plus exposer un travailleur malade à ces poussières.

Puis il compare les chiffres associés aux différentes maladies : bronchite chronique, emphysème, bronchectasie[656] et décide de ne pas étudier plus avant cette dernière car elle n'est en général diagnostiquée qu'après le décès du malade et que les statistiques afférentes sont pauvres !

[656] Dilatation des bronches.

Tab. IV. Prévalence relative de la phtisie chez les travailleurs exposés aux poussières

Tab. IV. Die relative Häufigkeit der Phtisis under den Staubarteirn									
Exposition des malades : types de poussières									
métalliques		minérales …		animales		mélange		Néant	
Profession	% Phtisie	Profession	% Phtisie	Profession	% Phtisie	Profession	% Phtisie	Profession	% Phtisie
		Tailleur de silex	80						
Aiguiseur d'aiguilles	69,6								
Coupeur de limes	62,2								
Lithographe	48,5			Brossier	49,1				
Sérigraphe	42,1								
Meuleur	40,4	Tailleur de meules	40						
Graveur de moules	36,9								
Horloger	36,5	Tailleurs de pierre	36,4	Coiffeur	32,1	Verrier	35		
•••				•••					
Serrurier	11,5	Maçons	12,9	Couturier	10,4			Bûcherons	10,1
Forgeron	10,7			Drapier	8			Gantiers	10
Chaudronnier (cuivre)	9,4	Tailleurs de diamant	9					Tanneurs	9,2
Zinguiste	6	Cimentiers	9,5					Bouchers	7,9
Moyenne	34,0	Moy.	31,3	Moy.	24,9	Moy.	35,0	Moy.	9,3

Fig. 73 –Prévalence relative de la phtisie chez les travailleurs exposés aux poussières.

*en Angleterre

L. Hirt, *Op. Cit.,* TAB.IV, p. 30.

Tableau IV – Extraits repris et traduits par C. Montagnon, 27 Juin 2025.

A partir de ces résultats, ses objectifs sont clairs :

- étudier un spectre large de personnes présentant des problèmes pulmonaires, articulaires, digestifs ou toute autre maladie ;
- décrire et classer les différents symptômes, recueillir les données sur les métiers pratiqués par ces personnes et poser de premières conclusions ;
- prouver que les voies respiratoires sont nettement plus attaquées par les poussières que l'appareil digestif ;
- analyser les différentes affections des organes respiratoires.

Rigoureux et précis dans son approche, il retire de son étude « l'asthme nerveux », aujourd'hui connu sous le terme d'allergie aux pollens et autres organismes végétaux. Sa porte d'entrée, ce sont les symptômes : bronchite aigüe ou chronique, emphysème, pneumonie, autres maladies aigües, phtisie, maladies chroniques digestives, rhumatismes, problèmes cardiaques.

Les chiffres de Hirt sont sans appel : la phtisie cause des ravages effrayants et la classe ouvrière est de loin la plus atteinte.

Pour Hirt, plusieurs hypothèses sont envisageables et ont été déjà émises par d'autres médecins : pauvreté, sédentarité, insalubrité, alcoolisme... mais sa première analyse l'entraîne rapidement à rajouter deux nouvelles hypothèses qu'il veut vérifier :

- les poussières seraient dangereuses pour l'appareil respiratoire ;
- les particularités des différentes poussières permettraient une classification en termes de dangerosité.

Pour atteindre ce nouvel objectif, il mène une étude statistique sur un panel de travailleurs malades. Celle-ci a pour objectif la comparaison de l'état des ouvriers respirant ou avalant de la poussière et de celui des ouvriers non exposés.

Symptôme après symptôme, il établit des tableaux récapitulatifs présentant les métiers des malades et le type de poussières auxquelles ils sont exposés. Il s'appuie sur les travaux de nombreux médecins comme ceux du docteur ***Merkel***[657] de Nuremberg qui a, par exemple, exposé le cas d'un ouvrier, chargé de nettoyer des plaques de tôle avec du sable, et qui est mort intoxiqué par l'oxyde de fer.

Pour chacune des maladies, il établit un tableau : Tableau I, le catarrhe ; tableau II, les emphysèmes ; tableau III, la pneumonie ; tableau IV, la phtisie non tuberculeuse.

---

[657] Gottlieb (von) Merkel, médecin à Nuremberg, est l'auteur de nombreux traités sur les maladies d'inhalation de poussières, la trichinose et la méningite.

Compilant ensuite toutes les données obtenues sur chaque symptôme, il obtient un tableau récapitulatif éloquent présentant des résultats statistiques qui vont dans le sens de son hypothèse : les poussières sont dangereuses et leur niveau de nuisance dépend de plusieurs facteurs : leur forme, leur taille, leur origine.

Son travail est publié en 1871 dans un premier ouvrage qui milite pour la prévention des risques[658].

La structure de ce document est claire et une méthodologie systémique est utilisée au travers de chapitres traitant respectivement des maladies susceptibles d'être contractées à leur contact, à celui de gaz ou d'émanations ; des activités de travail exposant à ces risques ; des intoxications industrielles pour finir par l'exposé des mesures de prévention.

Pour Hirt, les premiers signes d'intoxication par les poussières se manifestent en général au travers d'un catarrhe[659]. Il préconise alors le retrait de l'exposition. Mais il précise que les ouvriers *refusent cette option* et que, concernant cette affection, seuls les soins des « symptômes » sont la plupart du temps possibles. Symptômes s'aggravant parfois en emphysèmes pulmonaires.

Il se penche, en particulier, sur le problème posé par la consomption pulmonaire incurable. Mais il admet assez vite que, dans ce cas, ses premières convictions semblent fragiles. Car, s'il retrouve bien de la « poussière » chez les malades exposés, il envisage que la maladie soit due à des microbes présents dans le corps … ce qui sera prouvé ultérieurement.

Il introduit ensuite la pénibilité du travail.

Pour lui, à niveau identique d'exposition, la probabilité de développer une maladie est plus grande lorsqu'on reste en position assise et plus faible si l'on a une activité physique même légère[660].

Face aux pneumoconioses, incurables, asymptomatiques hors crachats, et par voie de conséquence, diagnostiquées en général lors de l'autopsie, il ne peut conclure que par cette affirmation ; « *si quelque part, c'est ici, et en général dans le traitement des maladies par inhalation de poussières, le bon endroit pour rappeler qu'il est plus facile de prévenir les maladies que de les guérir.* »[661]

A une période où les mines de charbon tournent à plein régime pour alimenter les nouvelles industries, Hirt classe les poussières de charbon avec les autres poussières végétales. Or, il précise dans ce premier ouvrage que de

---

658 Hirt (F), *Die Staubiiihalations – Krankheiten und die von ihnen besonders heimgesuchten Gewerbe und Fabrikbetriebe.* (trad. *Les maladies liées à l'inhalation de poussières et les industries et usines particulièrement touchées par celles-ci.*), Ferdinand Hirt, 1871, Königliche Univcrsitäts- und Verlags - Bucliliandlung'. Breslau, 1871.

Hirt (F), *Die Frankheiten den Arbeiter,* Tome I, publié en deux parties, Leipzig, 1873.

659 Hirt (F), *Op. Cit.,* p. 9.

660 *Ibid.,* p. 3.

661 *Ibid.,* p. 105.

manière générale les poussières végétales ne font que peu de dégâts. Il observe toutefois que *ces poussières étant aiguës et tranchantes, elles pourraient être nocives mais que, malheureusement, les données chiffrées manquent*...*mais lui permettent tout de même d'aboutir à des conclusions surprenantes : la phtisie serait moins fréquente chez les charbonniers que dans la moyenne des cas* ... Ainsi le tableau IV ci-contre montre que la phtisie serait présente à 1,3% chez les charbonniers et 11% chez ceux qui ne respirent aucune poussière !

Il crée aussi le doute sur les méfaits ou bienfaits potentiels des vapeurs et gaz provenant des manufactures de tabac.

La controverse étant ainsi permise, les médecins vont se saisir âprement de ce nouveau sujet. Pourtant l'étude menée sur les poussières végétales est, elle, bien complète...

Les poussières végétales : lin, coton, tabac, et autres sont étudiées l'une après l'autre. Hirt soutient une première certitude qui peut éclairer médecins et entrepreneurs : lorsque le catarrhe est installé, il faut impérativement changer de métier, seule chance d'échapper à une mort certaine.

Il affirme, sur pièces, que le tissage manufacturier est beaucoup plus nocif que le travail en atelier et attribue cet état aux mauvaises positions, à l'accumulation de poussières différentes (lin, coton, chanvre, ...) et aux habitudes de vie hivernale (main d'œuvre agricole plus nombreuse et travaillant dans de mauvaises conditions d'hygiène, manque d'aération, nourriture peu azotée, etc.).

Les poussières de bois, contre lesquelles trop peu se protègent encore aujourd'hui, sont traitées en profondeur. Se basant sur leurs formes, il les classe comme dangereuses ... mais, une fois encore, les chiffres du panel ne sont pas assez nombreux pour qu'il puisse véritablement conclure.

Organiques, inorganiques .... L. Hirt ne s'arrête pas là et aborde les multi-expositions, tout en restant concentré sur les poussières.

Dans ses conclusions il aborde la prévention. Il l'a prouvé, de nombreuses poussières, maintenant identifiées, sont dangereuses. Et pour véritablement prévenir les maladies, il faut intervenir auprès de deux acteurs : le travailleur et le dirigeant.

Pour l'ouvrier, il propose une formation professionnelle adaptée.

Dans le cas de métiers dangereux, il propose l'ancêtre de l'aptitude au travail pour le poste convoité et précise que l'Etat doit être à la manœuvre pour les délivrances de ces aptitudes, répondant aussi aux critères d'âge.

Il endosse son rôle de préventeur et distille maints conseils pour supprimer les dangers et minimiser les risques (envelopper les machines, arroser les parquets, ventiler, ...). Actions incluant toutes l'hygiène et la salubrité des lieux et conditions de travail.

Le docteur publie en 1873 un deuxième volume sur l'impact des inhalations de gaz ou de vapeurs. En 1875, il explique les causes et conséquences des empoisonnements industriels et précise la fréquence d'apparition de ces maladies en fonction du type d'industrie. Son quatrième et dernier volume, consacré aux maladies chirurgicales paraît en 1878.

Eulenberg, des solutions de prévention en miroir de Hirt

Hermann Eulenberg (1814–1902) voit le jour un 20 juillet à Mülheim am Rhein (Canton de Cologne), dans une famille aisée. [67] Son père, qui lui donne le même prénom que le sien, décède prématurément. Sa mère, Elisabeth Gerpott, marchande de graines prospère, joue alors un rôle actif dans son éducation. Issu d'un milieu bourgeois éclairé, Hermann bénéficie de précepteurs célèbres dès son plus jeune âge : littérature et théologie auprès de Muhlinghaus, puis de Beat Schel qui le prépare à rentrer au gymnasium Tremoniense. Ses études secondaires terminées, il fait un stage de pharmacie chez son oncle et entre, bien armé, à l'université de médecine de Bonn, puis à celles de Berlin, Vienne, Londres et enfin Paris.

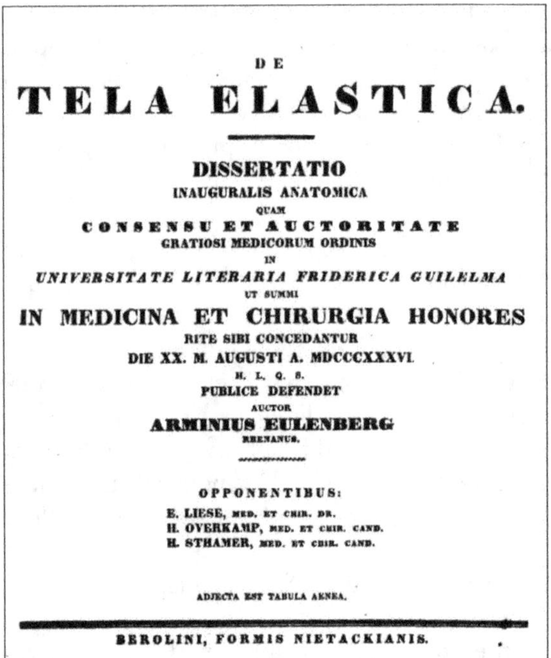
DE

TELA ELASTICA.

DISSERTATIO
INAUGURALIS ANATOMICA
QUAM
CONSENSU ET AUCTORITATE
GRATIOSI MEDICORUM ORDINIS
IN
UNIVERSITATE LITERARIA FRIDERICA GUILELMA
UT SUMMI
IN MEDICINA ET CHIRURGIA HONORES
RITE SIBI CONCEDANTUR
DIE XX. M. AUGUSTI A. MDCCCXXXVI.
H. L. Q. S.
PUBLICE DEFENDET
AUCTOR
ARMINIUS EULENBERG
RHENANUS.

OPPONENTIBUS:
E. LIESE, MED. ET CHIR. DR.
H. OVERKAMP, MED. ET CHIR. CAND.
H. STHAMER, MED. ET CHIR. CAND.

ADJECTA EST TABULA AENEA.

BEROLINI, FORMIS NIETACKIANIS.

Fig. 74 –De Tela Elastica.
Eulenberg.
Thèse de doctorat en médecine.

Il obtient son doctorat de médecine, en 1836, à Berlin, grâce notamment à sa thèse : *de Tela elastica*[662,663]. Celle-ci s'inscrit dans le courant de la recherche anatomique influencée par ***Johannes Peter Müller***, son directeur de thèse, et ***Theodor Schwann,*** pionnier de la théorie cellulaire.

Son diplôme en poche, Eulenberg s'installe, pour dix années, comme médecin généraliste à Lennep, située à une quarantaine de kms au sud de Maheim et à plus de cinq cents kms à l'Ouest de Berlin.

Située dans la région du Bergisches Land, Lennep

---

662 Eulenberg (Hermann en latin Arminius), *De tela elastica,* 28 août 1836, Berolini Formis nietackianis, 29 p

663 .Fig. 75. *De Tela Elastica*, Eulenberg, Thèse de doctorat en médecine, Page de garde, éd. Hirshwald, 1876, Via google book. Est libre de droit,

était historiquement un centre de textile et de métallurgie, deux secteurs clés de l'industrie allemande.

Avec l'arrivée de la machine à vapeur, des métiers mécaniques et du chemin de fer, l'essor des usines attire une main-d'œuvre nombreuse. A Lennep aussi, l'urbanisation s'est accélérée : les paysans ont migré vers les villes, entraînant la croissance démographique. Lennep est ainsi un exemple typique des « petites » villes industrielles allemandes qui ont servi de laboratoire social et médical pour des réformateurs comme Eulenberg.

En tant que médecin généraliste à Lennep depuis 1836, Eulenberg questionne les ouvriers sur leur conditions de vie et se trouve rapidement confronté aux effets sanitaires de l'industrialisation : maladies respiratoires, accidents du travail, intoxications.

Il semble que le docteur possède des capacités médicales hors pair et qu'il sache communiquer... En 1848, il devient médecin de district à Bonn et enseigne la médecine légale et la pharmacologie à l'université de Bonn. En 1850, il est nommé médecin d'arrondissement à Coblence et conseiller médical à l'école de médecine provinciale de Rhénanie. Avec A. Erlenmeyer, D. Mansfeld et G. Heinrich Bergmann, il fonde en 1853 le journal bimensuel *Korrespondenzblatt für Psychiatrie und gerichtliche Psychologie*,

En 1855, il est reçu à l'Académie nationale des Sciences allemande. En 1860, il est muté à Cologne et nommé conseiller médical du gouvernement. Et pendant toute cette période, il travaille sur les effets nocifs des gaz et vapeurs !

Au cœur de la révolution industrielle germanique et tout comme Hirt, il écrit, en 1865, un premier livre sur les intoxications par les gaz et vapeurs[664], complétant ainsi l'ouvrage de ce dernier. Comme les autres médecins engagés dans la démarche hygiéniste, Eulenberg étudie et décrit les effets de ces deux ensembles de risques sur les populations et sur les travailleurs pour favoriser leur prévention.

---

https://www.google.fr/books/edition/De_tela_elastica/HOVSAAAAcAAJ?hl=en&gbpv=1&dq=de+tela+elastica&pg=PA20&printsec=frontcover

[664] Eulenberg (Hermann), *Die Lehre von den schädlichen und giftigen Gasen: Toxikologisch, physiologisch, pathologisch, therapeutisch,* Braunschweig, 1865, Druck Und Verlag Von Friedrich Vieweg Und Sohn, 551 p.

Est-il trop optimiste ?

Aus dem Nichtwissen entspringt überall das größte Unglück. Indem ich bei jeder schädlichen Luftart zunächst die Symptomatologie derselben betrachte, hoffe ich dadurch ein klares Bild über die Wirkung und Bedeutung derselben zu entwickeln, woraus sich die etwaige Notwendigkeit der sanitätspolizeilichen Maaß regeln schon von selbst ergießt.
De l'ignorance découle partout le plus grand malheur. En examinant d'abord la symptomatologie de chaque type d'air nuisible, j'espère ainsi développer une image claire sur l'effet et l'importance de ceux-ci, d'où découlera de soi-même la nécessité éventuelle des mesures sanitaires.

Eulenberg (Hermann), *Op. cit.*, p. X.

En tout cas, il est persévérant et mettra, sa vie durant, toute son énergie pour que l'hygiène industrielle s'impose. Cet ouvrage constituera la première pierre de son action pour la prévention.

Pour commencer, il classe les gaz et vapeurs selon leur origine (naturelle ou industrielle), leur action (irritante, asphyxiante, corrosive, neurotoxique) et leur usage, comme le docteur Hirt l'avait fait pour les poussières. Il peut ensuite répertorier et classer ses observations :

- analyses des propriétés physico-chimiques des gaz : il décrit leur densité, leur solubilité, leur réactivité chimique et leur comportement dans l'air ambiant.
- Expérimentation directe sur des animaux : il observe les effets des gaz et vapeurs comme le chlore, le dioxyde de soufre, le gaz phosphoré ou le monoxyde de carbone.
- Cas cliniques. Il compile des exemples d'intoxications humaines, notamment en milieu industriel, pour en tirer des conclusions sur les symptômes et les seuils de toxicité.
- Effets physiologiques : il explique, par exemple, comment certains gaz comme le monoxyde de carbone ou le chlore affectent la respiration, le système nerveux ou le sang ainsi que les réactions du corps humain à l'inhalation du sulfure d'hydrogène, etc.
- Pathologies associées : il analyse les symptômes, les lésions organiques et les troubles neurologiques causés par l'exposition prolongée ou abondante.
- Expositions : il en précise les différentes forme : soies d'inhalation, contact cutané, absorption digestive.
- Durée et intensité de l'exposition : il les classe en deux catégories : exposition aiguë (forte dose durant une durée courte) et exposition chronique (faible dose durant une durée longue).

A partir de ce tableau, il propose des antidotes et traitements d'urgence en cas d'accidents :

- oxygénation ;
- lavages à l'eau froide ou chaude ;
- stimulation nerveuse par certains agents comme l'ammoniac ;
- utilisation de café fort, vinaigre, acides doux pour réactiver les fonctions vitales ;
- etc.

Et il insiste sur les mesures de prévention comme la détection dans l'air ambiant pour laquelle il propose des techniques rudimentaires, mais aussi la ventilation, l'éloignement des sources, l'usage de masques ou filtres, et la formation des ouvriers sur les dangers des gaz et vapeurs toxiques.

Cet ouvrage, scientifique et pédagogique, pose les bases fondatrices de la toxicologie. Les démonstrations s'appuient sur de premiers raisonnements chimiques illustrés par les formules des réactions aboutissant au monoxyde de carbone,

Très vite, cette expérience nourrit ses réflexions et ses recherche en hygiène industrielle. Sa décision est prise, il écrira bientôt un nouvel ouvrage, complet, sur ce sujet.

Pendant ce temps le docteur poursuit sa carrière, toujours porté par ses convictions et par son projet d'écriture, tandis que son *activité officielle de conseiller médical du gouvernement à Cologne lui offre de nombreuses occasions d'étudier plus en détail les différentes branches de l'industrie et leurs influences sur la santé des travailleurs*[665]. Il y rencontre notamment le Dr Vohl, chimiste expert, qui lui apporte une aide considérable dans ce domaine.

La force et la justesse de son ouvrage sont les fruits d'un long travail de recherche sur des travaux déjà existants et le résultat d'essais sur les animaux dont il sait maîtriser le nombre grâce à l'éclairage qu'il trouve dans toutes les sources consultées,

Le contenu tout entier de ce document s'enrichit avant tout de son « partenariat » avec le Dr Vohl. La chimie et la médecine se rencontrent pour une meilleure prévention … 1876, il a abouti : son livre est achevé !

[665] Eulenberg (Hermann), *Handbuch der Gewerbe-Hygiene auf experimenteller Grundlage,* Berlin, 1876, Verlag Von August Hirschwald. 68. Unter Den Linden Nw., 940 p.

Eulenberg examine tout depuis les processus de fabrication jusqu'aux moyens de prévention en passant par l'examen de tous les matériaux utilisés, de leurs interactions, de leurs impacts sur la santé … : il étudie notamment les effets cumulatifs des expositions.

Um das Ziel, welches mir vorschwebte, nur annähernd zu erreichen, mussten sich Medicin und Chemie einander ergänzen, denn ein Arzt vermag ohne den Chemiker kaum den Pfad zu entdecken, welcher zur eigentlichen Quelle der gesundheitlichen Schäden führt, während der Chemiker des Arztes bedarf, um die Einwirkung auf den menschlichen Organismus hinreichend zu würdigen.

Pour atteindre l'objectif que je me fixais, la médecine et la chimie devaient se compléter. Car un médecin sans chimiste peut difficilement identifier la source réelle des dommages, tandis qu'un chimiste a besoin d'un médecin pour évaluer correctement les effets sur l'organisme humain.

Eulenberg (Hermann), *Ibid. p. III.*

Le docteur a ainsi établi des sortes de « normes » d'hygiène industrielle et souligné le problème de la responsabilité de l'employeur. Ce scientifique rigoureux a joué un rôle clé dans la structuration de la médecine publique en Prusse.

Conclusion

En Allemagne, secouée par la révolution de 1848, c'est au travers d'une nouvelle hygiène publique que sont traitées d'abord les maladies liées à l'industrialisation d'ailleurs tardive et à ses corollaires. Mais cette approche, est basée sur les processus et produits affectant la santé des travailleurs et non sur leur hygiène de vie.

La médecine s'appuie sur des observations de plus en plus précises, des désinfections minutieuses, des autopsies documentées et … une population de plus en plus importante … entraînant la naissance et le développement de l'hygiène publique et de sa démarche préventive bientôt appliquée à l'hygiène professionnelle.

L'Italie parvient à s'unifier et transforme lentement ses modes de production

Après que les guerres napoléoniennes et l'annexion de toute l'Italie septentrionale aient vidé la population de ses actifs, enrôlés, et de ses fortunes, confisquées ; après que l'acte final du congrès de Vienne[666] ait partagé le pays entre les vainqueurs ; les italiens vivent la grande période du Risorgimento. Celui-ci nécessite trois guerres d'indépendance, aboutit à l'unification de l'Italie en 1861 et se parachève le 20 septembre 1870 avec l'intégration de la ville de Rome.

Cette fusion des différentes provinces se concrétise au travers de l'absorption de multiples structures anciennement gouvernées par divers souverains. Ainsi, la direction de la Santé publique est rattachée au Ministère de l'intérieur, avec des objectifs de prévention et de sanctions aux contrevenants. Au nombre de deux, ces finalités sont de

- combattre les épidémies, les endémies, et les épizooties au travers d'une démarche hygiéniste.
- traiter les maladies dès leur apparition, et éviter toute contagion en établissant des protocoles et règles pour les médecins.

Le fonctionnement des services est assuré par un service administratif de surveillance spécial en confiant le pouvoir exécutif aux Autorités administratives. Pour parachever le système, les Commissions sanitaires composées de médecins, ingénieurs, assureurs et plus tard, de syndicats de travailleurs, se réunissent pour échanger sur les maladies ou épidémies en cours et sur les solutions trouvées par le corps médical. Ce mode d'organisation va permettre une communication et une collaboration fructueuse entre les parties prenantes.

Mais la misère est grande. De nombreuses mines sont sous-exploitées, les investisseurs sont rares, le sol italien est pauvre en charbon et les « colonies » sont inexistantes, malgré des tentatives avortées vers le sol africain. Les forêts permettent cependant d'obtenir du charbon de bois de qualité variable en fonction des essences[667]. Beaucoup de bois sont ainsi exploités pour alimenter, notamment les petites métallurgies.

Cependant, une autre énergie existe, celle qui git dans la force de l'eau.

Forêts, massifs montagneux favorisant les pluies et torrents, tous ces éléments sont favorables à la présence d'eau et se trouvent, en grande majorité, en Italie du Nord.

---

[666] Signé le 9 Juin 1815.

[667] Le Chêne pour un charbon à combustion lente, idéal pour la métallurgie. Le Hêtre pour un charbon homogène, très utilisé pour les forges et les verreries. Le Châtaignier pour un charbon de moindre qualité, mais abondant, utilisé localement.

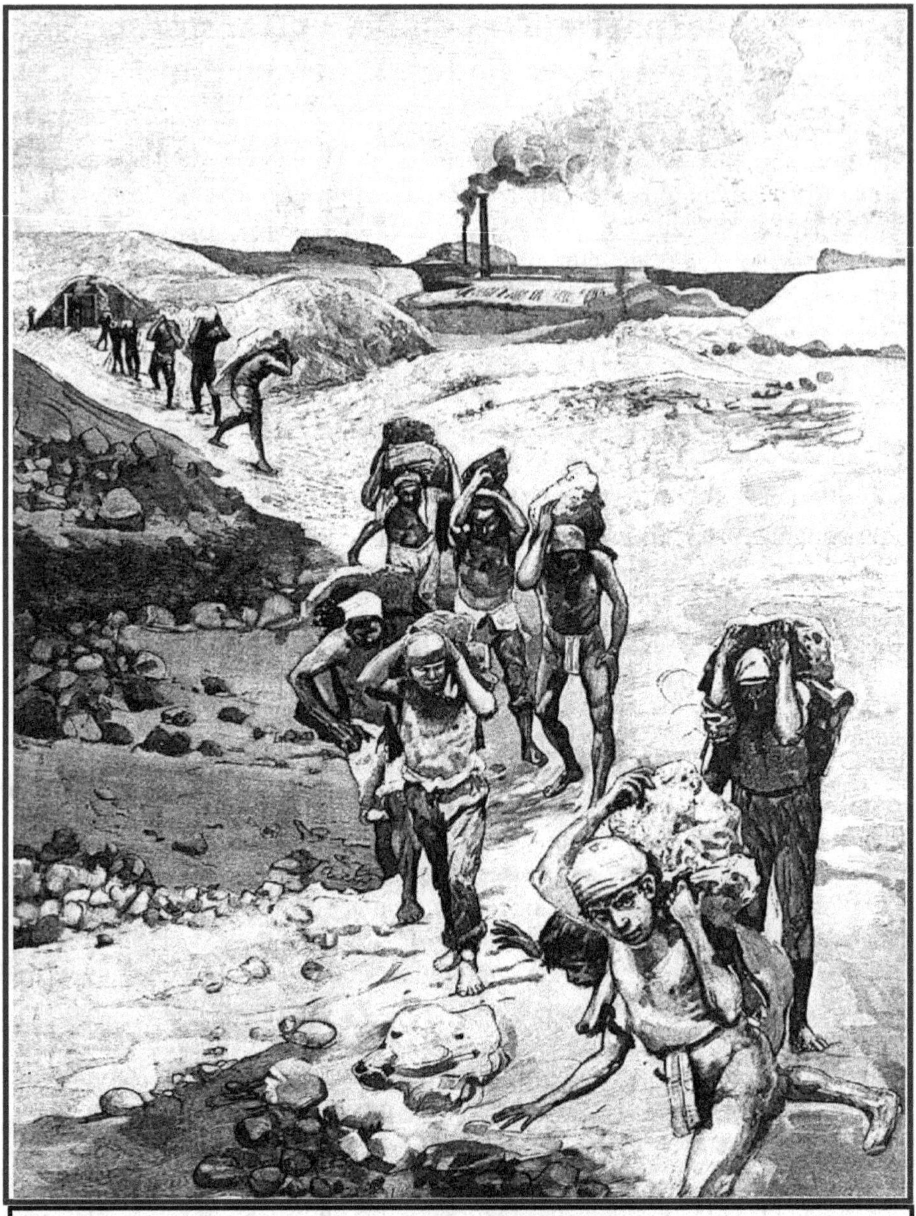

Fig. 75 – Mine de soufre Sicilienne.
Dessin de E. Ximenes, *Carusi*.
Via Wikimedia Commons
Est aussi dans le domaine public.

De plus, les provinces du Nord (Lombardie, Vénétie, Piémont) partagent leurs frontières avec l'Autriche, la Suisse et la France, ce qui facilite les relations commerciales. Ces provinces septentrionales bénéficient déjà d'un réseau ferré de plus de 1600 kms quadrillant toute la région et de la grandeur du port de Gênes qui possède en outre des navires à vapeur vers toute l'Europe. Enfin, le Pô, plus important fleuve du pays, traverse trois mille deux cents communes et sept régions[668].

Mais l'histoire préindustrielle italienne est marquée par des cultures politico-économiques régionales différentes, par les spécialisations diverses de provinces indépendantes et par une stratégie économique imposée par les débâcles financières du début de siècle dues à une unité nationale très récente.

Elle s'appuie largement sur le savoir-faire artisanal préexistant et sur l'habitude bien ancrée des agriculteurs de travailler à façon, chez eux, pendant les mois d'hiver, alors que les travaux des champs sont suspendus…

Pour ce qui est de la révolution industrielle, l'Italie, ne suit donc pas vraiment le même chemin que les autres pays européens. Tandis que le Sud s'oriente plutôt vers les mines, le Nord, conserve et développe ses activités notamment la sériciculture et les textiles, qui ont fait sa renommée … et initie de nouvelles productions.

Moteurs, locomotives et navires, mais aussi équipements nécessaires au commerce ou à la guerre sont produits par le pays, avec une industrialisation nettement plus marquée au Nord (Milan) qu'au Sud qui reste très agricole.
C'est ainsi, par exemple, que Giovanni Battista Ceirano et ses frères, horlogers dans la petite boutique de leur père, décident de se lancer dans la fabrication de bicyclettes et réussissent au-delà de leurs espérances grâce à leur vélo *Welleyes*. Réussite qui les incite à se lancer dans la création de motocyclettes en 1895. Celle-ci, une *Welleyes bicyclette à moteur*. va être présentée durant la course Turin-Asti-Turin. La réussite est encore au rendez-vous et les Ceirano créent une Société pour se lancer dans la construction et la vente d'un prototype d'automobile, la Fiat 3½ HP. Ce sera le point de départ de la création de la Société F.I.A.T (*Fabbrica Italiana Automobili)* qui inaugure sa première usine en 1900 à Turin et de la société LANCIA créée par Vincenzo Lancia salarié de la précédente entité des Ceirano.

---

[668] Émilie-Romagne, Ligurie, Lombardie, Piémont, Vallée d'Aoste, Vénétie et Province autonome de Trente.

Trois exemples de conditions de travail difficiles

Bien sûr, il y a les filatures, le travail textile, la mécanique, le chocolat et autres occupations antérieures qui se poursuivent avec une nouvelle mécanisation. Mais de nouvelles industries

Les mines

Le travail dans les mines requiert une main d'œuvre importante, qui, dans la plupart des cas, vit à proximité des lieux d'extraction dans des « communautés minières ». Les accidents du travail y sont nombreux et beaucoup souffrent de silicose, paludisme, ankylostomiase[669], malnutrition, maladies pulmonaires, etc.

Des exploitations minières se retrouvent, par exemple :

- dans le Piémont : en grande partie dans les vallées d'Aoste (plusieurs mines de fer), d'Alagna (cuivre et or), de Sessera (corindon), de la Thuile (argent) …
- En Sardaigne, à Monte Vecchio (plomb, zinc, argent).
- En Sicile, sept cents autres mines sont exploitées, comme dans la province de Palerme, et plus de deux cents mines de soufre sont exploitées pour atteindre jusqu'à 80% de la production mondiale. Pour assurer ce niveau d'activité, les embauches sont nombreuses et entraînent la dégradation de l'agriculture, déjà en déficit de main d'œuvre, et le travail de jeunes enfants, très vite intoxiqués par les émanations de gaz toxiques. Souvent obligés de travailler nus à cause de la chaleur étouffante et parce que les vers s'accrochent à la peau, ils souffrent facilement d'ankylostomiase.

Les chemins de fer et leurs tunnels

L'Italie exporte au travers des voies maritimes et routières. Mais le passage par les Alpes est compliqué. C'est la raison pour laquelle dès 1480, un premier tunnel[670] avait été excavé entre le Piémont et la France. Cet ouvrage, prévu à l'époque pour le passage des mules, a connu bien des vicissitudes pendant la période napoléonienne et est devenu impraticable. Pour le remplacer, un nouveau chantier débute en 1857 et se poursuit de Fréjus au Mont Cenis. jusqu'en septembre 1871. Les travaux sont durs et risqués : accidents, épidémie de choléra et ankylostomiases sont à déplorer. Les véritables chiffres[671] concernant les maladies et accidents ne sont pas connus car les malades et accidentés sont renvoyés chez eux pour s'y soigner….

---

[669] Infection parasitaire due à un ver. Entraînant notamment des pertes de sang, elle cause des carences en fer.

[670] Le Pertuis du Viso.

[671] Les chiffres « officiels » sont de 30 morts par accidents et 18 morts du choléra pour 4000 ouvriers.

Ce programme achevé, un autre projet démarre, le tunnel ferroviaire du Saint-Gothard. Ce passage à double voies est le résultat d'un vaste chantier, particulièrement difficile, qui se déroule de 1872 à 1881. Le planning, contractuel, est très serré. Les ouvriers, comme leur encadrement, sont soumis à une forte pression et à des horaires de travail sévères. L'ingénieur en charge du projet meurt d'ailleurs sur le chantier, sans doute d'un burn-out. Quant aux conditions de travail, elles sont inhumaines : les poussières y sont minéralisées et très présentes ; la ventilation quasi-inexistante ; il fait très chaud et les accidents sont pléthores. Comme sur le chantier précédent, ankylostomiase et silicose font de nombreux morts. D'après les déclarations enregistrées, les écrasements par wagonnets ou locomotives, les chutes de pierre, les explosions de dynamite, ou autres accidents font près de deux cents morts, la faute étant systématiquement attribuée à la victime.

Travailler dans les mines de soufre

Le travail dans les mines de soufre est particulièrement éprouvant . Cette substance, aussi appelée « pierre à feu » est très recherchée pour la fabrication d'explosifs, de colle ou pour l'industrie chimique. L'exploitation, présente depuis la Préhistoire, est reprise activement en 1815 par les Britanniques alors maîtres des lieux, dans quinze mines siciliennes, Et leur nombre ne cesse de croître, entraînant une augmentation du besoin en main d'œuvre. Les agriculteurs sont nombreux à y travailler, mais ce sont surtout les enfants, parfois très jeunes, (appelés carusi) qui pâtissent de cet état de fait.

Le sol étant relativement souple, il est possible de le creuser avec une simple pioche et de détacher ainsi des gros blocs de plus de cinquante kilos. Deux acteurs prennent alors le relais ; les enfants qui les portent sur leur dos depuis les entrailles de la terre jusqu'au « fourneaux » et les fondeurs qui les traitent pour en extraire le soufre.

Outre les mines, les hauts-fourneaux et les forges catalanes[672], l'industrie textile (coton, soie) est une autre activité importante du pays. La soie, introduite en Calabre quelques cent ans auparavant, avait fait de cette région la capitale européenne de la dentelle en soie. La culture de vers à soie est facilitée dans ce pays où l'agriculture est très répandue, la production et la filature sont favorisées par les marchands de ces fils de luxe. Pour bénéficier d'une énergie gratuite, les filatures sont souvent positionnées sur des cours d'eau ou canaux.

---

672 Forge basée sur l'utilisation de la force hydraulique pour actionner un marteau qui bat le minerai et pour faire fonctionner un système de ventilation afin d'entretenir la combustion du foyer.

Le soufre, tiré des mines, est noirâtre, mélangé de terre, de calcaire, etc., et forme une sorte de pierre dure et cassante. Aussitôt apporté des galeries, on en construit une haute butte, puis on met le feu dans le milieu. Alors un incendie lent, continu, profond, ronge, pendant des semaines entières, le centre de la montagne factice et dégage le soufre pur, qui entre en fusion et coule .... On traite de nouveau le produit ainsi obtenu en des cuves où il bout et achève de se nettoyer.
La mine où a lieu l'extraction ressemble à toutes les mines. On descend par un escalier étroit, aux marches énormes et inégales, ... Les étages superposés communiquent par de larges trous qui donnent de l'air aux plus profonds. On étouffe, cependant, au bas de la descente ; on étouffe et on suffoque asphyxié par les émanations sulfureuses et par l'horrible chaleur d'étuve qui fait battre le cœur et couvre la peau de sueur.
De temps en temps, on rencontre, gravissant le rude escalier, une troupe d'enfants chargés de corbeilles. Ils halètent et râlent, ces misérables gamins accablés sous la charge. Ils ont dix ans, douze ans, et ils refont, quinze fois en un seul jour, l'abominable voyage, ... Ils sont petits, maigres, jaunes, avec des yeux énormes et luisants, des figures fines aux lèvres minces qui montrent leurs dents, brillantes comme leurs regards.
Cette exploitation révoltante de l'enfance est une des choses les plus pénibles qu'on puisse voir.

Maupassant (Guy de), *La vie errante*, Paris, 1890, Paul Ollendorff éditeur, pp. 93-96.

Pas de changements en profondeur sur les types de risques dans une Italie en reconstruction, mais une pauvreté qui entraîne les uns et les autres à accepter de travailler dans de mauvaises conditions et surtout à faire travailler les enfants. Et, si le travail dans les champs est difficile et fatiguant et que les enfants y sont habitués, leur participation aux travaux miniers est de plus en plus fréquente et les expose à de nombreux risques qu'ils ne voient pas. Marcher pieds nus, déféquer sur place, ne pas avoir de vêtements de travail font partie de leur culture.

Un médecin sicilien va consacrer sa vie et toute son énergie à combattre pauvreté, maladies et conditions de travail dans les mines de soufre : le docteur Giordano.

Alfonso Giordano, héritier de Ramazzini

Alfonso Giordano (1843, 1915) naît un 11 janvier à Lercada Friddi [68]. Son père, Giuseppe, est médecin. Alfonso commence ses études avec un goût particulier pour la littérature et plus tard pour la philosophie, goût qu'il conservera. Il poursuit néanmoins son cursus au travers d'études de médecine à Palerme au cours desquelles il étudie Hippocrate et s'enthousiasme à la découverte de son fameux serment qu'il gardera comme principe durant toute sa vie.

Diplômé en 1867, avec une thèse[673] faisant l'apologie de la culture, il s'installe dans sa ville natale qu'il ne quittera plus. Décidément A. Giordano est un homme fidèle à ses engagements et à ses convictions.

Lercada Friddi est une ville de taille modeste, mais comme toutes ou presque, elle compte des riches et des pauvres, des enfants comme des adultes.

Alfonso est très vite confronté à la réalité décrite par son père : la population, exposée à de nombreux dangers, est pauvre et peu protégée en cas de problème de santé.

Tout au long de sa vie, ce médecin se dévouera, se battra et communiquera avec un seul objectif : prévenir, soigner, soutenir les hommes, femmes et enfants avec pour corollaire la communication et l'action vers ceux qui peuvent changer les choses : confrères, conseils municipaux, dirigeants, ...

En **1871**, il fonde une association de solidarité pour les ouvriers[674]. Suivant, à la lettre, les préceptes d'Hippocrate, le docteur soigne tous les patients et se déplace, autant que de besoin, vers les communes voisines. C'est ainsi qu'en **1879**, il se rend, comme souvent, dans le village d'Alia gravement affecté par une sécheresse qui endommage les récoltes du printemps. ....

Le voici confronté à des cas de convulsions associées à des délires mystiques et à des crises d'épilepsie. Mais les mariages consanguins de cette communauté, qui ont conduit à de nombreuses débilités et autres problèmes (folie, idiotie, cécité, surdité, mutisme, paralysie), n'expliquent pas ces symptômes. Le cas est compliqué. Fidèle adepte d'Hippocrate, Giordano applique une méthode scientifique et rigoureuse. Observant son mode de propagation, il classe cette maladie dans la catégorie des épidémies puis enquête, observe, questionne, cherche des preuves et finit par découvrir que la population est sous l'emprise d'une secte et que l'illettrisme et l'ignorance ont été les facteurs favorisant d'une soumission facile.

Les causes et symptômes ayant été éradiqués, le docteur Giordano décrit son expérience, les résultats de ses observations et de ses actions et partage ses conclusions dans un ouvrage paru en **1881**[675].

---

[673] Giordano (Alfonso), *La Lega dell'insegnamento, appello agli italiani (Ligue de l'enseignement, appel aux Italiens),* 1867, thèse de médecine.
[674] Società Operaia Fratellanza e Lavoro, dont il est le président.
[675] Giordano A, *La psicopatia religiosa di Alia*. Osservatore medico, 1881.

A Lercara, une grande majorité de la population travaille dans les mines qui sont exploitées depuis 1837 seulement. Et les malades sont déjà nombreux. Le médecin suit les recommandations d'Hippocrate, aussi précises que le sont ses interrogations. Où, quand, comment se déroule la vie de chacun ? Dans quel environnement ?A quelle heure ? … quelles sont les taches effectuées, avec quels gestes ? Il pose les mêmes questions à la famille du travailleur, car l'hygiène est au cœur de nombre de ses questions.

1882, un mineur de ses patients, un certain Placido Espisoto, qu'il suivait régulièrement pour des problèmes pulmonaires, décède. Le docteur décide de l'autopsier pour vérifier son hypothèse quant aux risques engendrés par les poussières sulfurés.

En effet, Giordano avait, du vivant de son patient, observé les crachats du défunt, travailleur de la mine durant les quarante-cinq dernières années. Pour lui, leur couleur gris bleu est sans équivoque : c'est un symptôme de la pneumoconiose[676]. Il explique et prouve que les cristaux de soufre, tranchants et vulnérables comme des aiguilles, s'enfoncent dans les parties molles du corps jusque dans les tissus pulmonaires. Pour lui, le soufre intervient irrémédiablement sur les échanges gazeux et peut transporter des micro-organismes pathogènes. L'autopsie confirme son hypothèse sur le coupable : le soufre[677]. Il rejoint ainsi le conclusions du docteur Hirt.

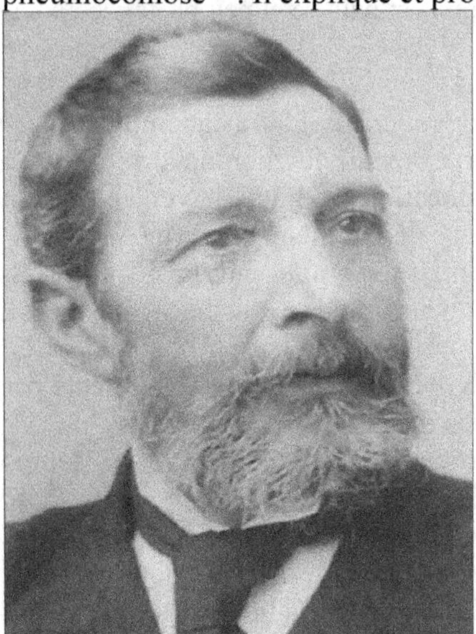

Fig. 76 – Alfonso Giordano
Auteur inconnu, 1887

Depuis qu'il est installé, ce sont les travailleurs des mines de soufre de son village qui occupent la plus grande partie de son temps. Plusieurs problèmes le préoccupent, en particulier les maladies pulmonaires, les épisodes diarrhéiques accompagnés d'amaigrissements mortels et les déformations squelettiques des enfants (les fameux carusi).

Le docteur Giordano[678] décrit ces déviations squelettiques, et bientôt, produit les chiffres du nombre de réformés lors de l'arrivée de nouvelles

[676] Ensemble de maladies pulmonaires caractérisées par des altérations causées par l'inhalation et la fixation dans le poumon de particules solides.

[677] Giordano A, *Le malattie dei solfarari con speciale riguardo alla theapneumoconiosi.* Bollettino della Società d'Igiene di Palermo, 1897; 4: 145.

[678] Fig. 76 – Alfonso Giordano. Auteur inconnu, 1887, Via Wikimedia Commons, Est dans le domaine public. https://commons.wikimedia.org/w/index.php?curid=151732612

recrues pour l'armée italienne. Parmi ceux-ci nombre d'entre eux citent cette déviation comme raison. Ces statistiques démontrent que le travail dans les mines est un facteur décisif de la déformation. Il peaufine ses arguments, utilise les chiffres recueillis et en **1892**, malgré les difficultés qu'il a à se faire entendre sur ce sujet**,** profite d'un congrès médical à Palerme, pour expliquer comment le poids porté sur les épaules par les enfants et adolescents lors du transport des blocs de soufre provoque des modifications importantes dans le développement du système osseux. Les statistiques l'ont sauvé !

1901, les mineurs (mais aussi les travailleurs des nouveaux tunnels), travaillent dans des lieux humides. Ils n'ont sans doute pas le droit de sortir pour se soulager et font leurs besoins directement sur le sol qu'ils vont ensuite fouler au pied. Ils sont souvent nus, à cause de la chaleur étouffante. Tels sont les constats du docteur face à une maladie qui use et tue lentement les ouvriers. Les médecins se mettent bientôt d'accord sur ce qu'ils ont pu observer : des vers sortent parfois de leur anus… Mais Giordano prend le temps, il utilise son microscope, dissèque les morts, … et devient célèbre pour avoir été le premier à diagnostiquer et à soigner l'ankylostomiase[679].

Humaniste engagé, il enseigne l'hygiène industrielle dans le secteur minier à l'université de Palerme.

S'appuyant sur ses collègues, médecins ou autres savants, y compris à l'international comme en témoigne ses échanges avec Louis Pasteur, il s'enrichit des connaissances et ouvrages des anciens et des méthodologies développées par les hygiénistes.

Grâce à ses travaux, la promotion de l'hygiène trouve ses défenseurs en Francesco Crispi [680] et Luigi Pagliani [681] qui prennent en compte ses recommandations et font adopter la loi de santé publique du 24 décembre 1888.

Bientôt, médecins, ingénieurs, assureurs, patrons et leurs syndicats, inspecteurs du travail se réuniront pour échanger sur les actions mises en place, les résultats obtenus et les sujets à traiter pour une meilleure prévention.

A la suite de ses travaux et de ses actions de terrain, des centres de recherche sont bientôt développés à Florence et Milan sous la direction respective de Gaetano Pieraccini et Luigi Devoto (voir infra, chapitre X).

---

679 Giordano (Alfonso), *I solforari anchilostomiaci curati in Lercara* ; relazione , Palermo , frat. Nobile, 1901 , 8 ° , 11 p.

680 Premier ministre.

681 Professeur d'hygiène à l'université de Turin et conseiller de Crispi.

Pietro Canalis : des travaux sur l'hygiène et une communication constante au service de la prévention

Pietro Canalis [69], né à Osilo le 27 Octobre 1856, décroche une bourse d'études qui lui permet de passer la première étape de son rêve : suivre les cours de médecine et de chirurgie. Il s'inscrit à l'Université de Turin et décroche ses deux diplômes en 1881. Assistant du professeur G. Bizzozero (voir infra, chapitre X), il enseigne l'épidémiologie dans l'Ecole fondée par ce dernier tout en continuant à se former sur les techniques bactériologiques, auprès de Robert Koch, notamment. En 1887, il participe aux travaux menés par F. Crispi pour créer la Direction générale de la santé publique en vue de la prochaine loi, n°.5849, qui officialise le 22 décembre 1888, la réorganisation de la santé sous la tutelle du Conseil supérieur d'hygiène et de santé publique. Le docteur Canalis est alors nommé chef du laboratoire de micrographie et de bactériologie du nouvel institut.

Mai 1890, un concours est ouvert pour les chaires d'hygiène de Gênes. Casanis postule, la commission d'examen des concours vote et le docteur obtient quarante voix sur cinquante. C'est dans cette ville qu'il crée l'Université d'Hygiène de Gênes qu'il dirigera ensuite jusqu'en 1931.

Dans l'intervalle, en 1897, il doit se rendre à Messine dans laquelle sévit une grave épidémie de Malaria[682].

En 1928 et 1929, le gouvernement l'envoie, accompagné d'une équipe d'hygiénistes, aux États-Unis, puis à Copenhague, Varsovie, Budapest et Zagreb, pour visiter leurs organismes sanitaires.

---

682 Canalis (Pietro), *Note sulla epidemia colerica del 1887 nella città di Messina*, Roma, 1889, Tipografia delle Mantellate, 24 p

Conclusion

L'Italie, vit une révolution industrielle tardive mais rapide. Trop rapide ? En tout cas, en Lombardie, l'inauguration, en 1883, de la première centrale électrique d'Europe continentale[683], propulse directement la région dans ce qui est appelé seconde révolution industrielle. Les entreprises (métallurgie, textile, typographie) proposent des emplois à une main d'œuvre, principalement agricole. Dans le même temps et pour favoriser les échanges commerciaux, le creusement et la réalisation de tunnels alpins deviennent nécessaires. Ces activités, associées au développement industriel rapide, ont attiré une main-d'œuvre jusqu'alors principalement employée dans l'agriculture. L'absence de formation, le manque de réglementation, essentiellement lié à la rapidité de l'implantation des nouveaux modes de production et de nouvelles organisations du travail, entrainent inexorablement accidents et maladies

L'Italie, durant la même période, doit gérer sa réunification « révolutionnaire » et trouve la solution idéale : une approche multidisciplinaire ; approche considérée encore aujourd'hui comme indispensable à la prévention des risques professionnels.

Rassuré par l'engagement des médecins, le pays place sa confiance dans la recherche médicale ainsi que dans les solutions techniques et inventions des ingénieurs, les interventions des syndicats représentants des travailleurs, les règlements encadrant les conditions de travail. Tous ces acteurs participent à la rédaction d'articles parus dans la *revue bimensuelle d'hygiène et.de santé publique*[684] ainsi qu'aux congrès internationaux Cette démarche réunit les diverses facettes de la prévention mises en œuvre dans les pays qui composent l'Europe.

683 deuxième au monde après celle de New York en 1882

684 Publié par le ministère de l'Intérieur. Dirigé par un médecin (le docteur Canalis) et l'ingénieur (Rosario. Bentivegna) également professeur d'ingénierie sanitaire à l'université, adjoint au maire de Rome et conseiller municipal chargé des travaux publics.

.

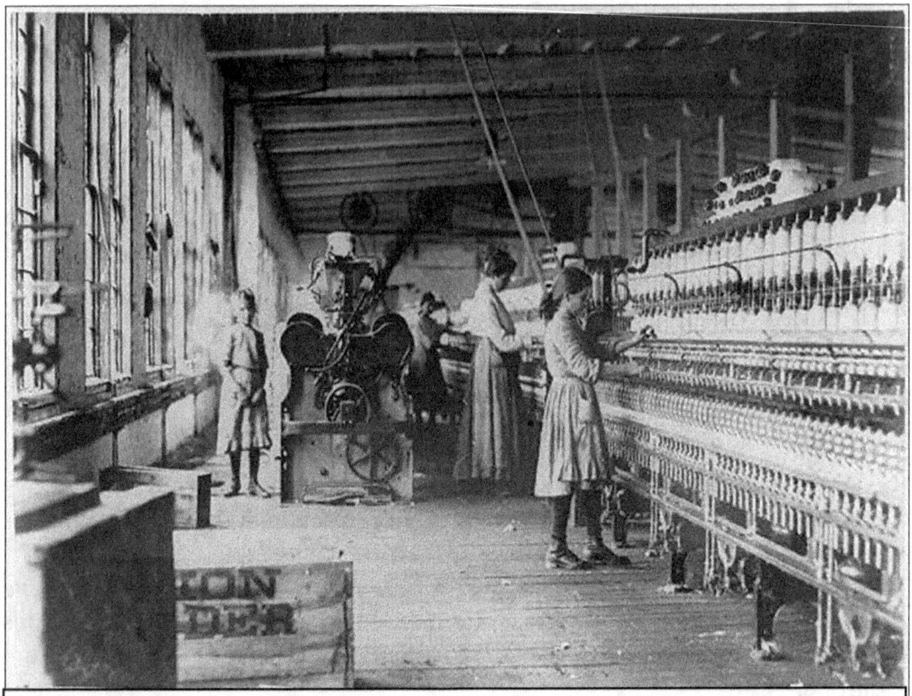

Fig. 77 – Deux jeunes fileuses à l'usine Catawba Cotton Mills. Newton, Caroline du Nord
Photographie par Lewis Wickes Hine, 1908[580]
Image du domaine public d'un bâtiment industriel, usine, atelier, ouvriers, XIXe-XXe siècle, libre d'utilisation, aucune restriction de droits d'auteur

[685] Fig. 77 - Ce fichier a été fourni à Wikimedia Commons par la National Archives and Records Administration (NAA) dans le cadre d'un projet de coopération. Cette œuvre est dans le domaine public aux États-Unis, car elle a été préparée par un agent ou un employé du gouvernement des États-Unis dans le cadre de ses fonctions officielles, conformément au Titre 17, Chapitre 1, Section 105 du Code des États-Unis .
Via Wikimedia DC/Archives nationales et administration des documents. *National Archives at College Park.*
Deux jeunes fileurs de la filature de coton Catawba. Newton, Caroline du Nord - NARA - 523142.jpg

L'Amérique du Nord se défait du joug anglais et tire profit de ses multiples ressources

La Grande-Bretagne, soucieuse de conserver son hégémonie puis sa place de première nation industrialisée, met tout en place pour maintenir sa colonie hors compétition et réduire l'essentiel de sa production à l'agriculture. Ainsi, et pour conserver la primauté de sa propre agriculture, elle interdit aux américains d'exporter le thé et tout autre produit à d'autres pays que le leur et défend aux ouvriers britanniques qualifiés de s'expatrier.

En outre, les nouveaux Etats-Unis sortent affaiblis par la guerre d'indépendance (1775- 1783) qui laisse des champs de coton dévastés, des cultures de riz et de thé abandonnées et entraîne la fuite de cent mille esclaves qui représentaient une main d'œuvre gratuite. De nombreux hommes autrefois jeunes et vaillants sont morts ou revenus invalides.

La Grande-Bretagne continue à imposer ses conditions aux nouveaux états jusqu'en 1823.

Plusieurs années après la fin de la guerre d'indépendance, la culture du coton a repris de plus belle. Les propriétaires des plantations, malgré la loi interdisant l'esclavage, ont de nouveau une nombreuse main-d'œuvre gratuite.

Et les USA n'en ont pas fini avec la guerre, car les habitants du Nord et du Sud vont bientôt s'entretuer durant quatre années de 1861 à 1865.

L'industrialisation des États-Unis ne s'opère véritablement qu'après cette Guerre de Sécession. Son cas est bien différent de celui du vieux continent européen. Le pays est vaste et peu peuplé. Les terres sont immenses, le climat diversifié. La population, aguerrie par les combats menés pour obtenir sa liberté, ne craint ni les dangers, ni les efforts et croit à l'Eldorado. Ce qui, en termes de santé et de sécurité au travail ne sera pas un facteur favorable (voir tome III).

Comme dans tous les autres pays, la révolution industrielle commence avec la mécanisation[686] de l'agriculture, première activité du pays, accompagnée de l'explosion du nombre d'exploitations agricoles et de leurs implantations.

Bien que le travail des esclaves n'impose financièrement pas la mécanisation pour la culture du coton dans les états du sud, l'introduction, en 1793, d'une égreneuse[687] par Eli Whitney, améliore considérablement le rendement et permet de faire chuter le prix de cette fibre... et fleurir les industries textiles dans le nord. D'autant que l'arrivée sur le continent de l'Anglais Samuel Salteret, avec ses machines à filer, sonne l'arrivée d'importantes manufactures.

[686] Avec notamment la moissonneuse en 1840.

[687] Machine permettant de séparer la fibre des graines.

S'ensuit un processus habituel de la révolution industrielle : exploitation des mines de charbon, concentration des populations, réorganisation du travail, renforcée par le fordisme notamment, locaux industriels insalubres, etc.

A tout cela il faut ajouter le contexte particulier des Etats-Unis :

- travail dans des mines au sein de cavités exiguës ne pouvant accueillir qu'un seul mineur ; cavités renforcées à faible coût, creusées et exploitées à la dynamite, le tout en faisant passer la sécurité bien après les bénéfices de chacun[688]. Trois mille deux cents hommes, par exemple sont morts dans des mines en 1907[689].
- Enfants brûlés et rendus aveugles dans les fabriques de lunettes, empoisonnés dans les fabriques de céramiques et, pour la plupart atteints de cancer des poumons les tuant avant qu'ils n'aient atteint l'âge de 25 ans.

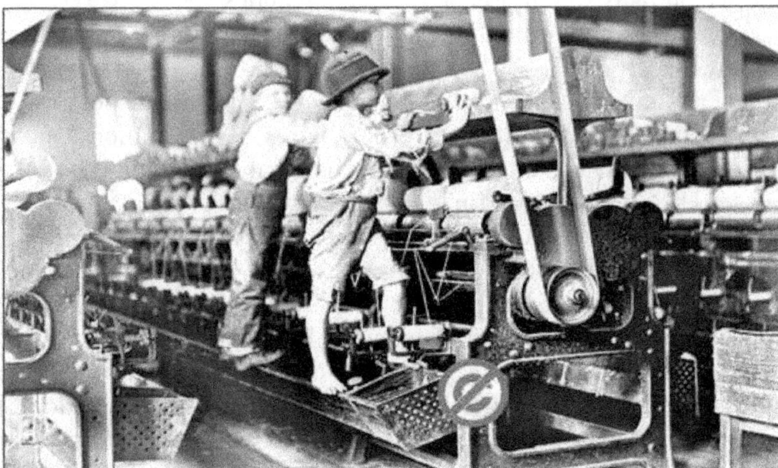

Fig. 78– Enfants dans une filature de coton en Géorgie. Photographie par Lewis Hine, 1909 .

Cette œuvre est issue de la *National Child Labor Committee* collection de la Bibliothèque du Congrès. Selon la bibliothèque, il n'existe aucune restriction connue en matière de droits d'auteur pour l'utilisation de cette œuvre.

Est dans le domaine public aux USA et en France.

https://guides.loc.gov/p-and-p-rights-and-restrictions/rights#097_hine.html

---

688 Aldrich (Mark), *History of Workplace Safety in the United States*, 1880-1970. EH.Net Encyclopedia, edited by Robert Whaples. August 14, 2001, p. 1. URL, http://eh.net/encyclopedia/history-of-workplace-safety-in-the-united-states-1880-1970/

689 Minter (S) & Sutcliff (V), *Fighting two wars, Occupational Hazards*, July 1998, pp. 41- 42.

- Des lois et une culture ambiante rendant les travailleurs responsables de leur santé et de leur sécurité ainsi que de celle des autres, dédouanant ainsi les employeurs des conséquences des accidents[690].
- Des machines sans coffrage, des poêles et des machines à vapeur qui explosent, et conduisent à des mains ou des doigts arrachés et à de nombreux morts.
- Des chemins de fer devant transporter le fret au travers d'un pays immense, aux coûts les plus faibles possibles compte tenu des investissements engagés, le tout entraînant déraillements et collisions. A titre d'exemple, le pourcentage d'accidents mortels tant des conducteurs que des cheminots a été systématiquement, et à la fin du siècle, 2,5 fois plus important aux USA qu'en Grande-Bretagne[691], en moyenne.

Aux USA, la sécurité des travailleurs (et des riverains) commence avec le combat contre les incendies.

Les précurseurs américains

Benjamin Mac Ready (1823- 1892)[692] écrit, pour la société de médecine de New York, son ouvrage « *On the Influence of Trades, Professions and Occupations in the United States in the Production of Disease*[693] » dans lequel il expose, de manière méthodique les problèmes de santé et les conditions de vie des ouvriers, artisans, gens de mer, agriculteurs, écrivains ainsi que les conséquences néfastes des trop nombreuses heures de travail dans des lieux insalubres et sans lumière naturelle. Il y peint également les méfaits de l'anxiété et de la malnutrition. Il sera plus tard l'un des fondateurs de l'école de médecine hospitalière Bellevue et de l'Académie de médecine de New York.

Mais ce sont les états du Massachusetts et de la Louisiane qui, les premiers, s'empareront véritablement du sujet.[70]

---

690 Aldrich (Mark), *Op. cit.*, p. 1.

691 *Ibid.*, p. 2.

692 Dictionary of American History. https://www.encyclopedia.com/history/dictionaries-thesauruses-pictures-and-press-releases/medicine-occupational.

693 McCready (Benjamin W), *On the Influence of Trades, Professions and Occupations in the United States in the Production of Disease,* New York, Publications of the Institute of the History of Medicine, the Johns Hopkins University, Fourth Series, Bibliotheca Medica Americana, Vol. 4., 1837.

George H. Ireland (1850- 1916) est né à Oxford dans l'état de New York. Son ouvrage[694] a été récompensé par un prix attribué par l'association américaine de santé publique (APHA).

Certes, il est médecin mais c'est avec un œil exercé d'ergonome, voire d'architecte industriel, qu'il nous explique comment faire de la prévention. Il connait bien tous les accidents et les maladies qu'il côtoie chaque jour et nous rappelle qu'il ne faut pas oublier que la maison de l'ouvrier n'est sans aucun doute ni propre, ni alimentée par une eau potable et que son alimentation est loin d'être saine !

Avec son regard de médecin et un véritable talent d'architecte (construction et aménagement intérieur), il considère les lieux et situations de travail et donne, tant aux employés qu'aux employeurs, des conseils techniques et organisationnels simples à comprendre et à mettre en place.

Le lieu d'implantation des usines (qu'il préconise autant que possible éloigné des zones humides), leurs matériaux de construction (en briques, conseille-t-il, pour éviter les incendies), leur conception globale (sans cachette pour les rats), et leurs étages (pourvus d'insonorisation au niveau des plafonds)…. font partie de ses préoccupations générales.

Il nous commente ensuite ses « visites » d'entreprises avec un regard averti : l'éclairage, le bruit, les risques électriques, d'incendie, de chutes de hauteur, d'écrasement, d'explosions (poussières) … Tout est étudié et assorti d'une solution de prévention. Puis viennent les risques chimiques de la peinture au plomb, ceux liés aux poussières de bois… Les prescriptions sont là, la plupart du temps sous forme de protection collective (aération, protection des machines coupantes, rétention des produits dangereux, stop-chutes, etc.), chaque fois accompagnées de l'organisation adéquate à mettre en place ! Et … pour le cas où l'accident arrive tout de même, il apporte une recommandation : afficher tous les gestes de premiers secours et les actions à mener.

> *Manufacturers are, however, each year loosening the fetters that seemingly have bound them and are exercising more thoughtful care in the selection of building sites. They find it profitable to their pockets, as well as contributory to the health of their operatives.*
>
> George H. Ireland, *op. cit.* p.5.

Il est également révolutionnaire dans son approche économique de la prévention : pour lui, les industriels ont pris conscience des problèmes de prévention et, par exemple, choisissent l'emplacement de leurs ateliers en dehors des villes

---

[694] Ireland (George H.), *The preventable causes of disease, injury and death in American manufactories and the best means and appliances for preventing and avoiding them*, Preston, The Republican Press Association, 1986.

et dans des lieux aérés, ce qui élimine certains risques.

Son ouvrage, court, simple et clair, adapté tant pour les patrons que pour les ouvriers insiste aussi sur le fait que le non-respect des règles pourrait être évoqué pour engager la responsabilité du fautif.

Comme Ramazzini des siècles auparavant, Alice Hamilton s'impose en « mère » de la médecine du travail aux Etats-Unis

A une époque où la place de la femme commence à être remise en cause, Alice Hamilton (1869, 1970) [71] naît au sein d'une famille d'intellectuels de l'Indiana, dont la fortune n'est plus ce qu'elle était et qui partage deux maisons situées dans le même « parc ». Elle mène une vie organisée sur quatre générations. Les sœurs Hamilton sont élevées dans le domaine familial, isolées du reste du monde, mais pas de leurs cousins. Ils partagent lectures et jeux en plein air jusqu'à l'arrivée du petit dernier, Arthur, dit « Quint ». Alice a alors dix-sept ans.

La liberté, ces onze enfants la vivent grâce à une imagination qui leur permet de faire de merveilleux voyages. De solides amitiés se nouent au sein de la famille. Les aïeux, aux multiples destins et aux caractères forts mais tous bien différents, nourrissent les jeunes esprits de romanesque fascinant, d'aventures, d'idéaux et de certaines idées bien ancrées et parfois contradictoires, sur fond de conquête de territoires et de guerre de Sécession. Sa grand-mère maternelle est, dans la mouvance des habitants de la région, très influencée par la culture des champs de coton et l'esclavage d'avant la guerre de sécession. « *D'accord, c'était dur pour les esclaves* » s'exclame- t-elle « *mais il fallait bien que l'on produise du coton*[695] ».

Alice et sa fratrie sont également tiraillés entre le sérieux des presbytériens et les chants joyeux de l'église anglicane, mais s'enrichissent de ces différences. Ces sorties à l'église sont les seules autorisées en dehors du domaine : pas d'école, car les programmes et les emplois du temps ne plaisent pas aux parents qui s'occupent eux-mêmes de l'éducation, méprisant les sciences et la géographie au profit des lettres, des langues et de l'histoire. Du domaine scientifique, son père retiendra cependant la logique et la construction de la preuve.

Affranchie de la bourgeoisie victorienne, sa mère élève les enfants dans l'amour de la liberté de pensée et du libre-arbitre et fait l'apologie de la place importante que doit prendre la femme dans la société. Elle leur apprend l'enthousiasme et la rébellion contre les inégalités sociales[696].

---

695 Hamilton, Alice, *Exploring the dangerous trades: the autobiography of Alice Hamilton*, M.D., Boston, North eastern University Press, 1943, p.25.
696 *Ibid.*, p. 33.

10 ans ! Pour la première fois, hors les services religieux, Alice sort de chez elle et voyage. Sa famille passe les vacances à l'île Mckinae[697]dans une maison qui deviendra sa nouvelle résidence de vacances pour de nombreuses années[698]. De son enfance, Alice gardera toujours le goût des espaces, de l'aventure et de la lecture. Sa décision est prise : plus tard, elle ira explorer d'autres pays et rencontrera tous ces peuples étranges dont parlent les livres. Pour y parvenir, elle pourrait être médecin missionnaire à Téhéran[699] par exemple…

17 ans, la voici qui, comme toutes les jeunes filles de cette famille, commence des études à l'école de Mademoiselle Porter, au sein de laquelle l'enseignement *est le pire qui soit*[700]. Alice décide, car elle peut choisir sans aucun avis des professeurs, de ne suivre ni les cours de maths, ni ceux de sciences naturelles et de se consacrer aux langues (latin, grec, allemand) et à la philosophie. La rentrée au collège signifie beaucoup pour Alice car elle marque le début de rencontres sociales avec des jeunes filles d'autres familles ayant reçu des éducations différentes. Une autre façon de voyager ! Cette école a une grande influence morale sur ces jeunes adolescentes : l'intégrité, le courage, le self-control, l'amour du beau, la clarté de la pensée sont des vertus auxquelles elles croient.

A la fin de cette première scolarité, le rêve d'une vie d'aventures est toujours aussi prégnant. Mais les finances de la famille s'épuisent : si elles veulent garder leur autonomie, Edith et Alice doivent gagner leur vie. Compte tenu de la particularité de leur parcours, elles ne peuvent guère choisir qu'entre l'enseignement, la médecine ou les soins infirmiers.

> *I chose medicine not because I was scientifically minded ... I chose it because as a doctor I could go anywhere I pleased – to far off-lands or to city slums – and be quite sure that I could be of use anywhere.*
>
> Hamilton, Alice, *Op. cit.*, p. 38.

Edith décide de suivre la première voie, et Alice **choisit la médecine, non par vocation mais pour s'offrir la découverte de lieux insolites**[701], comme la Perse si éloignée physiquement et culturellement ou comme les bidonvilles et bas-fonds des villes américaines[702] aux modes de vie étrangers. Ce à quoi elle tient avant tout ? Son autonomie, sa liberté, les découvertes.

Les deux sœurs suivent alors des cours de rattrapage en sciences afin de pouvoir s'inscrire à l'université et se former à leur futur métier.

---

697 Ile du lac Michigan, région encore quasi inhabitée.
698 Hamilton, Alice, *Op. cit.*, p. 34.
699 *Ibid.*, p. 16.
700 *Ibid.*, p. 35.
701 *Ibid.*, p. 38.
702 *Ibid.*, p. 39.

Alice Hamilton intègre l'Université de médecine du Michigan et, plus que pour tout autre sujet, elle s'enthousiasme à la vue du fonctionnement des cellules au travers d'un microscope. C'est la révélation ! Elle ne souhaite plus exercer la médecine mais se spécialiser en bactériologie. Cependant son professeur la stoppe dans son élan : elle doit faire une année d'internat avant de s'évader en Allemagne pour suivre sa voie.

L'année suivante, des surprises l'attendent : l'Allemagne n'est pas l'Amérique : les jeunes femmes ne sont pas les bienvenues à l'université de Munich. Les autorités allemandes sont en effet persuadées que si les *femmes veulent faire des études, c'est uniquement pour pouvoir exercer des activités subversives, et qu'en conséquence c'est à leur risque et péril que les gouvernements étrangers les laissent faire*[703]. Tandis qu'Edith et Alice sont tout juste tolérées comme simples auditrices, sur accords ponctuels et épisodiques, sans diplôme à la clef et sous la condition expresse d'être « invisibles », Alice est en même temps très bien accueillie dans le laboratoire du professeur Buchner, qui, compte tenu de son statut de femme, ne la laisse pas faire tout ce qu'elle aurait pu ou voulu.

> *Je dois me construire une vie remplie par l'attention portée aux autres.*
>
> Alice Hamilton, *Op. cit. p. 56.*

Leur année écoulée, et de retour d'Allemagne, Edith obtient très vite un poste de proviseur au sein de l'école Bryan Mawr de Baltimore, tandis qu'Alice, sans emploi, reçoit des conseils de ses anciens collègues et fait quelques conférences jusqu'à ce que, trois trimestres plus tard, elle décroche enfin un poste de professeur de pathologie à l'université de médecine de la femme à Chicago. Son désir de voyage se concrétise : choix crucial dans son itinéraire personnel et professionnel, elle décide en 1897 de s'installer dans la communauté de Hull House, à Chicago.

C'est au sein de cet établissement, bâti en 1846, qu'elle s'engage activement dans les soins prodigués aux nécessiteux. Elle constate rapidement que rien n'est prévu pour les moins de huit ans, et propose une nouvelle unité qui leur serait consacrée. Son projet adopté, elle apprend, auprès des mères de différentes origines, à connaître les conditions de travail et de vie des ouvriers et de leur famille[704] tout en leur prodiguant les soins. Ce sera le début du combat d'une vie.

[703] *Ibid.*, p. 45.
[704] Le savoir-faire des mama italiennes, le vaudou, la magie noire, etc.

Constatant le manque de connaissances et d'études sur le sujet aux Etats-Unis, elle fait des recherches bibliographiques parmi les publications européennes sur les accidents et les maladies des travailleurs et publie son premier article en 1908. Alice Hamilton[705] est écoutée et voit l'installation, dès 1910, d'une commission des maladies professionnelles à laquelle elle participera activement avec notamment de nombreux travaux en toxicologie et en épidémiologie. **C'est la naissance d'une médecine du travail organisée aux Etats-Unis**.

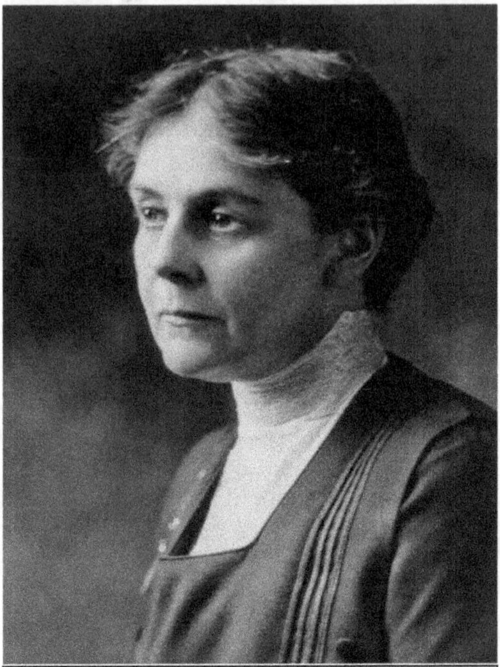

Fig. 79 Alice Hamilton, 1915
National Library of Medicine
Images from the History of
Medicine, B014009
PDM 1.0 NIH

Mais, déjà en ce tout début de siècle, le développement de cette médecine est freinée, contrôlée par des entreprises aux objectifs divergents, voire antagonistes. Peu après la guerre de l'indépendance (1775–1783), les travailleurs s'étaient regroupés en mutuelles associatives et en syndicats. Des associations de consommateurs, comme la National consumer league (NCL) avaient réalisé des campagnes afin que des moyens de prévention soient mis en place pour les peintres utilisant la peinture au radium pour les cadrans lumineux, par exemple. Mais c'est bien Alice Hamilton qui avec son Work Health Bureau initie des services de santé au travail, employant médecins, dentistes, techniciens, et menant des études sur les différentes maladies professionnelles.

[705] Fig. 79– Alice Hamilton, 1915. National Library of Medicine, Images from the History of Medicine, Image n°B014009. Est dans le domaine public. Via Wikimedia commons. https://cfmedicine.nlm.nih.gov/gallery/photo_137_1.html

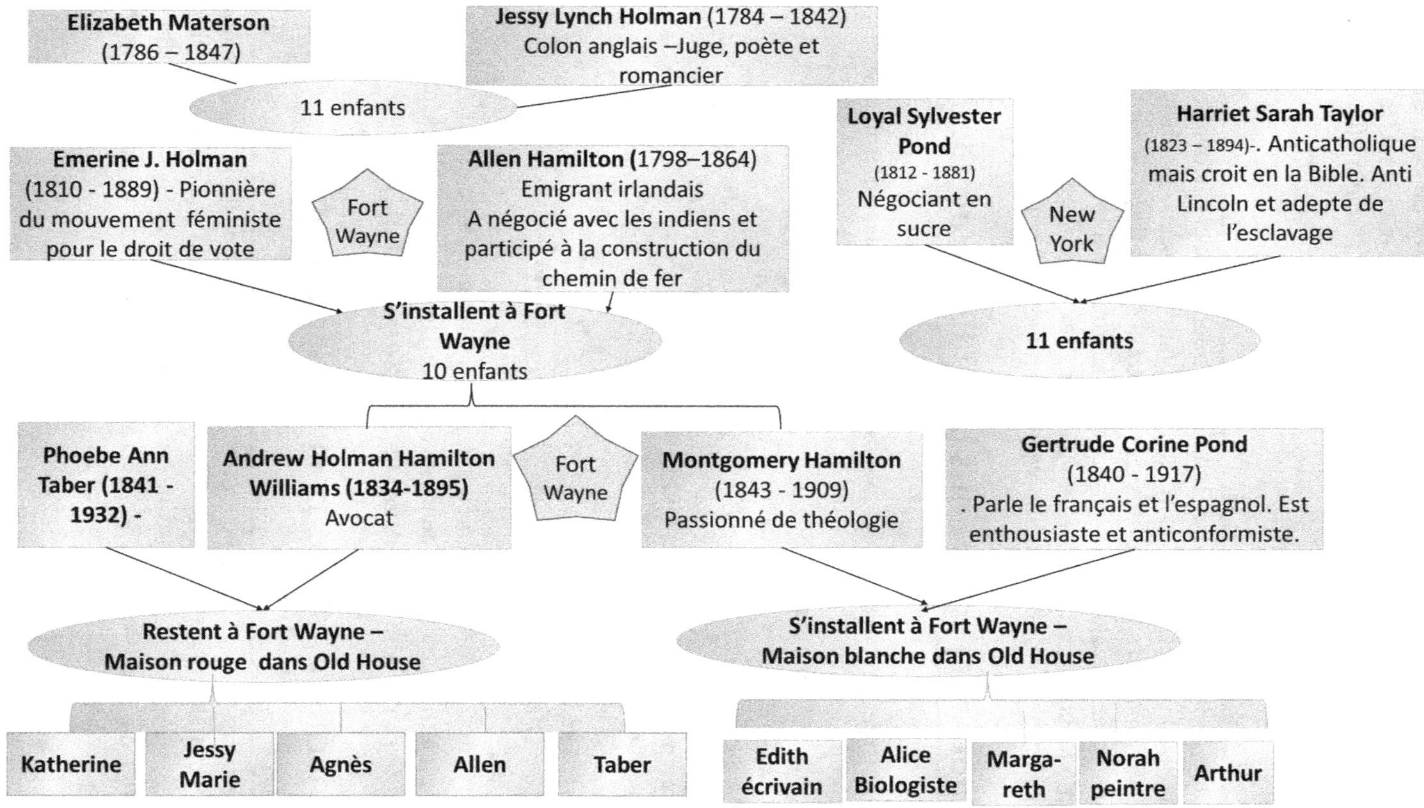

Fig. 80 – Alice Hamilton à Fort Wayne – Généalogie
Catherine Montagnon – Juillet 2022

Active jusqu'à la fin de sa vie qui se terminera à plus de cent ans, Alice Hamilton traversera les deux guerres et la papy-boom ! Une vie qui reflète son credo et ses croyances profondes : seul est important le besoin d'être utile aux autres (voir infra chap. X).

Conclusion sur les USA

Aux Etats-Unis, de nombreuses forces s'entrecroisent et parfois s'opposent sur la sujet de la médecine et du travail, écrivains, avocats, syndicats, chefs d'entreprise, financiers, journalistes … (voir tomes II et III).

Les médecins ont alors pour objectifs de s'adresser à tous employeurs et salariés, médecins et ingénieurs et, en premier chef, vers un état qui est encore trop peu centralisé pour être un bon vecteur de la dynamique.

D'autres progrès dans la médecine occidentale

En chirurgie, grâce aux découvertes réalisées sur les microbes et à la prévention des risques qui leur sont liés, les actes chirurgicaux ou simplement invasifs sont aseptisés, et les blessures traitées avec des antiseptiques comme préconisé par le chirurgien britannique Joseph Lister en 1865. Puis, les pinces hémostatiques inventées par Jules Péan en 1868 permettent de contrôler et d'arrêter les hémorragies.

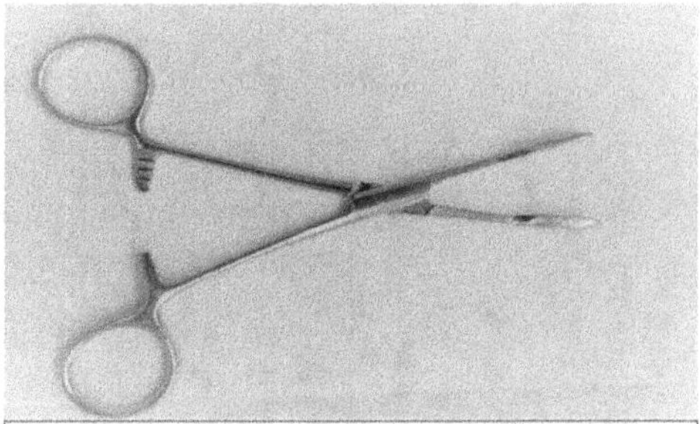

Fig. 81. - Pince de Péan – © Adrienne Garrigue, Juin 2025

Au niveau des *« outils »,* Quelques progrès remarquables sont réalisés : premier appareil mesurant la tension en 1844 inventé par ***Etienne Jules Marey***, endoscopie due à ***Antonin Jean Desormeaux*** en 1852, etc.

Une dernière bataille autour de la génération spontanée

Les derniers duels sur la génération spontanée à partir de matière non vivante telle que prônée par l'Abbé Lazzaro Spallanzani et portée par Félix-Archimède Pouchet[706] se sont soldés par la victoire de Pasteur en 1865. L'utilisation du microscope et l'observation de bactéries et bacilles sont au cœur de la préoccupation des médecins.

---

[706] Pouchet (Félix-Alexandre), *Hétérogénie, ou traité de la génération spontanée basé sur de nouvelles expériences*, J.B. Baillère et fils, Paris, 1859, 722 p.

En 1895, la découverte, par hasard, de rayons traversant les matières par le Professeur Roentgen[707] fera grand bruit. Ces rayons, jusqu'alors inconnus, seront baptisés X par le Professeur. Les laboratoires de tous les pays, tous déjà équipés du matériel nécessaire, vont en rechercher les applications possibles avec une grande ferveur. Les utilisations médicales sont immédiates : suivi de la tuberculose et autres maladies pulmonaires, détection des fractures et déformations osseuses, etc.

Les échanges entre pairs, déjà dans l'ADN des médecins depuis des siècles, se multiplient au travers des congrès, des revues spécialisées, des voyages et des rencontres.

Conclusion : révolution industrielle et éclatement de la médecine ?

La santé au travail et la prévention des risques commencent à s'installer … dans un certain désordre de pensée et d'actions. Risques professionnels ? Hygiène et salubrité ? La révolution industrielle et les modifications profondes des modes de vie et de travail qui en découlent entraînent tant de méfaits sur la santé que les frontières s'estompent.

En Angleterre, pionnière de la révolution industrielle, ce sont les études statistiques qui sont à la base des évolutions les plus marquantes. Décidées par les gouvernements, portées par la réglementation, enrichies par les apports des médecins, l'application des règles de bonne application des lois sont contrôlées par un grand nombre d'inspecteurs. L'étude de Villermé sur l'insalubrité, les conditions de travail et l'espérance de vie des ouvriers d'une part, les prémices de l'épidémiologie et les premières victoires contre les épidémies d'autre part ont fait naître une politique de santé publique basée sur la prévention de l'ensemble des risques auxquels est confrontée la population ouvrière.

La France, remodelée en profondeur par la révolution de 1789 et les réformes de la société, de la médecine et de son enseignement, par la mécanisation et la création des grandes écoles d'ingénieurs, installe bientôt des comités d'hygiène et de salubrité publique au sein desquels échangent médecins et législateurs.

L'Allemagne, sort affaiblie de la révolution de 1848 et renforcée par sa richesse minière. La santé est globalement tirée par l'approche hygiéniste.

La Belgique, entrée plus tardivement dans la révolution industrielle, observe ses voisins et emprunte les comités d'hygiène et de salubrité à la France et la législation et son système de contrôles à l'Angleterre.

---

[707] Wilhelm Conrad Röntgen (1845 – 1923), physicien allemand.

L'Italie, elle aussi secouée par sa révolution et bientôt rassemblée, adopte une position permettant de réunir les avis de tous … Médecins, syndicats et législateurs travaillent de concert. Mais les médecins sont aussi inspecteurs et les modes de production restent bien différents entre le Nord et le Sud.

Géographiquement, la santé des travailleurs a donc été portée par plusieurs types d'acteurs dont la prééminence historique a influencé telle ou telle culture de prévention : alors qu'en France, en Belgique, en Espagne et en Italie, et dans les pays arabes, les médecins du travail se battent et portent l'idéal d'une santé pour tous et du droit de tous à y accéder ; en Angleterre mais aussi en Italie, l'Etat prend les choses en main et se donne les moyens de faire appliquer les règles établies.

Plus tard, les USA puis l'Australie, suivront l'exemple de l'Angleterre, avec cependant une influence plus marquée du behaviorisme.

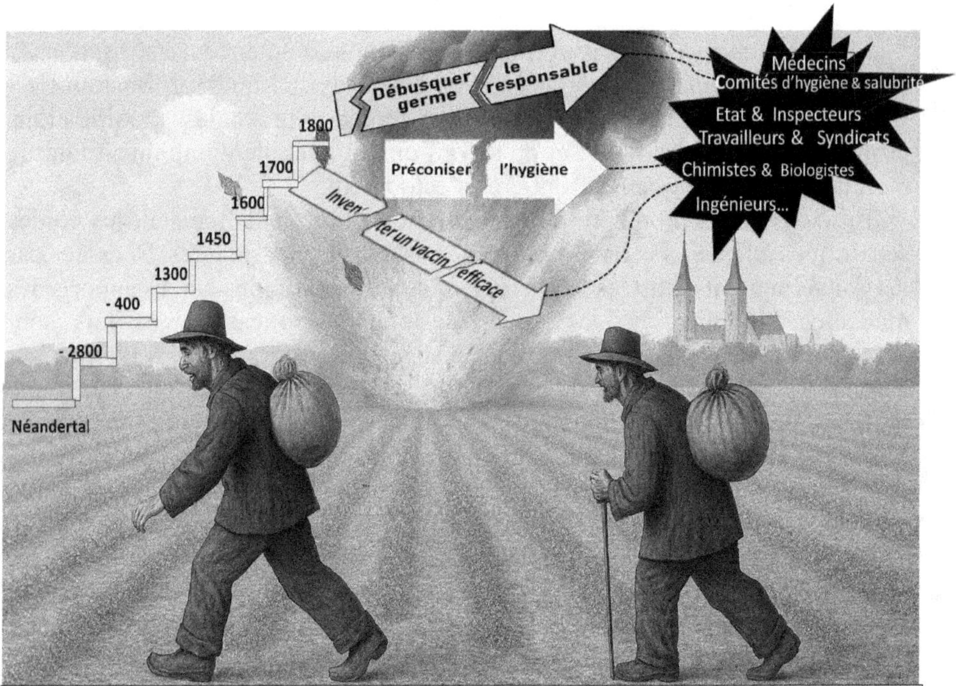

Planche IX– © Catherine Montagnon – L'Humanité et le travail- Tome I - 2025

Chapitre X

Focus sur la Belle Epoque[708]

L'Occident accélère sa croissance, les médecins s'organisent, rivalisent et échangent

[708] Période de paix et de prospérité en Occident qui a suivi la guerre franco-prussienne de 1871 et s'est achevée la Première Guerre mondiale

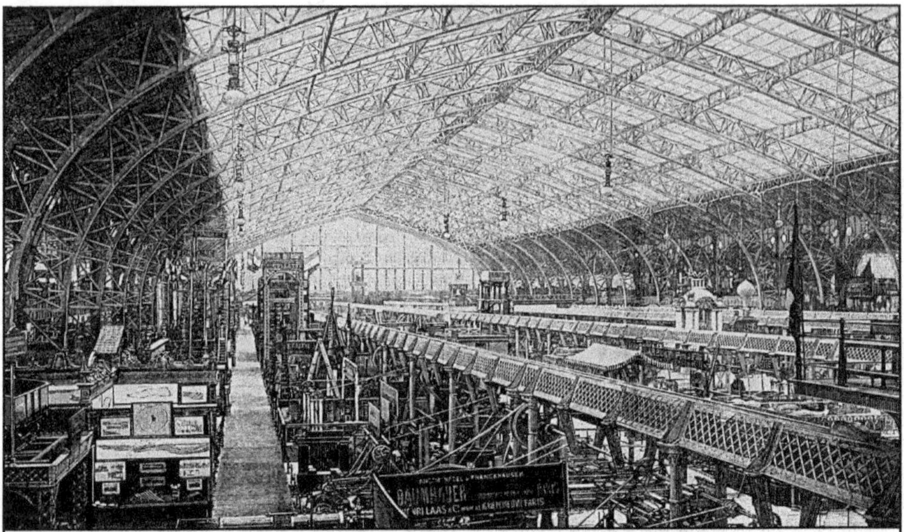

Fig. 82 – Galerie des Machines à l' exposition universelle de Paris, 1889
Extrait de : *l'Exposition universelle de 1889* par Louis Rousselet (Hachette, 1890)

Depuis le début de la révolution industrielle, l'Europe occidentale vit un développement économique spectaculaire qui la mettra, en 1914, au premier rang mondial sur de nombreux plans : puissance économique et financière, étendue des empires coloniaux, domaines technologiques et scientifiques.

L'Angleterre [72], toujours leader sur les mers, voit bientôt sa place de premier attaquée par une Allemagne riche en charbon, métaux divers et ingénieurs innovateurs et expérimentés. Les mines, nombreuses aux frontières autrichiennes et françaises, attisent les convoitises et perpétuent de nombreux conflits. Leur exploitation conduit à des conditions de travail de plus en plus drastiques et difficiles.

La « civilisation » européenne semble s'imposer partout y compris aux États-Unis, séduits par ses avancées techniques, médicales et sociales. Seul le Japon s'engage dans l'industrie, sans imiter l'Occident, et en conservant ses modèles économiques et commerciaux. Cependant, pour améliorer encore les routes commerciales, des comptoirs en Orient semblent indispensables aux occidentaux et en particulier aux Etats-Unis. Aussi, le 13 février 1854, le commodore Perry (USA) se rend au Japon et exige l'ouverture des ports japonais aux navires de commerce et aux baleiniers américains. Devant les forces déployées, le shôgun[709] s'incline.

Dans les années suivantes, le Royaume-Uni et les principales puissances européennes obtiennent des privilèges équivalents.

Finalement, le 3 février 1867, l'arrivée au pouvoir de Meiji scelle l'entrée du Japon dans le modèle économique et industriel occidental. Le pays sort alors d'un isolement volontaire de plus de deux cent ans. Il s'appuie sur cette nouvelle économie pour concurrencer la Chine tandis que l'empire russe, malgré sa taille, reste en retard sur ce plan.

La « civilisation » européenne semble s'imposer partout y compris aux États-Unis, conquis par ses avancées techniques, médicales et sociales. Seul le Japon s'engage, à sa façon, dans l'industrie.

Pour la Chine, depuis la route de la soie, le commerce avec l'Occident est une très vieille histoire … Mais, alors qu'auparavant l'Asie produisait près de 70% des produits manufacturés dans le monde (dont 25% pour la Chine), la révolution industrielle renverse la situation dans une Europe qui en produit alors 62% contre à peine 5% pour la Chine. De plus et depuis l'ouverture du Canal de Suez en 1869, les moyens de transport et de communication entre la Chine et l'Europe sont notablement améliorés.

Cette révolution entraîne des besoins énergétiques en charbon puis en électricité avec sa deuxième vague. En outre, et pour favoriser les échanges commerciaux avec le monde, les chemins de fer sont de plus en plus nécessaires.

---

[709] Le shogun était le chef militaire et politique du Japon entre la fin du XIIe et la fin du XIXe siècle

LES RÉVOLUTIONS ET PROUESSES INDUSTRIELLES de 1870 à 1914. Quelques exemples.

Légion d'honneur décernée au constructeur de la machine à coudre à canette, famille Peugeot, 1878.
Invention du pneu pour vélo, J. B. Dunlop,1888.
Première manufacture de pneumatiques, 1889, J. B. Dunlop.
Nouveau système de pneu avec chambre à air, E. et A. Michelin, 1891.
Création du kinétographe (prise de vue) et du kinétoscope (visualisation d'images animées), T. Edison, W. K. L. Dickson, 1891.
Construction du premier studio de production industrielle de films (35mm), T. Edison, 1893.
Premiers skis industriels en bois, 1893.
Réalisation du cinématographe (enregistrement et projection d'images animées), A. Lumière, K. Lumière, 1895.
Pneu démontable. Michelin, 1895.
Première voiture sur pneus, Michelin, 1895.
Moteur Diesel fonctionnant à l'essence, R. Diesel, 1897.
Première usine de radios (TSF) au monde, G. Marconi, 1898.
Création de la Société Renault Frères, M. & F. Renault, 1899.
Création de la Société Behringwerke, entreprise de production de sérums et vaccins, Behring E. A. von Behring, 1904.
Lancement de l'entreprise de fabrication des premiers ballons dirigeables rigides et d'offre de transports aériens, F. (von) Zeppelin, 1908.
Invention de la bakélite, O. Mergenthaler, 1909.
Création d'un sonar pour détection d'icebergs, P. Langevin, 1910.
Mise au point de la fermeture éclair moderne, G. Sundbäck, 1913.
Théorie de la production de masse et production de la Ford T, H. Ford, 1908.
Organisation scientifique du travail, Taylor, 1911.
Mise en place de l'organisation scientifique du travail chez Renault entraînant des grèves, 1912-1913.
Ouverture du canal de Panama, 15 août 1914.

Il en est de même des accès à la mer qui facilitent les transferts de frets importants à moindre coût, y compris avec les colonies.

L'industrialisation massive se poursuit avec son cortège de dangers pour la santé des travailleurs. Et, si les ingénieurs s'emploient à trouver des solutions de protection contre les risques mécaniques lorsqu'ils sont identifiés, les risques chimiques et biologiques sont plus difficiles à circonscrire car leurs effets ne sont souvent visibles qu'à moyen ou long terme.

Durant cette période, les Etats-Unis rattrapent rapidement les grandes puissances européennes.

Les échanges commerciaux et la veille technologique sur fond de rivalité se développent. La période est à l'euphorie et au « grandiose ».

Les compétitions sont également grandissantes dans le milieu médical avec notamment la « course » au prix Nobel de physiologie et de médecine attribué pour la première fois au docteur von Behring en 1901 (voir supra, chap. VIII)
.

Les industriels échangent et communiquent

Un exemple : les transports ferroviaires

Les chemins de fer sont un élément essentiel de la réussite de la révolution industrielle. Leur bon fonctionnement repose sur deux piliers essentiels : la locomotive et ses wagons d'une part, les rails et leurs aiguillages[710]. d'autre part. Après un première réunion à Bruxelles en 1874, sur les problèmes liés au trafic international, les organisateurs obtiennent, pour la session de 1885, la participation des gouvernements, des dirigeants des chemins de fer et des ingénieurs. Mais, si de nombreux échanges permettent aux techniciens d'améliorer le fonctionnement global de ce nouveau moyen de transport, les comptes-rendus de ces réunions internationales ne montrent, en 1887, aucune référence aux problèmes de santé des travailleurs si ce n'est un partage d'informations sur la faculté d'organiser une caisse de secours et de pensions pour le personnel.

Pourtant, des médecins agissent au sein de ces entreprises... Car installer tout un réseau de rails demande des aptitudes spécifiques pour creuser et remblayer, construire ponts et tunnels, poser les rails ... Et si les ingénieurs peuvent brandir leurs diplômes, les ouvriers, n'ayant subi aucune formation préalable, sont recrutés en aveugle. Force est alors aux responsables de constater que des capacités physiques spécifiques sont nécessaires.

[710] Inventés en 1832 par Charles Fox.

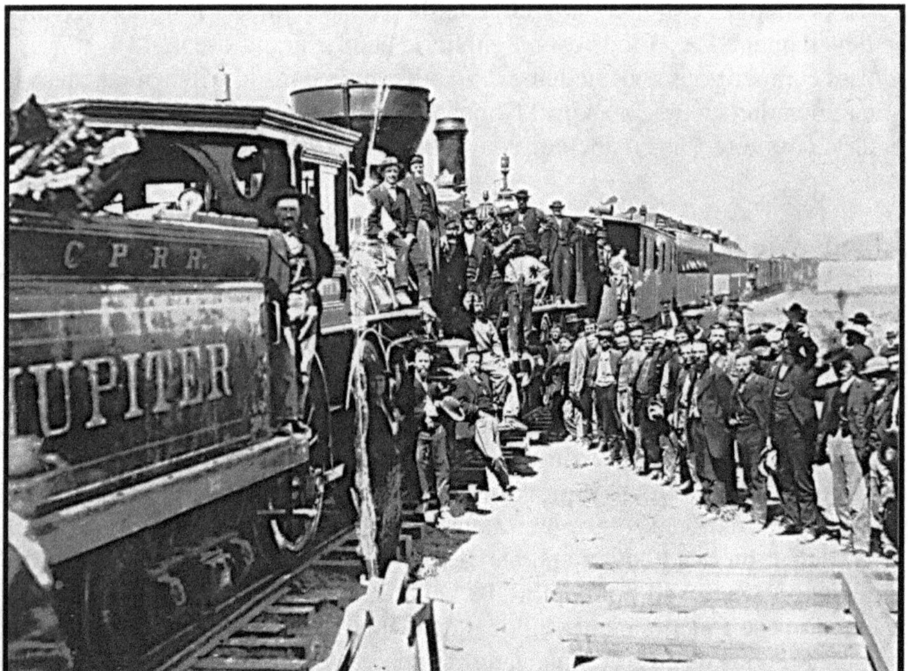

Fig. 83 Achèvement du premier chemin de fer transcontinental
Site historique de Golden Spike , Promontory Summit, USA
Photo, Andrew J. Russell (1830-1902), 10/05/1869
Est dans le domaine public. Via Wikimedia Commons
https://commons.wikimedia.org/wiki/File:69workmen.jpg
PDM 1.0

Les recruteurs font alors appel à des médecins pour évaluer le niveau « d'aptitude » des candidats[711]. Ces médecins deviennent des employés des compagnies ferroviaires, et, dès la fin des travaux d'installation, ont une nouvel objectif : suivre la variation éventuelle du niveau d'aptitude de chacun durant toute la durée de leur embauche.

Les ingénieurs s'affairent pour prévenir les accidents matériels. C'est le cas, par exemple, pour les problèmes de déclivité dans un terrain en pente pour lesquels une chaîne d'enrayage ou de sûreté est adoptée à la Hedge Hill.

La participation aux congrès est l'occasion d'échanger entre techniciens et ingénieurs sur les difficultés rencontrées, les solutions apportées et les résultats obtenus (pluie entraînant des déformations de rail et causant des accidents, influence de la répétition des efforts sur les matériaux, pose de la voie sur les ponts métalliques, brûlement des traverses, utilisation, dans les tramways, de freins continus comme sur les trains, etc.).

Ces échanges ont pour but de diminuer les accidents. Les demandes proviennent souvent des ingénieurs qui proposent d'ailleurs des solutions … mais il s'agit d'accidents ferroviaires et non d'accidents du personnel. Les règlements de ces structures insistent sur la responsabilité du salarié en cas de casse, d'accident. Si un accident blesse gravement ou tue un employé, la réparation est prévue au travers d'une caisse de pension. La prévention n'est pas encore au rendez-vous !

Quelques lignes importantes et ayant un nombreux personnel ont créé en faveur de ce dernier une caisse de secours pour les cas de maladie, alimentée par des retenues sur les salaires, par le versement des amendes et par un subside que l'Administration croit pouvoir donner et qui souvent est proportionné au rendement de l'exploitation.
Le nombre des sociétés qui assurent leur personnel contre les accidents sur le travail va augmentant de jour en jour ; cette assurance se rapporte généralement aux invalidités temporaires , aux invalidités permanentes et au cas de mort; il est retenu de ce chef un tantième sur le salaire des agents , et la société intervient pour la part qui reflète sa responsabilité civile.

Bulletin de la Commission Internationale du Congrès des Chemins de Fer, Vol. III., 1889, Bruxelles, P. Weissenbruch, Imprimeur du Roi/éditeur, 45, rue Du Poinçon, p. 1336.

---

711 Vaillant (Charles-Gérard) , *La médecine et les chemins de fer en France des origines à nos jours (1830-1995) (extraits)* , 2003, Revue d'histoire des chemins de fer, n°27, pp. 114-125.

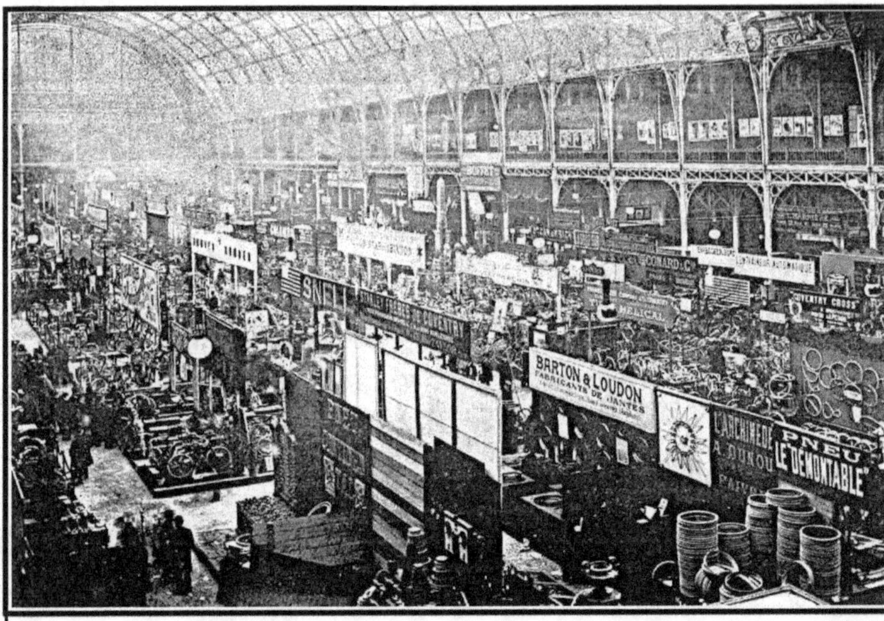

Fig. 84 – Troisième Salon du cycle de Paris, décembre 1895, Palais de l'Industrie
Source : Le Sport universel illustré, 1er janvier 1896, p.12
Est dans le domaine public. Via Wikimedia Commons

Inventer, se faire connaître, trouver de nouveaux clients

Les retombées des inventions se concrétisent aussi avec la création d'un nouveau concept : le grand magasin, nouvel outil pour un marché de « masse ». Prix fixes et bas, multiples comptoirs dans des espaces dédiés, immense surface où tous les produits imaginables sont à disposition, c'est ce qui est proposé *Au Bon Marché* par Aristide et Marguerite Boucicaut. Pour attirer sa clientèle, surtout féminine, les Boucicaut investissent dans la publicité : affiches, promotions, calendriers et catalogues envoyés aux potentiels futurs clients, etc.

Pour former et fidéliser une nouvelle clientèle, il y a aussi les foires et surtout, pour les « gros » marchés, les expositions universelles [73].

C'est ainsi, par exemple, que le vélocipède, mis au point par Ernest Michaux[712] de Paris en 1865 est présenté lors de l'exposition de 1867. Clément Ader repère, sur un des stands, cette invention et, dès 1868, se lance dans la production de ce nouveau moyen de transport, allégé, stable et performant. Ces expositions mettent aussi en lumière la compétition, technique et économique, grandissante au sein de l'Europe.

C'est aussi le moment des prouesses architecturales, car il y a aussi « l'image ». Les nations rivalisent : qui construira le premier métro électrique ? Le plus grand pont ? Le bâtiment le plus haut ? etc.

[712] Serrurier pour voitures à Paris.

LES EXPLOITS et DÉFIS HUMAINS
de 1890 à 1914.

PLUS VITE, PLUS HAUT, PLUS FORT

1er décollage d'un aéroplane sur 50 m, C. Ader, 9 Octobre 1890.
1er jeux olympiques modernes, proposition de P. de Coubertin, Athènes, 1896.
Le pôle Nord est déclaré atteint, F. Cook, 21 avril 1908.
Escalade du sommet nord du Huascaran, 6650 m, A.S. Peck, 1908.
Le pôle Nord est déclaré atteint, R. Peary, 6 avril 1909.
Traversée de la Manche, L. Blériot, 25 juillet 1909
Le pôle Sud est atteint, R. Amundsen, 1911.
Traversée de la mer en avion d'Irlande de Goodwick (Angleterre) à Enniscorthy, D. C. Corbett Wilson, le 22 avril 1912.
Traversée de la mer de Sicile en avion de Tunis à Trapani, R. Garros, décembre 1912.
Escalade du sommet du Denali-McKinley, 6194m, H. Stuck, H. Karstens, W. Harper et R. Tatum, 1913.
Traversée de la Méditerranée de Fréjus à Bizerte en avion. R. Garros, 23 septembre 1913.
Premier survol du Mont Blanc en avion, A. Parmelin,11 février 1914.

Une nouvelle mode : les défis

1900 : la découverte du globe est achevée. Pas un continent qui ne soit connu et répertorié par les européens. Une grande partie de la planète habitée a été colonisée ou mise sous protectorat. Si les terres sont repérées et cartographiées, elles n'ont pas toutes été explorées et attirent ceux qui rêvent de tenter l'impossible, de découvrir l'inconnu, d'être les premiers à .... Le besoin d'être reconnu comme étant celui qui a réussi, celui qui a dépassé ses propres limites ou celles de la planète devient de plus en plus prégnant et se concrétise, par exemple, par la découverte de nouvelles richesses ou la réalisation d'exploits humains, techniques et/ou technologiques.

Parallèlement, les progrès de la médecine, alliés à l'amélioration de l'hygiène publique (arrivée de l'eau dans les habitations notamment) et des conditions de vie font fortement baisser la mortalité. Ces avancées transforment également le rapport de l'homme à la mort et amplifient son désir de la défier.

Les écoles d'ingénieurs, de plus en plus pointues, donnent un nouveau pouvoir aux nouveaux diplômés. Elles s'adaptent à l'actualité et conçoivent les cours adéquats : chimie, électricité, etc.

Tunnels, voies ferrées, locomotives, bâtiments hors-normes ... tout devrait être possible, y compris les avions et autres objets volants.

La foi dans le progrès s'installe en Occident

Au printemps 1848, de nombreuses révolutions sévissent dans les pays européens, en miroir de celle de Paris qui a abouti à l'abdication du roi et à l'instauration du suffrage universel[713]. Après ce « printemps des peuples [714]», et en cette période de paix retrouvée, les espoirs renaissent. D'autant que les épidémies semblent en passe d'être maîtrisées.

Aux Etats-Unis, la ruée vers l'or entraîne le déplacement de nombreux américains, portés par leurs rêves de richesse.

La révolution industrielle a enrichi les investisseurs : les nouveaux bourgeois s'ouvrent aux loisirs. Le Kinétoscope, bientôt remplacé, par le cinématographe proposent les premiers films.

Accessibles à une population plus large, les théâtres font salles pleines tandis que les cabarets fleurissent. Le Moulin Rouge, par exemple, fondé en 1889 par Joseph Oller et Charles Zidler propose des soirées arrosées au champagne et animées par des danseuses de French Cancan. Les cafés-concerts se multiplient et proposent spectacles et boissons.

---

[713] Celui reste néanmoins réservé aux hommes.

[714] Insurrections ayant pour but de contraindre les souverains à écrire une nouvelle constitution reposant sur la souveraineté nationale et les libertés fondamentales.

LES PROGRÈS DE LA MÉDECINE
de 1890 à 1914. Quelques exemples.

Rayons X, Roentgen, 1890.
Découverte de la vaccination antitoxine passive, E. A. von Behring, 1891.
Description et étude du rôle des anticorps, E. A. von Behring, 1890 et 1892.
Découverte du rôle du complément dans l'immunité, J. Bordet 1894.
Découverte du bacille de la peste. Yersin (A.), Roux (E.), 1894.
Mise au point de la sérothérapie antidiphtérique, Roux (E.), 1894.
Mise au point de la sérothérapie anti-venins, Roux (E.), 1894.
Découverte de l'antitoxine spécifique de la diphtérie et du tétanos, A. von Behring, 1894.
Découverte des rayons X, Röntgen (W.), 1895.
Aspirine, F. Hoffman, chimiste, 1897.
Bombardement des tumeurs au radium P&M Curie, 1898.
Découverte des facteurs rhésus (A, B, O), K. Landsteiner, 1900.
Première opération d'une tumeur du cerveau, W. H. Cushing, 1902.
Découverte de l'anaphylaxie, Charles Richet, 1902.
Sérums et vaccins sont produits industriellement par la société BehringwerkeEmil fondée par Emil von Behring, 1904.
Tensiomètre brachial mesurant les pressions systolique et diastolique avec stéthoscope, N. Korotov, 1905.
Découverte des mécanismes de défense immunitaire contre les bactéries au moyen des globules blancs (phagocytose), I.I. Metchnikoff, 1908.
Découverte de l'anaphylaxie, C. Richet, 1913.

Partout en Occident, la durée légale du travail a diminué, l'éducation des enfants a été rendue obligatoire et les temps de repos pointent un nez discret. Les machines sont venues aider l'agriculteur, l'ouvrier et la ménagère. Enfin, la culture et les loisirs sont devenus plus accessibles grâce aux nombreuses salles de cinéma et à l'art nouveau qui s'exprime dans la rue. Le train, le vélo et les premières voitures permettent de vivre une nouvelle sorte de liberté au cours de « promenades » modernes. La période est à l'optimisme !

La frénésie de cette belle époque progresse sur la lancée de toutes les nouvelles découvertes qui ont placé la science à son zénith en termes d'espoirs et d'admiration.

C'est, en effet, toute la compréhension du monde qui évolue à grande vitesse : description des atomes, et électrons ; théorie ondulatoire de la lumière ; appréhension des distances métamorphosée par l'avion et la TSF ; théories de la relativité, notion de corps noir ... Cette connaissance du monde s'élargit, de l'infiniment grand à l'infiniment petit.

Les échanges politiques et économiques se mondialisent tandis que naissent et se déploient le nationalisme et les volontés d'expansionnisme, sur une « aire de jeu » désormais « finie ».

Le professeur ***François Schoops*** [715] est un exemple des modalités d'échanges et de liens qui se tissent entre médecins. C'est à l'Université de Liège, qu'il prodigue ses cours dans une Belgique où la situation est complexe. Chercheur, le docteur Schoops écrit, fait des conférences et fréquente les laboratoires scientifiques de Paris, Hambourg, Liverpool[716]. Ce sont ses premiers enseignements, suivis d'un diplôme, qui reconnaissent la médecine du travail comme une spécialité médicale. Outre ses travaux de recherche qu'il continuera toute sa vie et au cours desquels il publiera entre autres son ouvrage sur la toxicologie industrielle[717] il est chargé, en 1921, de cours d'hygiène industrielle.

Enfin, des médecins, comme le ***docteur Gilbert*** en Belgique, le ***docteur Gilman Thomson*** aux Etats-Unis, le ***docteur Thomas Oliver*** en Grande Bretagne .... se relaient de pays en pays pour demander la reconnaissance des maladies professionnelles.

---

[715] Le professeur émérite François Schoops, (1875,1959), obtient ses diplômes de pharmacien en 1898, de docteur en médecine en 1903 puis de docteur spécial en sciences physiques et chimiques appliquées à l'hygiène en 1912.

[716] Bouillenne-Walrand (M)., *Notice nécrologique de François Schoops*, https://orbi.uliege.be//bitstream/2268/117053/4/Francois%20Schoofs_notice.necrologique_19 59

[717] Schoops (François), *A manual of industrial poisons and diseases, covering the effects of heat, humidity, dusts and fumes, and the various occupational diseases as well as harmful substances used in industry*, Liege, Georges Thone, 1930. 871 pp.

LES RÉVOLUTIONS ET PROUESSES ARCHITECTURALES
de 1869 à 1914.
Quelques exemples.

Ouverture du canal de Suez, 1869.
Construction du premier gratte-ciel à Chicago, W. Le Baron Jenney, 1885.
Construction en 2 ans, 2 mois et 5 jours de la Tour Eiffel, G. Eiffel, 1889.
L'Art Moderne se développe en Occident :

- Premier projet pour la Sagrada Família et maquettes, A. Gaudi, Barcelone, 1885.
- Construction du Rand McNally Building, premier gratte-ciel du monde à structure métallique, 1890.
- Hôtel Tassel, Bruxelles, V. P. Horta, 1893.
- Atelier Elvira à Munich, August Endell, 1898.
- Exposition Universelle, G. Eiffel, 1900.
- Palau de la Música Catalana, Barcelone, Ll. D. Montaner, 1908.
- Villino Florio all'Olivuzza, Palerme, E. Basile, 1902.
- Edicules et entourages des bouches de métro, Paris, H. Guimard, 1913.
- Canal de Panama, F. Wallace, J. F. Stevens, G. W. Goethals, 1914.

Confrontée à tous ces changements et portée par les découvertes scientifiques, la médecine progresse

Joseph Lister (1827, 1912) : améliore et promeut l'asepsie chirurgicale

Joseph Lister [74] voit le jour le 5 avril 1827 à Upton (comté d'Essex, Angleterre). Né dans une famille de Quakers, sa destinée en sera marquée. Son père (Joseph Jackson Lister), inventeur de nouvelles lentilles achromatiques pour microscope souhaite qu'il fasse des études scientifiques. En attendant, il lui explique le maniement et l'utilisation du microscope et lui apprend l'histoire naturelle. Il choisit de l'inscrire dans une école Quaker dans laquelle la priorité est donnée aux sciences naturelles. A la fin de ces premières classes, Joseph est sûr de vouloir devenir chirurgien.

Mais, en Angleterre, les universités refusent les Quakers. Que ce soit le King's college, Oxford, Cambridge, aucune université ne veut de lui ... sauf celle de Londres. Pas le choix donc. Il y suit les cours de botanique, de chirurgie et de médecine. Il est diplômé en 1852 et devient membre du Royal College of Surgeons et chirurgien interne à l'Hôpital Universitaire.

1853, il se déplace à Edimbourg pour rencontrer le plus grand professeur de chirurgie du pays, James Syme qui le prend comme assistant. Trois ans plus tard, ayant épousé sa fille, Lester est nommé chirurgien à l'Edinburgh Royal Infirmary.

Il s'y consacre à résoudre les problèmes posés par les suites désastreuses de la chirurgie : hémorragies, inflammations post-traumatiques, gangrènes. Et travaille en parallèle et en complément sur les soins à donner aux plaies chirurgicales. Un poste étant vacant à l'Université de Glasgow, il postule et obtient la charge.

En août 1861, il est aussi nommé chirurgien et responsable des services du nouveau bloc chirurgical à la Glasgow Royal Infirmary. Cet hôpital est neuf, car pour éradiquer les innombrables cas de septicémie, les dirigeants espéraient régler le problème en construisant ce nouveau bâtiment.

Mais ce n'est pas le cas.

Lister ne peut que constater des dégâts qui se répètent depuis longtemps : les fractures ouvertes sont gangrénées et le taux de mortalité atteint les 40%. Il cherche, lit Pasteur et ... envisage une voie vers la solution. Les microbes se trouvent certainement dans l'air ambiant et pénètrent dans les plaies ! Il en est quasi sûr, le pus n'est pas un préalable nécessaire à la cicatrisation mais le résidu des chairs gangrénées.

Mais comment supprimer ces microbes de l'air ?... Le baron connaît les travaux de Johan Joseph Glauber et sa description du phénol : « *l'huile vive et rouge sang qui assèche et guérit tous les ulcères humides* ».

1864, il lit un article bienvenu racontant que les eaux usées de Carlisle ont été traitées avec de l'acide phénique détruisant les entozoaires[718] et éliminant les mauvaises odeurs.

Sa décision est prise : il faut vérifier l'applicabilité de l'acide phénique au traitement des fractures. [75] Après un premier essai infructueux, le docteur affine le protocole à appliquer et suit lui-même les patients, nouveaux cobayes pouvant lui servir de preuves. C'est avec le plus grand soin qu'il note, pour chacun des patients, son sexe, son âge, son métier, son état général, les circonstances et les causes de l'accident, les constats opérés à l'arrivée à l'hôpital (type de fracture, présence d'hémorragie, ...°), les premiers soins apportés puis, jour après jour, l'état général (pouls, qualité du sommeil, appétit, cicatrisation, état du pansement changé quotidiennement, présence d'infection, etc.).

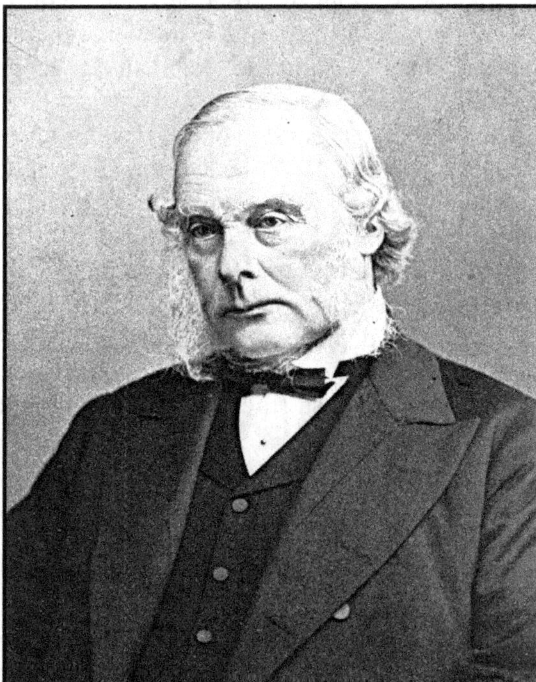

Fig. 85 – Le chirurgien Joseph Lister en 1902
Source : Weltrundschau zu Reclams Universum 1902
Auteur inconnu
Via Wikimedia Commons
Est dans le domaine public
https://commons.wikimedia.org/wiki/File:Joseph_Lister_1902.jpg

Son protocole est précis et consiste, en particulier, à appliquer des morceaux de gaze imbibés d'acide phénique, réduire la fracture et poser une attelle.

Son objectif : prouver le bien-fondé de l'utilisation de l'acide phénique lors de fractures ouvertes, expliquer le modus operandi favorable, démontrer l'importance d'une asepsie maîtrisée et éviter de nombreuses amputations [719] , alors que jusqu'alors elles étaient préférées pour supprimer tout risque de gangrène. Et il forme, partager, améliore...

Ses essais lui permettent de conclure que l'acide phénique « *exerce une influence sédative locale sur les nerfs sensoriels ; ainsi, non seulement son action immédiate sur une surface à vif est pratiquement indolore, mais il soulage rapidement et complètement la douleur d'une plaie auparavant*

---

[718] Animal appartenant à l'embranchement des Vers, parasite du corps de l'homme ou de certains animaux.

[719] Amputations qui se soldaient par 40% de décès lorsque Lister rejoint son poste à l'hôpital.

douloureuse. Lorsqu'il est utilisé dans le cas d'une fracture ouverte, ses propriétés caustiques sont atténuées de manière à ne pas poser de problème lorsqu'il est mélangé au sang, avec lequel il forme une masse tenace qui durcit en une croûte dense, qui conserve longtemps ses propriétés antiseptiques et présente également d'autres avantages[720]. »

Et il le prouve.

Avec une précision presque tatillonne, il décrit treize cas de fractures et abcès et les étapes qui lui ont permis d'affiner son protocole. Son objectif pédagogique n'est jamais laissé de côté. Le cas de William C., par exemple, lui permet de rappeler que l'acide phénique, mélangé avec le sang prélevé lors d'une hémorragie constitue une pâte favorisant la cicatrisation et que le sang peut être remplacé par un mélange de farine ou d'amidon.

Pourquoi tout ce travail de lutte contre la septicémie alors que l'amputation permet, après cautérisation, de régler les problèmes de fractures multiples et complexes ? Le docteur nous l'explique.

> *When I saw the child, after an unavoidable delay of three hours, he was greatly prostrated by shock as well as haemorrhage, so much so that amputation appeared likely to afford but a slender chance of life .... The tibia, which was broken about its middle, lay exposed in a wound occupying almost the entire length and breadth of the inner aspect of the leg, reaching from the inner condyle of the femur to within an inch and a quarter of the tip of the internal malleolus; the skin having been stripped back so has to lay bare the gastrocnemius as well as the bone. The large flap of integument was perforated ... and there was also an opening in the skin on the outer side of the leg, implying that the violence had acted with full effect upon the whole thickness of the limb. Yet the bone was not comminated, and the muscles, though evidently severely contused, were not much lacerated, while the anterior tibial artery was felt beating in the foot; and, hopeless as would have been the idea of trying to save the limb by ordinary treatment, I determined to make the attempt by the help of carbolic acid.*
>
> Lister (Joseph), *Op. cit.*, p. 42.

Lister, consacré à ses patients, nous fait partager ses inquiétudes, ses interrogations, ses conclusions et ses victoires.

Considérant avoir ainsi étudié suffisamment de cas, il explique comment soigner les fractures multiples sans amputer, comment pratiquer les soins post-

[720] Lister (Joseph), Op.cit., pp ; 3-4.

opératoires et comment traiter les abcès dans deux articles publiés dans The Lancet [75], [76], [77].

Bientôt reconnu pour ses succès face aux fractures complexes et aux abcès, il est appelé auprès de la Reine Victoria qui souffre d'un gros abcès à l'aisselle. Après avoir incisé l'abcès, il le vide au moyen d'un tube de caoutchouc et applique son fameux pansement imbibé d'acide phénique... Avec succès !

Bien qu'il ait été nommé médecin de la reine, ses découvertes ont du mal à convaincre. Car bègue, ce dernier est plutôt « timide ». En dehors de ses cours, il communique peu. Ainsi, il n'est pas suivi en France, par exemple, et les taux de mortalité des soldats amputés y sont très élevés[721]

Certes, depuis 1863, le chirurgien obstétricien ***Enrico Bottini*** avait déjà expérimenté l'acide phénique sur six cents malades du grand hôpital de la Charité à Novare mais le résultat de ses travaux n'a été publié qu'en 1865. Bottini, né à San Remo, fait ses études à Turin et exerce à Pavie. Une vie lombarde en somme, donc peut-être proche de la culture française. Ce médecin, enseignant est aussi très engagé en politique.

Et Lister est ami avec le chercheur français Pasteur avec lequel il échange très régulièrement.

Est-il possible qu'il ait conversé avec le médecin italien qui n'avait pas encore publié sur le sujet ?

Fait baron en 1883, Lister meurt en 1912.

[721] Sur 13 173 soldats français amputés, 10 006 décèdent.

Bacilles[722] de la tuberculose, de la diphtérie et du tétanos : une prévention future possible par le vaccin ?

Au sein de l'Institut Pasteur, les scientifiques se penchent sur deux maladies mortelles dues à des bacilles : la diphtérie[723] et le tétanos. Ils démontrent que ce sont les toxines sécrétées par ces bacilles qui rendent ces maladies redoutables. Ils découvrent également que le corps essaye de se protéger en produisant des anticorps. Pour atténuer la dangerosité des vaccins, les chercheurs décident alors d'utiliser une forme affaiblie des toxines, les anatoxines. Parallèlement, le pouvoir de certaines substances, comme par exemple les sels d'aluminium, d'amplifier les effets du vaccin est démontré et utilisé dans les nouveaux vaccins, adjuvants que l'on retrouve dans la pharmacopée d'aujourd'hui. Emile Roux mène des travaux sur la sérothérapie et sur la production intensive de sérum, première étape dans sa recherche d'un vaccin contre le tétanos. Il développe, en 1893, un premier sérum antitétanique, uniquement efficace s'il est injecté avant les premiers symptômes.

> *Les bactéries se classent selon leur forme en bâtonnet (les bacilles) comme ceux occasionnant la peste, le tétanos ou la tuberculose ; ou ronde comme les streptocoques (angine, pneumonie, infection des palies, les pneumocoques (pneumonie) et les staphylocoques (furoncles, infections de blessures, et maladies nosocomiales. et par la coloration qu'elles prennent dans la coloration de Gram, dont le protocole a été mis au point en 1884 par le bactériologiste danois*
>
> ***Hans Christian Gram**..*

Bizzozero : des découvertes révolutionnaires sur le sang

Giulio Bizzozero (1846,1901) [78] naît un 20 mars à Varese dans un petit village du Piémont au sein d'une famille de la petite bourgeoisie[724] . En 1861, alors même que Giulio s'inscrit à la faculté de médecine de Pavie, ses proches s'engagent dans la guerre contre l'Autriche. En 1862, il n'a que seize ans et obtient de travailler aux côtés d'***Eusebio Oehl***[725] à l'Institut de physiologie

[722] Les bacilles de la famille des bactéries à Gram positif, sont aérobies ou aéro-anaérobies facultatives, et tirent leur énergie par respiration ou fermentation.
[723] En 1888, Emile Roux et Alexandre Yersin découvrent la bactérie à l'origine de la diphtérie, Corynebacterium diphtheriae.
[724] Son père était fondeur de cloches.
[725] Ohel (1827,1903), médecin italien, spécialisé en physiologie.

expérimentale de Pavie. Il y mène l'étude microscopique de la distribution des vaisseaux sanguins et commence des recherches sur la moelle épinière, notamment sur l'hématopoïèse[726]. Diplômé en 1866 et récipiendaire du prix Mansart réservé aux plus brillants élèves, le jeune Bizzozero a déjà écrit de nombreux articles, dont un sur l'histologie[727] de la moelle osseuse. Cette même année, il participe à la guerre d'indépendance contre l'Autriche en tant que médecin militaire avant d'aller rencontrer et travailler avec des spécialistes comme Virchow, par exemple.

1867, il réintègre l'université comme suppléant du Pr ***Mantegazza.*** 1872, il obtient un poste de professeur de pathologie générale et d'histologie à Turin et crée l'Institut de Pathologie générale. Ses cours lui permettent, notamment, de partager son admiration pour Virchow avec son auditoire.

Déjà passionné par la moelle épinière, ce jeune enseignant, bien que très sociable et sûr de l'efficacité du travail en équipe, ne croit pas à l'infaillibilité des « dogmes » portés par les élites. Et s'il pense avoir raison, il met tout en œuvre pour le démontrer, sans sourciller.

Il est préoccupé par les « disputes » [79] entre les adeptes de ***Hewson, Donné, Köliker*** et ***Funke*** qui considèrent que l'augmentation du volume de la rate après une hémorragie prouve que cette dernière est le « centre de fabrication » des globules rouges d'une part et ceux de ***Neumann***[728] et ***Freyer*** qui affirment qu'un organe ne saurait être considéré comme le lieu de « fabrication » sauf s'il contient des globules nucléés, preuve que ces globules sont encore en formation.

La rate est-elle ou non un organe producteur de globules rouges nucléés ? Ou serait-ce la moelle ? Et dans ce cas, quelle moelle ? Celle de tous les os ou celle de la moelle épinière seulement ?

C'est ainsi que, pour faire suite à son mémoire d'étudiant, et les yeux toujours rivés sur son microscope, il étudie la structure histologique[729] de cette dernière[80]. Mais avant tout, et pour se prévenir des contradictions qui pourraient naître, il vérifie la présence de ces fameux globules « initiaux ».

---

726 L'hématopoïèse est le processus de régénération et de production des différentes cellules sanguines.

727 Etude de la structure microscopique des tissus et de leurs cellules.

728 Neumann (Ernst), « Neue Beiträge zur Kentniss der Blutbildung. Archiv der Heilkunde », 2 novembre 1879.

729 Anatomie des structures biologiques microscopiques.

Il constate l'absence des fameux globules nucléés dans la rate des chiens adultes. Mais il les découvre dans leur moelle épinière et les décrit comme étant les « parents » des globules rouges déjà repérés dans le sang[730]. Pour pouvoir confirmer qu'il a bien trouvé la source de la naissance des fameux globules, le professeur Bizzozero[731] veut répondre aux deux « définitions » données par les écoles antagonistes. Les globules rouges « en formation » étant détectés, il lui faut, conformément au protocole des « élites », procéder aux saignées pour que le sang soit obligé de se régénérer. De toutes tailles, de races et poids variés, les chiens sont anémiés, de plus en plus chaque jour. Leur sang est alors récupéré dans la rate, dans la moelle comme dans certaines veines et artères ... et observé au microscope... Le résultat obtenu an 1868 est une immense satisfaction. La moelle épinière serait donc le « centre de fabrication » de cet élément essentiel du sang !

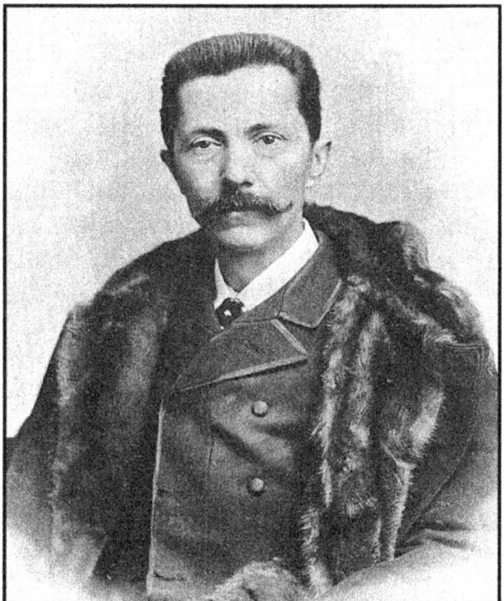

Fig. 86 – Le docteur italien Giulio Bizzozero
Auteur inconnu. Fin du XIX siècle
Via Wikimedia Commons
Est dans le domaine public

Exactement dans le même temps, un prussien, ***Ernst Neumann***, professeur à l'université de Königsberg, aboutit aux mêmes conclusions et publie des conclusions similaires... un mois avant Bizzozero sans que ce dernier en ait eu connaissance.

Et le docteur ne s'arrête pas là. En 1872, il démontre que la moelle osseuse est aussi le site de production des globules blancs qui détruisent les cellules mortes.

Pionnier, il l'est encore lorsqu'il décide d'étudier le sang « circulant ». Car il y a un troisième élément dans le sang qu'il appelle « plaquette » et qui l'intrigue car visible dans le sang « qui coule » il est invisible « au repos ». En effet, nous explique le docteur, immobiles, les plaquettes se rassemblent et

[730] Bizzozero (Giulio) & Salvioli (G.), *Ricerche sperimentali sulla ematopoesi splenica, (Recherches expérimentales sur l'hématopoïèse splénique),* Archivio per le scienze mediche, vol. IV n° II, pp. 49-66.

[731] Fig. 86 - Fig. 86 – Docteur Giulio Bizzozero. Médecin Italien. Auteur inconnu. Fin du XIX siècle. Via Wikimedia Commons. Est dans le domaine public. **https://commons.wikimedia.org/wiki/File:Giulio_Bizzozero.jpg**

une fois agrégées elles sont impossibles à distinguer. Il invente donc un système simple permettant d'observer, au microscope un sang qui va s'écouler lentement. Et c'est encore une découverte : les plaquettes sont à l'origine de la formation des caillots de sang[732] ! Il a découvert la coagulation... bienfaitrice sur les plaies et par voie de conséquence responsable des thromboses veineuses.

Son enthousiasme le porte et sa ténacité l'entraîne à s'appuyer sur ces premiers résultats et à étudier la reproduction des cellules puis, plus tard, celle de l'épiderme. Ses recherches sont multiples et il ne compte pas son temps ... Mais ses yeux fatiguent et bientôt le lâchent. Giulio Bizzozero est contraint d'abandonner ce type de recherche. Toujours aussi volontaire, il n'abandonne pas la médecine, prend du recul et débute une nouvelle carrière sous le sceau de l'hygiène publique. Il sait qu'il doit utiliser un langage accessible pour diffuser ses principes auprès des travailleurs et des chefs d'entreprise. Aussi écrit-il de nouveaux ouvrages en ce sens. Son manuel de microscopie connaît un tel succès qu'il est édité cinq fois et traduit dans plusieurs langues étrangères. Nommé sénateur en 1890, il meurt le 8 avril 1901 d'une pneumonie foudroyante.

Luigi Devoto : une approche pluridisciplinaire efficace

Tandis que les Instituts de recherche se sont développés en France et en Allemagne, tandis que l'entreprise de von Behring s'est lancée dans la recherche et la fabrication de médicaments, ***Luigi Devoto*** (1864, 1936) **,** sûr de l'intérêt d'une démarche pluridisciplinaire, obtient la création d'une clinique « révolutionnaire ».

Devoto, sa vie, son crédo

Le futur docteur [81], [82] voit le jour à Borzonasca, petite commune de la province de Gênes. Diplômé en médecine à 24 ans, il devient assistant au sein de l'Institut d'anatomie pathologique puis fait une brève excursion d'un an à Prague où il s'essaye à la recherche au sein de l'Institut de chimie physiologique. A son retour, il intègre l'institut de médecine clinique de Gênes dans lequel il reste de 1891 à 1895. Il y mène, notamment, des travaux sur la tuberculose sous la direction du Pr. ***Edoardo Maragliano*** qui lui confie ses idées sur les impacts de la pauvreté sur la santé. Ce sont ses premiers contacts directs avec les maladies et l'hygiène professionnelles. Au cours de cette période, il postule pour des postes de médecin et des postes d'enseignant. C'est ainsi qu'il est choisi comme maître de conférences en pathologie

---

[732] Bizzozero, (Giulio), *Su di un nuovo elemento morfologico del sangue dei mammiferi e sulla sua importanza nella trombosi e nella coagulazione (Sur un nouvel élément morphologique du sang des mammifères et son importance dans la thrombose et la coagulation)*. L'Osservatore, 1881, Gênes, vol. XVII, pp. 785-787.

médicale en 1897, puis obtient en 1899 une chaire à l'Université de Pavie où il décide de s'installer.

Devoto s'intéresse alors de plus en plus aux maladies professionnelles des différentes catégories de travailleurs, ce qui le conduit à enseigner sur ce thème en intégrant l'approche hygiéniste : prévention des risques et hygiène de vie doivent se compléter pour éviter les accidents et maladies !

Ce sujet l'intéresse, et il croit à la richesse des échanges. Aussi, avec l'un de ses étudiants, il fonde une revue scientifique bimensuelle :« *Il lavoro : rivista di fisiologia, clinica, igiene e assistenza sociale del lavoro*[733] » qui se développera et recevra des contributions du monde entier.

La réputation de Devoto est grande. Le ministre de la culture, de l'Industrie et des Sciences lui propose, cette même année 1901, de participer aux travaux de la Commission royale d'étude des maladies professionnelles.

Luigi Devoto, des initiatives osées et efficaces.

Le médecin croit en la science dont il est sûr qu'elle fera progresser les connaissances et résoudra les conflits sociaux. Lors d'une conférence tenue à Brescia en décembre 1901, Devoto déclare notamment : « *L'aide éclairée de la physiologie et de la pathologie du travail est indispensable. Il faut avoir foi en la science. Et à la lumière de la science, on parviendra à établir un code, émanation des lois de la biologie et de la physiologie, qui constituera un pacte d'alliance entre les gouvernements, les industriels et les travailleurs* [734]». Une vision avant-gardiste ou une belle prémonition ? Il milite pour la création d'un hôpital qui serait aussi un lieu de recherche, obtient le soutien d'autres médecins et décroche le vote très favorable du conseil municipal de Milan en 1902, qui lui cède alors un terrain municipal pour cette construction.

Devoto est également optimiste. Il est enclin à utiliser les opportunités qui s'offrent à lui. C'est le cas de la prochaine exposition universelle appelée *Exposition internationale du Simplon* qui est prévue à Milan du 28 avril au 11 novembre 1906. L'Italie est fière de présenter l'exploit industriel de ce tunnel qui représente une belle promotion de ses capacités mais dont la construction a causé bien des morts. Ce congrès est l'occasion pour l'Italie de démontrer tout ses savoir-faire. C'est aussi l'opportunité pour Luigi Devoto de proposer que se tienne, en même temps, le premier « ***Congrès international sur les maladies professionnelles*** ».

Il obtient gain de cause et participe activement à la création de la Commission internationale permanente sur les maladies professionnelles qui

---

[733] Fondée avec son étudiant Carlo Moreschi, cette revue changera de nom en 1925 pour s'appeler la Medicina del Lavoro (la Médecine du Travail). Titre initial : *Le travail : revue de physiologie, de médecine, d'hygiène industrielle et d'aide sociale* .

[734] Devoto (Luigi), *Patologia e clinica del lavoro: esposizione fatta a Brescia nell'aula di S. Luca le 15 décembre 1901*, Tipografia Cooperativa, Pavie, 1902

sera le nouvel espace d'échanges internationaux sur ce thème et deviendra l'ICOH[735,736], composé aujourd'hui de deux mille experts multidisciplinaires représentant plus de cent pays.

En 1908, Devoto s'installe à Milan, pour suivre de près les travaux de son hôpital qui ont commencé depuis plusieurs mois, en préparer l'organisation intérieure et s'assurer que la répartition des salles sera conforme à ses plans qui, précis, sont prévus pour favoriser le travail ET les échanges. L'inauguration de la *Clinica del Lavoro* se déroule en 1910. C'est un succès, la direction de la clinique est confiée au docteur qui régit tout avec force conviction et précision. L'implantation des différentes salles, la qualité exceptionnelle des matériels médicaux et scientifiques [737], le « management » des équipes, tout est prévu pour que les chercheurs échangent comme des collègues, qu'ils soient médecins, chimistes ou physiciens .

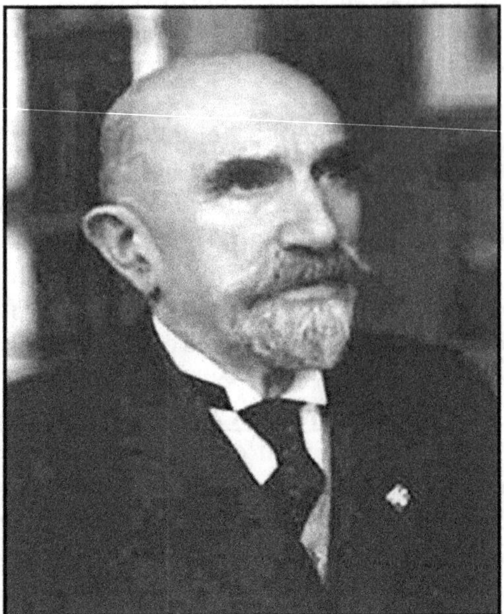

Fig. 87 – Docteur Luigi Devoto. Médecin italien
Auteur inconnu. Années 1920
Est dans le domaine public

1914, comme beaucoup, il se consacre aux maladies des soldats au détriment de ses patients et conduit sa clinique vers l'étude des maladies que subissent les troupes. Mais il reviendra à la direction de la clinique et en gardera la direction, même lorsqu'il deviendra sénateur en 1934, et ce, jusqu'à sa mort en 1936.

La Clinique du travail, aujourd'hui appelée clinique Luigi Devoto, travaille encore sur la prévention, le diagnostic des maladies liées au travail et les soins possibles. Depuis plus de dix ans, elle est centre de médecine du travail au sein de la Polyclinique de Milan, et publie toujours la revue lancée par L. Devoto, *La Medicina del lavoro*, ce qui en fait la plus ancienne revue du monde.

---

735 Baldasseroni (Carnevale), *Malati di lavoro*, op.cit., p. 26.

736 International commission on occupational health.

737 Radiographie, cardiographie, artériographie, appareils mesurant les échanges respiratoires, coloscopie …

Premières conclusions

Pendant cette période, les médecins et médecins du travail bénéficient des progrès de la médecine qui sont, par ailleurs, considérables. Ils trouveront des aides précieuses avec la radiologie permettant d'explorer le corps humain - notamment les poumons qui pourraient être exposés à des substances dangereuses - du vivant du patient dans un but de soins et d'aboutir à la compréhension du fonctionnement et de l'état de l'organe en cause.

Cette rupture décisive dans la représentation de l'anatomie humaine entraînera rapidement l'étude de visu du fonctionnement des organes, étude qui facilitera et complétera les notions déjà acquises comme la fonction glycogénique du foie mise en évidence par Claude Bernard en 1855 avec sa célèbre expérience du foie lavé.

Par ailleurs, de nombreux travaux se poursuivent en biologie qui aboutiront à la mise au point de nouveaux vaccins et antibiotiques. Ces derniers feront baisser la mortalité des enfants et de tous ceux qui, suite à l'industrialisation, vivent dans des conditions d'insalubrité et de promiscuité qu'ils ne connaissaient pas auparavant.

Meilleures connaissances de l'anatomie, du fonctionnement des organes et de la propagation des maladies infectieuses, tels sont les progrès d'une médecine qui s'oriente ainsi vers plus de prévention et qui posent les prémices d'une véritable politique sanitaire. La « concurrence » entre médecins et chercheurs s'intensifie au même rythme que les échanges de plus en plus faciles et naturels.

A la veille de la déclaration de guerre, la situation est hétérogène. **Mais, pour chacun, le paysage politique et les conditions de travail vont bientôt être bousculées.**

Trois exemples de bouleversements et controverses productives entre médecins : nystagmus, phosphore blanc et saturnisme

Tandis que tout le monde s'accorde sur les méfaits du plomb, sans bien en reconnaître les symptômes, tandis que le terme tuberculose est utilisé pour nombre d'affections pulmonaires retardant ainsi la reconnaissance et la prévention adaptées, d'autres maladies dues au travail font aussi l'objet de controverses en raison, notamment, des « compensations » accordées par de nombreux états dès lors que le lien avec le travail est établi et que l'inaptitude est reconnue.

En Finlande, par exemple, l'utilisation du phosphore est interdite en 1872, au Danemark en 1874, en Suède en 1898. En 1906, la plupart des pays constituant l'Europe signe la convention de Berne qui interdit le phosphore blanc (industries, import)[738].

Le nystagmus

Maladie, à cette époque principalement détectée chez les mineurs [83], le nystagmus est un exemple intéressant de nouveaux échanges, enrichissants par leurs contradictions et les obligations de preuves et contre-preuves qu'elles entraînent, sociologiquement instructifs par l'analyse qu'ils permettent et les renseignements qu'ils apportent sur les lois, les perceptions de la notion travail et les positionnements de chacun des protagonistes (ouvriers, médecins, cadres, patrons, …) [84].

Bien que le travail dans les mines remonte à une lointaine antiquité, nulle référence aux symptômes du nystagmus n'a été notée par Mr Shufflebotham[739] avant 1854, date à laquelle le ***docteur Gillett*** (Sheffield) l'aurait détecté sans trace d'article paru. La première publication médicale aurait ainsi été réalisée en 1861 par le ***docteur Decondé***[740] (Belgique) qui en avait diagnostiqué deux cas.

L'ophtalmologiste ***Charles Bell Taylor***[741] nous décrit dès 1878, ce syndrome oculaire invalidant[742], (cinq cas exposés se présentant à l'infirmerie de Nottingham sur trois mois). Malgré une bonne vue originelle, le nerf optique, beaucoup trop sollicité par le travail dans les puits (regard toujours fixé vers le haut pour avoir une lumière qui reste faible ou équipement avec

738 Hugues (J. P. G) & al., *Phosphorus necrosis of the jaw: a present-day study*, 1962, British Journal of Industrial Medicine, vol. 19, p. 85.

739 Shufflebotham (Franck, Henry), *Miner's Nystagmus,* British Medical Journal, 21 Mars, 194, p. 648.

740 Decondé, médecin militaire de l'armée belge.

741 Charles Bell Taylor (1829, 1909), chirurgien ophtalmologue, exerça à Nottingham, Angleterre.

742 Bell Taylor (Charles), *Cases of miners' nystagmus*, 4 May 1878, The Lancet, p. 644- 645.

une lampe plus ou moins nuisible à la vue ?), souffre d'une sorte de « crampe » et l'œil se met à regarder de haut en bas et/ou d'avoir des oscillations rotatoires avec des fréquences qu'il dit aller de 80 à 120 mouvements par minute. Extrêmement handicapant et pénible, ce syndrome oblige l'ouvrier à quitter son poste. Sous cette condition et avec une bonne hygiène de vie, la maladie cède au bout de quelques mois voire quelques années. A priori, pas de décès mais la question de la compensation se pose.

Le chirurgien-oculiste aux hôpitaux de Liège, le ***professeur Romiée***[743] aura, lui, consacré une grande partie de sa vie à l'étude de cette maladie qui entraînent ces mouvements désordonnés et non contrôlables du globe oculaire pouvant, selon lui, atteindre cinq cents battements par minute [85]. La même année que Charles Bell Taylor, il publie un mémoire[744] portant sur le suivi de mille cent houilleurs et relève 22,8% de cas chez les ouvriers sortant de la mine[745] et 7% chez ceux travaillant la nuit. La Belgique est, en effet, riche en mines de charbon et celles-ci fonctionnent à plein régime.

Le professeur descend avec les mineurs, observe leurs conditions de travail et remarque, en particulier, un éclairage faible sur des parois très sombres, ce qui implique de grands efforts d'accommodation. Ayant visité les mines de charbon et les mines de blende et celles d'oligiste[746], il y constate des conditions de travail identiques excepté au niveau de l'éclairage : dans les mines de blende et d'oligiste, les parois sont plus ou moins claires et réfléchissent la lumière, les mineurs emploient des lampes à flamme découverte procurant un meilleur éclairage que dans les houillères où ces lampes ont été proscrites suite aux problèmes de grisou. Il démontre alors que seuls les travailleurs des houillères sont concernés et propose d'appeler ce syndrome « Nystagmus des houilleurs ».

En 1892, il affirme que 19% des mineurs du pays seraient atteints de nystagmus à divers degrés et 20% dans sa région de Liège. Ses préconisations en termes d'amélioration significative de l'éclairage sont suivies et, en 1911, le nombre de houilleurs atteints est mesuré à 15,8 %. S'il invoque l'insuffisance de l'éclairage comme cause de cette maladie la rendant ainsi professionnelle, il précise aussi ***qu'elle est « bénigne » et ne justifie pas l'arrêt du travail***. Il poursuit ses statistiques de 1908 à 1910 pour conforter ses dires. Et apporte des éléments de preuve : après avoir équipé les houilleurs de deux lampes au lieu d'une, il constate, au bout d'un mois, *une décroissance générale de l'affection.*

---

743 Henri Romiée, chef de clinique ophtalmologique, ophtalmologue aux Hospices civils de Verviers, Liège, Belgique.

744 Romiée (H.), *Recherches sur le nystagmus*, Bruxelles, H. Manceaux, 1878.

745 Ce qui inclut à la fois les travailleurs de jour et de nuit.

746 Oxyde naturel de fer.

Il sera prêt pour le deuxième congrès international de Bruxelles. En effet, ainsi que le rapporte Joseph Libert[747] [86]: « *le nystagmus des mineurs, dont on ne s'était pas occupé au Congrès de Milan, ce qui se justifie par l'absence de houillères en Italie, a donné lieu, au Congrès de Bruxelles, à la publication de nombreux mémoires et à des discussions assez passionnées. Le problème de l'étiologie de cette affection oculaire, en général bénigne, bien que très répandue dans les mines de houille, reste encore loin d'être résolu d'une façon certaine.* ».

Certes, cette maladie est « reconnue » comme professionnelle, mais les médecins belges sont pour la plupart salariés des entreprises et donc liés par un lien de subordination et sont peut-être amenés à la considérer comme bénigne.

Les docteurs belges ont pourtant nombre de détracteurs : le ***docteur Dransart*** [748, 749] (Somain, France), par exemple, explique, en 1877, que *le nystagmus des mineurs est une myopathie du globe oculaire, résultat d'un regard toujours porté vers le haut entraînant un surmenage du muscle élévateur de l'œil. Cette fatigue du muscle serait alors la cause de la maladie*[750]. Il considère que cette affection est un cas d'exemption du service militaire. Puis, il va plus loin et classe la maladie en deux catégories, la forme légère ou latente et la forme grave. Sa définition : « le *nystagmus* des *mineurs est une neuro-myopathie, analogue à la crampe des écrivains... Sous l'influence d'un mauvais état général ou d'un traumatisme, on voit ces formes de nystagmus latent ou très léger, devenir très apparentes et prendre brusquement une*

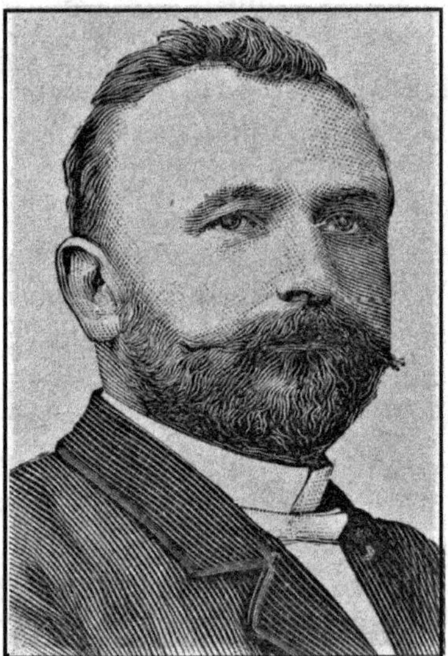

Fig. 88 – Henri-Narcisse Dransart Auteur Inconnu, époque 1900 Source : Histoire locale de Somain - dossier de Pierre Thomas.

[747] Joseph Libert, Inspecteur général des Mines à Liège, Vice-Président du comité de direction des Annales des Mines de Belgique, Bruxelles.

[748] Henri-Narcisse Dransart, (16 août 1847, 16 juillet 1930) est un médecin ophtalmologue, spécialiste de la cure chirurgicale de la cataracte et fondateur de l'Institut ophtalmique de Somain.

[749] Fig. 88 - Henri-Narcisse Dransart. Source : Histoire locale de Somain - dossier de Pierre Thomas. Auteur inconnu. Via Wikimedia Commons. Cette œuvre est aussi dans le domaine public aux USA car elle a été publiée avant le 1er janvier 1927. https://commons.wikimedia.org/wiki/File:Henri_Narcisse_Dransart.jpg

[750] Dransart (Henri- Narcisse), *Du nystagmus chez les mineurs*, Annales d'oculistique, 1877, tome LXXVIII, p. 109.

intensité parfois très grande et se transformer en forme grave... Cette forme grave s'accompagne de troubles nerveux multiples, qui lui donnent l'apparence d'une véritable névrose[751] ». Et il conclut sur l'incapacité pour les malades gravement atteints de travailler au fond des mines en affirmant, en 1912, que *le nystagmus est le grand fournisseur des accidents du travail, et peut-être, exceptionnellement, la cause directe de grandes catastrophes.*

En 1894, le ***docteur Friedrich Adolf Nieden*** (Prusse) remet en cause, avec nombre exemples[752], les chiffres de Romiée en s'appuyant, notamment sur le nombre de cas qu'il recense, soit 5,6% des trois mille dix-sept mineurs observés. Il précise, dans cet ouvrage complet sur le sujet, que les cas sont nettement plus nombreux lorsque les travailleurs opèrent dans des veines étroites, immobilisant leur corps contre les parois et le regard dans une positon persistante. Il considère cette situation de travail comme aussi dangereuse qu'un éclairage trop faible. D'autres types d'exposition occasionnant la même maladie sont bientôt décrites par le ***docteur Snell***[753] concernant les compositeurs ou par ***Sir John Collié***[754] chez les couturières d'usines affectées aux machines à coudre, confirmant ainsi les remarques du docteur Moret.

> *Cette noirceur de la mine devient donc elle-même une cause de mouvements continuels des yeux. Mais tout en admettant la grande importance de ce facteur, il ne doit pas être la seule cause, car d'autres professions s'exercent dans une obscurité aussi grande et n'entraînent jamais de nystagmus...Il faut y ajouter, comme cause déterminante, la fatigue musculaire ... Cette fatigue des muscles de l'œil ne suppose cependant pas que le trouble n'existe que dans la musculature... Ce trouble doit exister au niveau des centres d'association des mouvements oculaires. Le nystagmus des houilleurs serait donc une névrose.*
>
> Dr Moret, op.cit., pp. 90-91.

---

[751] Ministère de l'Industrie et du travail, Annales des Mines de Belgique, Année 2011, Tome XVI, *l'hygiène minière au congrès international des maladies professionnelles de Bruxelles 1910*, p. 37.

[752] Nieden (Friedrich Adolf), *Der Nystagmus der Bergleute*, 1894, Wiesbaden, Verlag Von J. F. Bergmann, 152 p.

[753] Snell (Simeon), *Eye diseases and eye accidents in relation to industrial occupation,* 1902, Dangerous trades by Thomas Oliver, Londres, chap. 58, pp. 761-765.

[754] Sir John Collié (1860–1935), médecin britannique, fonctionnaire et homme politique. A consacré sa vie à la recherche des fraudes, notamment celles à la « compensation ».

Le ***docteur Albert Moret*** (Charleroi) [87], considérant que de nombreux ouvriers travaillent dans des conditions lumineuses identiques, réfute la théorie du docteur Romiée sans nier le facteur « noirceur », se range derrière l'avis du docteur Dransart mais y ajoute une affection neurologique résultat des mêmes mouvements oculaires et impliquant de classer cette maladie parmi les névroses [755] ... Il rejoint ainsi, partiellement, les conclusions de Mademoiselle le ***docteur Ioteyko*** (Institut Solvay à Bruxelles), exposant que les ouvriers nystagmiques sont de véritables névrosés atteints de déchéance physique et psychique, mais ne la rejoint pas sur le point de ladite « déchéance ».

En Angleterre, 1906 est l'année de prise en compte du nystagmus comme maladie professionnelle entraînant compensation.... La société ophtalmologique du Royaume-Uni hésite entre les théories de Dransart et celle de Romiée qui a affiné ses recherches. Pour répondre aux besoins des médecins et inspecteurs devant étudier les demandes en compensation pour maladie professionnelle ou accident du travail, le ***docteur Greer***[756] leur indique, comme repère pour leurs analyses, qu'en 1909, en Angleterre, seuls 5% des mineurs sont affectés. Mais il ne distingue pas les houillères des autres mines ce qui implique inévitablement une diminution des taux obtenus[757].

Quant au ***docteur Stassen***[758] (Belgique), il n'adhère à aucune des théories précédentes. Car, après avoir comparé l'état des yeux des mineurs avant descente dans les galeries et après leur remontée. il expose que le nystagmus est complexe et se retrouve dans d'autres occupations comme celles des conducteurs de chevaux ou même chez des mineurs travaillant dans des galeries principales qui n'avaient pas soumis *les muscles élévateurs de l'œil à une fatigue excessive*. Il constate également que les taux de nystagmiques dans les mines éclairées à la chandelle sont équivalents (quoique légèrement plus élevés) que dans les mines éclairées à la lampe de sûreté[759,760].

---

755 Moret (Albert), *Contribution à la pathogénie du nystagmus des houilleurs*, 1912, Congrès international de la santé au travail de 1910, J. Goemaere, Bruxelles, 185 p.

756 Greer (William,.Jones), médecin et chirurgien gallois, spécialiste des risques professionnels, décédé le 3 août 1927.

757 Greer (W. J.), *Industrial diseases and accidents*, 1909, Simpkin, Marshall, Hamilton, Kent & Company Ltd ed., Londres, p. 304.

758 Stassen (Marcel), (1882, 1960), Médecin-Directeur de l'Institut Provincial de Physiopathologie du Travail, Membre du Conseil Supérieur d'Hygiène, directeur du dispensaire de l'Espérance à Montagné, mobilisé en août 1914, puis chef de chirurgie à l'hôpital St Laurent à Liège (Belgique).

759 Stassen (Marcel), *Les Maladies Professionnelles*, 1933, Georges Thone éditeur, Liége, 337 p.

760 Benoît F. et Stassen M., *Nystagmus professionnels intermittents causés par une excitation lobyrinthique anormale,* Novembre 1909, Annales de la société médico-chirurgicale de Liège, n° 11. p 397.

En 1912, les ***docteurs Mackenzie et Browne*** [761], reprennent les réflexions de leurs prédécesseurs et, à partir de leur propre analyse de cent cas de nystagmus, ils concluent que quatre facteurs peuvent entraîner de tels symptômes :

1. une lumière inadaptée.

   99% des cent cas étudiés travaillaient avec une trop faible luminosité. Ils préconisent donc l'utilisation d'une lampe « nue », portée sur le casque du mineur afin que celle-ci éclaire bien la paroi. Pour faire cette recommandation, ils s'appuient sur le fait qu'ils ont pu constater que, dans plusieurs villes d'Ecosse où ce type de lampe était utilisé, le nystagmus est quasi-inconnu.

2. Un problème de réfraction oculaire.

   90% des cas de nystagmus étudiés avaient un problème de vue : 48% étaient astigmates et myopes ou hypermétropes, 27% étaient hypermétropes, 15% myopes et 5% astigmates. Ils remarquent également qu'un bon nombre d'hypermétropes étaient, contre toute attente, des hommes jeunes et que seuls 7% avaient une bonne vue, les 3% restant étant atteints de photophobie. Ils en concluent que les problèmes de vue sont des facteurs aggravants dans le risque de nystagmus.

3. Une fatigue excessive des muscles oculomoteurs.

   Cette fatigue est la conséquence des deux premiers facteurs. Ils notent tout de même que si 90% travaillaient à la coupe de blocs de charbon dans les veines, 9% étaient convoyeurs ou bûcherons (et étaient donc les galeries) et 1% étaient surveillants dans la mine,

4. La névrose.

   L'incapacité de nombreux [762] patients atteints de nystagmus à tempérer leurs émotions et à contrôler leurs passages à l'acte est, selon eux, plus une cause qu'une conséquence du nystagmus. En conséquence de quoi, ils préconisent de déclarer inapte les mineurs atteints bien avant que leur incapacité à travailler à leur poste ne soit déclarée.

Tous les symptômes handicapants décrits par les mineurs (maux de tête, vertiges, conjonctivite, photophobie, mauvaise coordination des mouvements oculaires, etc.) s'expliquent alors autour de ces quatre axes. Les mesures de prévention en découlent naturellement.

Une visite médicale est préconisée à l'embauche : pas de problème de vue (myopie, hypermétropie ou astigmatisme), pas de nystagmus préalable, pas de névrose ... et une visite médicale régulière. A quoi il faut ajouter la qualité de

---

[761] Browne (F. J.) & Mackenzie (J. Ross), *The etiology and treatment of Miner's nystagmus - With a review of 100 cases*, 1912 Oct 5, British Medical Journal, pp. 837–840.

[762] Pas de pourcentage proposé par les auteurs pour cette quatrième hypothèse.

la lumière pour laquelle ils conseillent fortement d'opter pour des lampes électriques qui peuvent être puissantes sans provoquer d'explosion. Les soins sont également envisagés : du repos, une correction des problèmes de réfraction et de la strychnine.

Avec le temps et dans les différents pays miniers occidentaux, cette maladie est reconnue comme professionnelle et une prévention de mieux en mieux adaptée s'installe.

C'est ainsi que durant le quinzième congrès international d'hygiène[763], le ***professeur docteur Lindemann***, directeur du syndicat des mineurs, présente les chiffres du coût du nystagmus en Allemagne.

Alors, et malgré le rapport de la commission de l'Illinois qui affirme que cette maladie est *rare et,* que *compte tenu de l'introduction des machines dans les mines,* elle *a tendance à diminuer*[764]*,* ce congrès est un révélateur pour les Etats-Unis : il faut se préoccuper du nystagmus dans les mines !

Les recherches sur les maladies des mineurs sont tardives notamment car la majorité de celles qui sont liées à la poussière de roches sont appelées « tuberculose pulmonaire » et traitées comme telles.

Mais la loi sur la compensation du nystagmus, présent à la fois en Europe et dans plusieurs états des Etats-Unis, inquiète le bureau des mines américains qui demande au statisticien Frederick Ludwig Hoffman (2 mai 1865, 23 février 1946) de lui faire un rapport sur le problème et sa gestion en Europe. Celui-ci déplore que cette maladie soit ignorée dans son pays et qu'aucune mesure de prévention ne soit déployée alors même qu'elle est handicapante et qu'elle occasionne *un coût important pour l'entreprise en termes de compensation*[765].

Coup de théâtre ! Un rapport fait par le ***Docteur Thompson***[766] démontre sans conteste que cette maladie n'est pas le monopole des mineurs. A partir des données recueillies par ***Sir John Collié***[767] lors d'une inspection des industries textiles anglaises il établit des statistiques : 28% des cinq cent seize ouvrières travaillant sur des machines à coudre sont atteintes. Ce même

---

[763] Lindemann (Wilhelm), *Uber die Unglüksfälle und Berufskrankbelten der Minenarbeiter und Tunnelarbelter*: Trans, Fifteenth Int. Cong. On Hygiene and Demography, vol. 3, 1913, pp. 673- 680.

[764] Lane (Francis) & Ellis (J.B.), *Report on the commission on Occupational diseases; Miners' nystagmus*, 1911, p. 155.

[765] Hoffman (Frederick L.), *Miner's nystagmus*, 1912, Department of the interior, Washington D.C., Bulletin 93, 59 p.

[766] William Gilman.Thompson (25 déc. 1856, 27 Oct.1927), né à New York (USA), fait ses études à New Haven puis à Karlsruhe (Allemagne). Il obtiendra ses diplômes à Yale en 1877, se spécialisera en médecine en chirurgie en 1881, se consacrera à la recherche et au professorat jusqu'en 1916 . A partir de 1883, il commencera à publier régulièrement un total de 122 articles...

[767] médecin et fonctionnaire écossais

praticien insiste sur le fait qu'un regard porté à l'oblique et vers le haut provoque une fatigue musculaire permanente, cause du nystagmus[768].

Le docteur précise alors, en accord avec Sir John Collié[769], que le nystagmus n'est pas le résultat d'un seul défaut d'éclairage mais peut aussi apparaître suite à un problème de réfraction, à une tension importante des muscles extra-oculaires ou être lié à une névrose.

Puis, il finit avec une synthèse des rapports des docteurs Browne et Mackenzie sur l'incidence des problèmes de réfraction, fatigue musculaire et problèmes nerveux, et du ***Docteur Luis*** de Snell sur l'importance de la fixité du regard en oblique.

Ainsi, les théories développées auparavant sont reprises ici et reconnues puisqu'on les retrouve aujourd'hui dans les tableaux de maladie professionnelles et que toutes les causes invoquées par les uns et les autres sont listées ! Cette importante information a mis bien des années à être réellement suivie d'effets puisque, même si l'amélioration de l'éclairage a apporté un moyen de prévention adapté aux mineurs, ce dernier n'était pas toujours la seule cause de la maladie pour d'autres travailleurs.

Les médecins ont donc eu à cœur de se battre, au niveau international, pour savoir qui avait raison. Ce qui a ouvert les débats, accru l'intérêt sur cette affection mais n'a pas, immédiatement, abouti à la conclusion de possibles facteurs multiples.

> *It is not possible to write such a book without having recourse to the researches of many workers in different fields, and the published writings of Continental, American and English authors on the special subjects treated have been freely consulted.*
>
> Dr Greer, *op.cit.*, p. VIII.

[768] Thomson (W.G.), *The occupational diseases: their causation, symptoms, and prevention*, 1914, New York, pp. 509- 570.

[769] Collié (Sir John) assisted by Spicer (Arthur, H.), Malingering and feigned sickness, University of Leeds Library, 1913, London, E. Arnold.

L'histoire des premières allumettes s'étend sur une longue période et fait l'objet de quelques controverses sur le nom des véritables « inventeurs ». Ce serait le pharmacien britannique John Walker (1781, 1859) qui, le premier, aurait trouvé, en 1827, la solution pour modifier les allumettes existantes en les rendant inflammables par frottement. Et ce, en ajoutant, en 1824, du phosphore blanc[770] à l'extrémité jusqu'alors soufrée des bâtonnets. Mais, craignant qu'on ne lui vole son idée s'il la déposait, il se contenta de les vendre dans son officine. Il faudra attendre son décès pour que son procédé soit utilisé avec les améliorations du hongrois János Irinyi (première allumette non explosive et silencieuse) et du français Charles Sauria (suppression de l'odeur du soufre). Le succès est immédiat et les entreprises de phosphore comme les industries de production d'allumettes fleurissent alors partout dans les pays industrialisés.

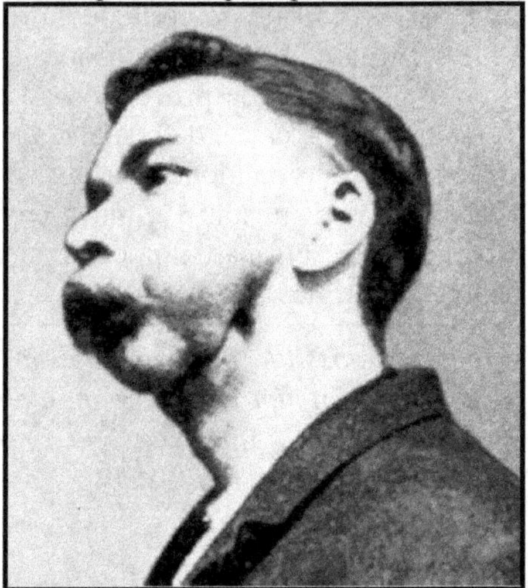

Fig. 89 – Ouvrier d'usine d'allumettes présentant une nécrose phosphorée de la mâchoire avec fracture de la mandibule et formation de fistules.
Auteur : dr John P. Andrews, 1899
Source : Wikimedia Commons

Le phosphore est un poison lent, les symptômes progressent à faible vitesse et dans diverses directions pouvant défier les diagnostics ... jusqu'à la rupture osseuse et/ou des fistules. Gencives enflammées, dents perdues, mâchoires en miettes, ... si la vie persiste parfois, les séquelles sont importantes[771].

Cette substance a été utilisée dès 1833 à Vienne et, d'après Ralph Stockman[772],les neuf premiers cas ont été détectés par le docteur ***Lorimer*** de 1839 à 1845. Ces observations sont bientôt suivies par de nombreuses autres à Nuremberg, Strasbourg, Berlin, Paris, Manchester et Londres.

770 Phosphore à l'état naturel (en réalité jaune). Les phosphores rouges et noirs sont obtenus par chauffage.

771 Fig. 89 – Ouvrier d'usine d'allumettes présentant une nécrose phosphorée de la mâchoire avec fracture de la mandibule et formation de fistules. Auteur : dr John P. Andrews, 1899. Source : Wikimedia Commons. Est dans le domaine public.
https://commons.wikimedia.org/wiki/File:Match_factory_worker_with_phossy_jaw.jpg

772 Stockman (Ralph), *On the cause of so-called phosphorus necrosis of the jaw in match-workers*, réédition du British Medical Journal, vol. 1 de 1862, 1899, London, p.1.

Le ***docteur F.W. Lorinser***[773] recense et décrit vingt-deux cas dont le premier en 1839 à Vienne. Peu de temps après, la même année, les docteurs ***Hayfelder*** de Nuremberg [774] et ***Stohl*** de Strasbourg en recensent de nouveaux.

La Grande-Bretagne connaît rapidement ses premiers cas qui sont rapportés dès 1844.

En France et malgré les informations en provenance de l'Autriche et de l'Allemagne, c'est la négation du risque qui prédomine. Le docteur ***Dupasquier***[775] explique, en 1846, qu'il ne nie pas les maladies qui se sont déclarées en Allemagne et aux environs de Paris mais qu'il est sûr de l'innocuité du phosphore : « *les émanations phosphorées n'exercent point sur les ouvriers les influences funestes qu'on leur a attribuées ... elles ne donnent lieu qu'à une irritation bronchique nullement grave, qui disparaît bientôt par l'habitude qu'acquiert la membrane muqueuse pulmonaire du contact de ces vapeurs phosphorées*. Il conseille de chercher ailleurs (dans l'arsenic par exemple) les causes des problèmes[776].

Jean-Baptiste Alphonse Chevallier[777] (1793-1879), en accord avec la communication du docteur Dupasquier, commence par nier le phénomène et reprend ses constats en précisant qu'il a, de son côté, consulté des fabricants de phosphore et affirme : « *De nos recherches et des renseignements qui nous ont été donnés par les fabricants, renseignements qui datent des 14 et 16 mars 1846, il résulte que les ouvriers qui travaillent à la fabrication du phosphore ne sont point sujets à la carie dentaire qui a été observée chez les ouvriers fabricant les allumettes chimiques et que ces ouvriers, lorsque l'air des ateliers contient des vapeurs phosphorées, sont pris d'accès de toux, mais que ces accès cessent dès que la cause qui les suscite a disparu ; que la fabrication du phosphore ne donne lieu à aucune maladie particulière.* »[778]

Mais, on l'a vu, les effets du phosphore sont longs à apparaître et, s'ils n'ont pas été reconnus en 1847, ils commencent à faire des ravages.

---

[773] Friedrich Wilhelm Lorinser (né le 13 février 1817 en Bohême ; mort le 27 février 1895 à Vienne), médecin, orthopédiste et botaniste autrichien.

[774] Bulletin of the History of Medicine - Volume 11 - Page 564.

[775] Dupasquier (Gaspard, Alphonse), (27 août 1793, 13 avril 1848), fait ses études de médecine à l'Hôtel-Dieu de Lyon puis à Paris où il obtient son diplôme de pharmacie et passe sa thèse de médecine en 1821. Il exerce au même Hôtel-Dieu à Lyon

[776] Dupasquier (Gaspard, Alphonse), *Mémoire relatif aux effets des émanations phosphorées sur les ouvriers employés dans les fabriques de phosphore et les ateliers où l'on prépare les allumettes chimiques*, Compte-rendu des séances de l'Académie des sciences, séance du lundi 31 aout 1846, imprimerie de Bachelier, Paris, pp. 454- 455.

[777] Célèbre pharmacien, professeur adjoint de l'Ecole de pharmacie, membre du comité d'hygiène et de salubrité et membre de l'Académie de médecine (section hygiène).

[778] Comptes rendus hebdomadaires des séances de l'académie des sciences. p. 635.

Ce sont les plaintes récurrentes des préfets suite aux incendies accidentels qu'il provoque et le rapport fait par le ***docteur Bouvier*** sur les travaux des deux allemands **von Bibra**[779] et ***Geist*** [88] (voir infra) qui feront changer la donne. La collaboration entre un chimiste et un médecin s'est une fois de plus montrée efficace !

Incendies et rapport vont, entre autres, entraîner une nouvelle enquête de Mr Chevallier. Mais il aura fallu attendre près de quinze années !

Dans l'intervalle, donc, le ***chimiste Ernst Freiherrn von Bibra*** (1806, 1878) travaille de concert avec le ***docteur Lorenz Melchior Geist*** (1807, 1867). S'appuyant sur une approche scientifique (statistiques, exposés chimiques, essais sur les animaux, ...) ils révèlent aux allemands le résultat de leur travail minutieux en 1847. [88] Après une centaine de pages consacrées à la chimie du phosphore et ses applications, ils rapportent le cas de deux nécroses de la mâchoire inférieure répertoriées chez des travailleurs des fabricants d'allumettes Lucifer dans le rapport chirurgical du « Guy's Hospital », entre avril 1846 et mars 1847. Ils précisent qu'il y est également noté que le travail avec le phosphore avait, jusque-là, été considéré comme sans danger.

Ils étudient le process et distinguent sept étapes successives dont quatre seulement leur paraissent dangereuses (le trempage et les trois étapes de préparation du mélange phosphoré). Ils décident de s'intéresser uniquement au trempage réalisé en général par un seul homme avec une productivité d'un million d'allumettes « trempées » par heure ![780] Le séchage se déroule dans la même salle que le trempage et émet également de nombreuses vapeurs acides .... aussi intègrent-ils cette phase dans leurs conclusions.

Ils poursuivent leurs investigations en épluchant les rapports du ***docteur Lorinser*** (22 cas), du ***docteur Neumann*** (8 cas) et leurs propres observations, y compris après avoir disséqué leurs patients décédés. Ils ne découvrent alors aucun tubercule pulmonaire mais des organes vitaux anémiés et flasques. Ils combinent encore leur savoir-faire : analyse des chiffres et description des stades et formes de la maladie. Ils étudient également toutes les hypothèses en cours :

- le fait de sécher le phosphore à très haute température et d'exposer ensuite l'ouvrier au froid faisait pencher certains médecins sur l'idée d'attaques rhumatismales. Des tentatives furent alors menées pour ne plus ventiler afin de préserver les travailleurs des courants d'air froids. En pure perte... cette théorie fut abandonnée.

[779] Chimiste, botaniste, zoologiste, métallurgiste, écrivain, etc... Mais pas médecin.
[780] *Ibidem*, p. 233.

- le Professeur ***Carl Friedrich Philipp von Martius*** d'Erlanger, soutenu par le ***docteur Dupasquier*** de Lyon, incrimine l'arsenic contenu dans le mélangé phosphoré et non le phosphore lui-même. Ils appuient leurs dires sur le nombre de maladies décelées dans des usines sans phosphore et avec arsenic et une disparition des symptômes dès substitution de l'arsenic par l'acide phosphoré. Mais les symptômes décrits sont bien différents et l'expérience réalisée sur une courte durée … C'est le point que soulève le ***docteur Geist*** au travers d'une approche plus scientifique, faisant référence aux expériences du ***docteur Fuchs*** sur l'arsenic dont il constate que les symptômes n'ont rien à voir avec le « phossy jaw »[781]. Affirmation confirmée par le chimiste Von Bibra au travers de ses expériences sur des animaux exposés à diverses concentrations de vapeurs phosphorées.
- Alphonse Chevallier indiquait dans son premier rapport que le phosphore entraînait la tuberculose. Mais, il réfute les cas d'affections pulmonaires déclarées par la France et va même jusqu'à affirmer, à propos des ouvriers, que « *leur état de santé général s'est amélioré depuis qu'ils travaillent à ce poste* ».

Leur enquête conclut que la maladie de l'os commence par une périostite et se poursuit en une détérioration de la structure osseuse. Le ***docteur Geist*** étonne car il ne conseille pas d'ablation des dents ou des os abîmés mais recommande fortement de renforcer les capacités du corps à combattre la maladie. Finalement, comme le ***docteur Roussel***, ils aboutissent à la conclusion que les caries sont nécessaires au démarrage de la maladie et non une conséquence des premières attaques par les acides phosphorés.

Et les moyens de prévention sont clairs, cohérents avec les observations minutieuses qui ont été menées[782] :

- isoler l'atelier de séchage (ou le ventiler très largement s'il est utilisé la nuit et que les autres activités se font le jour) ;
- isoler les travailleurs préparant le bain de trempage et les travailleurs réalisant ce trempage des autres travailleurs ;
- aérer largement l'atelier de mise en boite et n'y faire travailler qu'un petit nombre de personnes ;
- ventiler l'ensemble des ateliers au moins une heure trois fois par jour ;
- interdire toute alimentation ou boisson dans les ateliers ;
- désinfecter tous outils, moules, déchets … par le feu.

---

[781] Von Bibra (Freiherr Ernst) & Geist (Lorenz), *Op. cit.*, p. 214.

[782] *Ibid.*, p. 322.

Et c'est partout dans une Europe industrielle que les médecins s'affairent pour comprendre cette maladie soudaine, sournoise et la plupart du temps mortelle.

En France, le ***docteur Sauveur Bouvier*** (1799,1877) est chargé de faire un rapport[783] sur le mémoire de Bibra et Geist qui fait grand bruit, car si aucun cas n'était détecté en 1839, les premiers cas apparaissent en 1847. Il fait ce travail scrupuleusement et en déduit que les mesures de prévention proposées par Briba et Geist doivent être suivies. Il ne veut pas du pessimisme du ***docteur Tardieu*** qui affirme que, depuis que les mesures de prévention préconisées ont été demandées aux entreprises, rien ne change et que les cas continuent. Il exhorte l'ensemble des acteurs à se mobiliser pour faire aboutir la prévention. Il demande à ce que :

- les pouvoirs publics communiquent sur les dangers du phosphore et les mesures à prendre et édicte des règles permettant de punir le non-respect des consignes ;
- les dirigeants appliquent les mesures de prévention ;
- et les ouvriers s'impliquent pour la préservation de leur santé et respectent les règles d'hygiène et de sécurité.

Le ***docteur John Simon***, médecin hygiéniste pour le compte du gouvernement britannique, fait cependant un premier rapport rassurant en 1852 : « *d'après l'enquête publique réalisée par la direction... il apparaît, comme nous le pressentions, que l'ostéonécrose phosphorée de la mâchoire n'est pas fréquente... et que seuls 59 cas seulement sur 2500 ouvriers ont été comptabilisés depuis l'origine*[784] ».

Mais 1855 est une année néfaste pour les ouvriers. Car **Monsieur Stas**, président du jury international de l'exposition universelle, placé devant le dilemme entre la prolongation de l'utilisation du phosphore dangereux mais facile d'usage et au process maîtrisé et celle des chlorates de potassium, moins dangereux pour l'homme mais moins avantageux à l'usage, expose la position prise par le jury : *« convaincu que l'emploi d'une méthode pour se procurer facilement, promptement, du feu est devenu une nécessité absolue pour la société par l'habitude qu'elle en a contractée, ont émis l'avis que cette interdiction devait être subordonnée à l'existence de moyens équivalents et ne présentant point d'inconvénients ou de dangers aussi graves que ceux qu'on veut éviter ... En définitive, la sécurité n'est pas tellement en péril, qu'il faille provoquer une mesure qui entame si grandement le grand et fécond principe*

---

[783] Bouvier (Sauveur), Rapport devant l'Académie de médecine, *Séance du 22 août 1860,* Revue de thérapeutique médico-chirurgicale, n°24, 1960, Journal des connaissances médico-chirurgicales, pp. 495-496.

[784] Simon (John), *Occupations which have to do with Phosphorus,* 1862, report to the Privy Council.

de la liberté de l'exercice de l'industrie, proclamé par Turgot et sanctionné par la loi de 1789[785] ».

En France, cependant, les nouvelles sont alarmantes. Des milliers d'incendies se déclarent partout, font de nombreuses victimes et dévastent maisons et manufactures ; les crimes par empoisonnement au phosphore se multiplient tandis que les médecins font état de nombreuses nécroses de la mâchoire chez les ouvriers des fabriques d'allumettes. Mr Chevallier reprend alors son enquête de manière beaucoup plus approfondie et rédige un nouveau mémoire afin d'étudier ces trois phénomènes, de vérifier leurs liens avec le phosphore et de recenser les moyens de prévention possibles[786].

Avortements

Des bruits courent … alors, il se renseigne auprès des prêtres, des fabricants, des médecins et sage-femmes pour en savoir plus sur les risques d'avortements causés par le phosphore. Les médecins se taisent, les fabricants assurent que cette information est fausse et que leurs épouses ont eu des enfants sains. Mais les prêtres sont formels : « *Toute femme enceinte qui fait un certain travail dans les fabriques d'allumettes chimiques avorte, ou, si elle n'avorte pas, l'enfant qu'elle met au monde est malingre, ... et ne vit pas.*[787] » et certaines jeunes filles, bien informées, décident d'aller travailler dans une telle usine pour se débarrasser d'une grossesse gênante.

Meurtres par empoisonnement

Puis viennent les meurtres par empoisonnement. Les effets du phosphore, s'ils font débat au sein des Académies, sont bien connus de la population. Outre les avortements provoqués par inhalation, l'absorption de phosphore permet, dès 1851, de donner la mort … Ce poison est sans antidote et il est difficile à déceler. Alors, plutôt que l'arsenic, c'est lui qui sera utilisé … Avec une soixantaine de meurtres par an reconnus en France[788].

---

785 Exposition de 1855 : *Rapports du jury international*, pp. 513- 515.

786 Chevallier (Alphonse), *Mémoire sur les allumettes chimiques préparées avec le phosphore ordinaire et sur les dangers qu'elles présentent sous le rapport de la santé des ouvriers, de l'empoisonnement et de l'incendie*, 1861, J.B. Baillère, Paris, 103 p.

787 *Ibid.*, p.5.

788 *Ibid.*, p. 26-28.

Les fabricants de phosphore

Les fabricants interrogés assurent également que, s'ils comptent parfois des malades, ces problèmes de santé sont dus au manque d'hygiène et à l'insouciance des utilisateurs[789]. Une fois de plus …

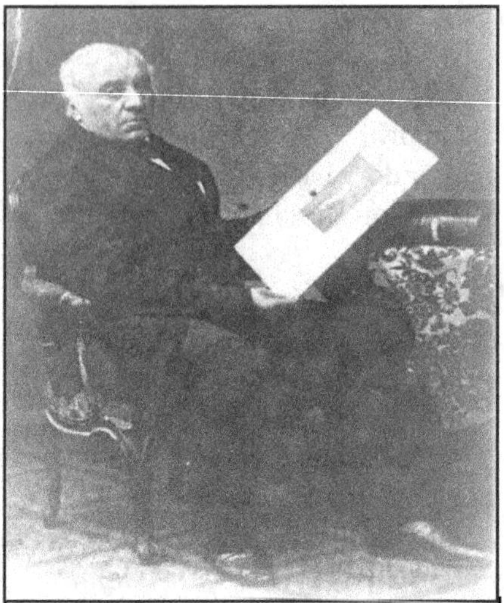

Fig. 90 – Jean Baptiste Alphonse Chevallier Pharmacien Source : Biu Santé Auteur inconnu (avant 1879)

Pourtant, la nécessité d'aérer semble admise chez tous les fabricants.

Alphonse Chevallier[790] en conclut qu'il faut un règlement pour forcer les ouvriers à la propreté et les fabricants à aérer largement les ateliers et à fournir l'eau aux ouvriers pour qu'ils puissent se laver.

Il consacre ensuite quinze pages au problème des incendies causés par les allumettes sans frottoir qui s'enflamment spontanément dès le moindre contact. Ce point est important pour lui car il est à l'origine notamment de la demande des préfets, des assurances et des patrons de manufactures qui perdent leur outil de travail.

Imprudence, insouciance, problème économique … ? Le seul remède, dit-il, serait d'avoir des allumettes nécessitant un frottoir.

Une prévention possible ?

Les modes de substitution existent et les chimistes rivalisent d'ingéniosité. Les brevets s'accumulent et les prix flambent… aussi les fabricants reculent devant les frais liés à la substitution. Chevallier déroule une stratégie pour les obliger à agir : commencer par l'hygiène générale et proposer des règlements dont un qui serait révolutionnaire. Mais la France n'a pas peur des révolutions ! Alors il suggère « *le désintéressement du possesseur du meilleur brevet »* pour la substitution *« et la mise* à disposition du contenu de ce brevet *dans le domaine public* ... afin que l'on n'ait *plus à craindre de maladies pour les ouvriers, d'empoisonnement, ni de suicides par les allumettes, enfin de ces sinistres qui, chaque année, déterminent des pertes qui doivent s'élever à des sommes considérables*[791]. »

---

[789] *Ibid.*, p.7-10.

[790] Fig. 90 - Jean Baptiste Alphonse Chevallier.Pharmacien, Source : Biu Santé, Auteur inconnu (avant 1879), Réf. image : impharma_fi001x016a, https://www.biusante.parisdescartes.fr/histmed/image?impharma_fi001x016a

[791] *Ibid.* p. 33.

Une autre source interpelle A. Chevallier : le rapport du ***docteur Glénard***[792] (1818-1894) qui procède à la description de ses observations qui, pour la plupart, se concluent par une mort par phtisie due au phosphore. C'est l'hypothèse retenue par le pharmacien[793].

Ce dernier prend en compte et présente toutes les préconisations faites par les médecins prussiens pour une prévention des travailleurs. Il insiste, en particulier, sur la substitution du phosphore rouge par du phosphore amorphe et ajoute à ce propos : « *Les procédés, s'ils ne sont pas préférables, fournissent des allumettes dont la prévention ne conduit pas les ouvriers à l'hôpital et souvent au cimetière, des allumettes qui ne fournissent pas le poison aux criminels, des allumettes moins dangereuses sous le rapport de l'incendie.* »[794]

Mais il sait qu'en tant que pharmacien et chimiste, il n'aura pas, seul, le pouvoir de faire changer les choses. Aussi demande-t-il au Préfet de faire mener des enquêtes sur les incendies, au Ministre de faire enquêter sur les avortements des femmes ouvrières …

Et il va plus loin et insiste sur le fait que tous les acteurs (médecins, législateurs, patrons, ouvriers, chimistes, etc.) **devraient se concerter et travailler ensemble**[795]. Cette idée avant-gardiste ne sera reprise que bien plus tard.

Ils sont nombreux, en 1862, les médecins « européens » qui ont étudié le phosphore et ses dégâts, mais s'ils convergent sur les moyens de prévention basés sur l'aération et la séparation des ateliers, les avis restent divergents sur bien des points : niveau de risque, symptômes, organes touchés, morbidité, etc.

Ainsi, en Angleterre, le ***docteur John Syer Bristowe*** (1827–1895) rédige un rapport minutieux et le présente à la commission médicale en 1863.

Il compulse les études déjà menées, propose une description et une analyse détaillée de la situation : quels sont réellement les acteurs concernés ? Quelles sont les modalités d'usage du phosphore ? Quels sont les potentiels effets ? quelles sont les théories en cours ?

Puis il mène sa propre investigation et apporte des éléments de preuves.

Il veut convaincre et commence par préciser que son traité porte sur le phosphore blanc dans tous ses usages et pas seulement dans les manufactures d'allumettes.

---

[792] Glénard (Alexandre), *Sur la fabrication du phosphore et des allumettes phosphorées à Lyon,* rapport au Conseil d'hygiène publique et de salubrité, 1856, Lyon, A. Vingtrinier

[793] Chevallier (Alphonse), *Opus cit.*, p. 45.

[794] *Ibid.* p. 46.

[795] *Ibid.* p. 42.

D'abord, pour bien définir le périmètre des recherches à mener, il recense l'ensemble des travailleurs exposés au phosphore et les classe en cinq catégories :

1. les fabricants de phosphore ;
2. les ouvriers des manufactures d'allumettes et assimilées ;
3. les fabricants de pâtes anti-nuisibles à base de phosphore ;
4. les pharmaciens ;
5. les médecins, chimistes, chercheurs et autres métiers étant occasionnellement en contact avec la substance.

Il décrit ensuite précisément la composition chimique des différentes formes de phosphore (blanc et amorphe versus rouge qui est préconisé par nombre de praticiens).

Puis il étudie les différents process de production et d'utilisation en fabrique, en précisant les étapes au cours desquelles il pourrait y avoir exposition aux émanations phosphorées. ***Et là, il fait l'impasse sur les empoisonnements par contact ou absorption ! …*** Il conclut que :

- fabriquer du phosphore ne dégage pas de gaz ;
- en tout état de cause, il n'existe que deux fabriques en Angleterre et au plus soixante-dix employés ce qui implique un risque peu important[796] !

Intégrant l'impact des statistiques dans l'approche médicale, il écarte donc ces entreprises de l'étude puis étudie rapidement les trois derniers types d'acteurs et les exclut de son périmètre de travail pour se concentrer sur les manufactures d'allumettes.

Le docteur visite les cinquante-sept établissements[797], répartis dans dix villes, et employant environ deux mille cinq cents employés et, avec minutie, décrit toutes les étapes du process de toutes les sortes d'allumettes[798]. Il précise que nombre de manufactures ont remplacé une partie de la quantité de phosphore par du chlorate de potassium. Il nous dévoile les transformations chimiques (formules, émanations, résidus, …) incluant le phosphore blanc (usuel) et le phosphore rouge (amorphe).

John Syer Bristowe explique le mélange phosphore/ chlorate de potassium et déclare que de graves explosions peuvent s'en suivre **qui seront dues, forcément à une erreur ou à une inattention … mais que ces accidents ne devraient pas arriver en suivant scrupuleusement le process**.

---

[796] Bristowe (John Syer), *Reports from commissioners: sixteen volumes Vol. XXV*, 1863, pp. 162- 205.

[797] Ce qui comprend l'ensemble des grands établissements et la grande majorité des petites, à l'exception de celles sans capital.

[798] Congreve-matches, Wax vestas, Vesuvians, Bryant and May's patent safety allumettes au phosphore rouge.

Les étapes de la fabrication sont étudiées et le niveau de risque évalué :

- fabrication des boîtes d'allumettes (confiée aux ouvriers qui font le travail chez eux) ;
- préparation du mastic (en contact direct avec le phosphore) ;
- bottelage (paquetage en ballots) ou garnissage des presses ;
- trempage au mastic chimique dans les ateliers de « chimicage » (en contact direct avec le phosphore) ;
- séchage en étuve (en contact direct avec les vapeurs de phosphore) ;
- épluchage ou dépiquage : élimination, avec des pinces fines des allumettes collées ou défectueuses (en contact direct avec les vapeurs de phosphore) ;
- dégarnissage des presses (avec un risque d'explosion/incendie) ;
- comptage des allumettes et mise en boites (avec un risque d'explosion/incendie).

Le docteur Bristowe[799] précise qu'une grande proportion des tâches sont réalisées par des femmes et des enfants puis parle de la pathologie et de son évolution, des organes atteints et des symptômes possibles qui ont permis de rapidement faire avancer les diagnostics [800]. Il explique ensuite que l'organisation spatiale est bien différente d'une manufacture à l'autre et en conclut que les degrés d'exposition diffèrent notablement d'une entreprise à l'autre en fonction de la conception architecturale. Enfin, il décrit, dans une approche chimique, le mode d'action des phosphates au travers de l'acide.

Cependant, ses conclusions sont typiques des contradictions qui, là aussi, seront la base de nombreux échanges vigoureux. Ses questionnements sur le lien entre les composés phosphorés et le pus constaté sur les malades le conduit à reprendre l'idée que la mort survient par le bacille de la tuberculose et non réellement par l'action du phosphore. Les débats restent ouverts !

Il repère les gestes et situations les plus dangereuses : la préparation à base de phosphore, le trempage et l'étuvage induisant de fortes émanations phosphorées.

---

[799] Fig. 91. John Syer Bristowe, Médecin anglais, Portraits de la Wellcome Collection, Photographie de G. Jerrard, 1881. Tirée d'un album de portraits de membres du Congrès médical international préparé par G. Jerrard. Images associées : V0026095. Crédit : M0016786 M0016786: Portrait of John Syer Bristowe (1827-1895) | Wellcome Collection.

[800] Bristowe (John Syer), *Op. cit.*, pp. 162- 206.

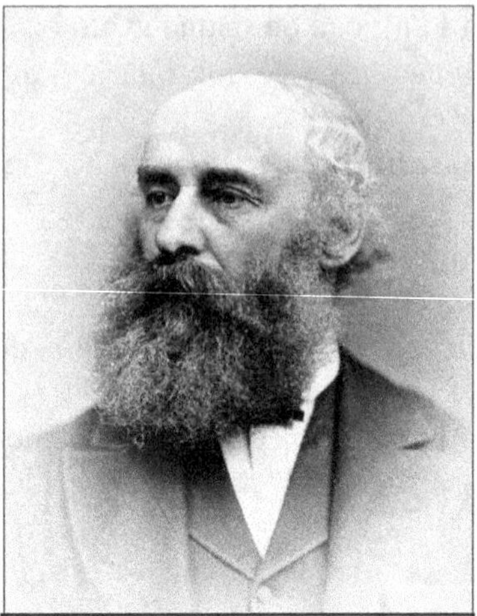

Fig. 91 – John Syer Bristowe. Médecin anglais Photographie : G. Jerrard, 1881 Wellcome Collection

Sur ses conseils, une prévention minimale est rapidement mise en place notamment avec des sols recouverts d'une bonne épaisseur de sable et des tonneaux d'eau à disposition pour enrayer les incendies. Ce qui n'empêche pas les morts toujours aussi nombreuses[801].

Le docteur reprend la méthodologie adoptée par le ***docteur Roussel*** en 1846 et beaucoup de ses conclusions, comme l'innocuité des allumettes au phosphore amorphe : « *Il n'est pas nécessaire d'ajouter que dans les manufactures utilisant du phosphore amorphe, on ne constate à aucun moment un quelconque dégagement de gaz phosphorés*[802] ». Il partage l'affirmation de ce dernier précisant que « *l'étranger qui entre dans cette partie des fabriques*[803] *est frappé des émanations qui s'y exhalent ; la transparence de l'air y est souvent troublée, surtout dans l'atelier où l'on démonte les presses*[804]*, et si l'on y demeure quelque temps, on éprouve ordinairement un peu de toux et d'ardeur à la gorge.* ***On finit, du reste, par s'habituer à cette atmosphère particulière, et la plupart des ouvrières, ainsi que nous avons pu nous en assurer, ne toussent beaucoup que dans les temps humides****, et surtout lorsque, l'air n'étant pas suffisamment renouvelé, les vapeurs phosphorées s'accumulent et deviennent trop épaisses*[805]. » Il est aussi influencé par les nombreuses publications minimisant l'impact du phosphore sur la santé oubliant que le docteur Roussel réclamait une prévention proche mais plus large que celle qu'il va préconiser. Il réfute les affirmations des docteurs Bibra et Geist sur l'importance des caries sur le déclenchement de la nécrose et prouve, chiffres à l'appui et entretiens menés, que c'est le phosphore qui est l'origine de la détérioration des dents. Après interrogation des malades, il affirme que ce sont d'abord les gencives qui sont attaquées et détruites, entrainant les problèmes de mâchoires et de dents.

C'est une certitude qu'il affiche : il y a danger ! Si le phosphore blanc doit continuer à être utilisé, il faut reprendre les préconisations de prévention de ses prédécesseurs.

---

801 Note anonyme du 19 Juin 1893, archives de la préfecture de police, BA 1408bis, dossier de surveillance de la chambre syndicale des allumettiers 1893-1903.

802 Bristowe (John Syer), *Op. cit.*, p. 174.

803 Trempage et séchage.

804 En sortie d'étuvage.

805 Roussel (Jean-Baptiste, Victor, Théophile), *Recherches sur les maladies des ouvriers employés à la fabrication des allumettes chimiques*, 1846, Paris, Labé, p. 23.

Les échanges sont nombreux et constants au niveau européen. Les rapports ne sont pas lus, ils sont épluchés, commentés, enrichis, contestés parfois et repris.

En France, les syndicats se saisiront bientôt du problème (voir tome IV).

Mais à la fin du XIXe siècle, les règles dites de prévention se résumaient pour la plupart à des règles d'hygiène (respiration par le nez et non par la bouche (sic.), interdiction de boire ou manger dans les ateliers, lavement des mains, voire de la bouche, port d'un vêtement de travail, visites dentaires ...), et à quelques mesures préventives nécessaires mais insuffisantes comme l'aération des ateliers, un taux de phosphore dans le mastic à ne pas dépasser, l'ouverture des portes et des fenêtres pendant les repas et les heures de repos, l'utilisation d'essence de térébenthine pour neutraliser les vapeurs de phosphore, la séparation des ateliers considérés comme les plus dangereux, le port d'un masque respiratoire, etc.).

Mais il insiste : aucune de ces mesures ne peut égaler une substitution possible par le phosphore amorphe et demande qu'une loi soit passée en ce sens.

> *Je suis absolument certain que si le phosphore rouge pouvait être interdit la fin de ce fléau interviendrait dans les six mois, à la grande satisfaction des entrepreneurs et pour le bien de la société.*
>
> Bristowe (John Syer), *Op. cit.*, p. 192.

Les règlements sont là mais les nécroses continuent. Peu à peu, les ouvriers se plaignent, se révoltent et demandent des indemnités aux directeurs des usines (voir tome IV) ....

1888, en France, le Préfet de police écrit au ***docteur Brouardel*** (1837, 1906), [89], doyen de la Faculté de médecine, membre des Académies des sciences et de médecine, afin qu'il travaille notamment sur les rapports qu'il a demandés à Gabriel Pouchet, inspecteur des établissements classés, sur les manufactures d'allumettes. Le docteur étudie les rapports et ne peut que constater [89] que malgré les règlements appliqués à la lettre, voire améliorés dans les usines de Pantin et d'Aubervilliers, quatre cas au moins sont apparus en une année. Il conclut en préconisant, avec vigueur, la seule solution possible : la substitution proposée par le ***docteur Tardieu***[806], c'est-à-dire, remplacer le phosphore blanc par le phosphore amorphe.

---

[806] Ambroise Tardieu (1818, 1879), médecin légiste, chef de clinique à l'hôpital de la Charité à Paris.

Il faudra attendre 1896 pour que les consommateurs accueillent favorablement ces nouvelles allumettes et que les dirigeants français acceptent d'utiliser une machine américaine de fabrication continue fonctionnant au phosphore amorphe (voir tome IV).

La présence du phosphore blanc dans le mastic inflammable lui communique des propriétés vénéneuses qui ont donné lieu déjà à plusieurs empoisonnements criminels et à de funestes accidents, et qui, en raison de l'usage universellement répandu des allumettes chimiques, constituent un danger public et permanent.
Le seul remède à ce double péril est la prohibition absolue du phosphore blanc dans la préparation de la pâte des allumettes ou de toute autre composition analogue.
*Le phosphore blanc peut être remplacé pour cet objet particulier par d'autres substances, et notamment par le phosphore rouge ou amorphe qui ne présente aucun des inconvénients du phosphore ordinaire, qui n'est pas vénéneux et avec lequel on peut dès à présent fabriquer des allumettes d'une excellente qualit*é.

Tardieu Ambroise (1818, 1879), *Recueil des travaux du Comité d'hygiène publique de France*, 1867, t. II, p. 211.

En septembre 1906, sept états européens [807] signent la convention internationale sur l'interdiction de l'emploi du phosphore blanc (jaune) dans l'industrie des allumettes de Berne. Elle rentrera en vigueur en 1912[808] (voir tome IV) pour ces pays. Ils seront rejoints par cinq nouveaux pays avant la première guerre mondiale[809] pour atteindre aujourd'hui quarante-huit états signataires.

En signant cette convention les Parties s'engageaient à interdire sur leur territoire la fabrication, l'introduction et la mise en vente des allumettes contenant du phosphore blanc.

Pourtant en ce début de XXème aux Etats-Unis, et malgré la veille des médecins sur les travaux européens en termes d'hygiène industrielle, son utilisation se poursuit. Les médecins américains, qui se disent compétents sur le sujet, affirment qu'aucun cas ne peut exister aux Etats-Unis car les usines américaines **sont très propres**. Mais, devant la réalité des faits, c'est le peuple qui réclame une action à l'US Bureau of Labor qui se retourne vers ***Alice Hamilton***.

---

[807] Allemagne, Danemark, France, Italie, Luxembourg, Pays-Bas et Suisse.
[808] Italie en 2016
[809] Royaume-Uni, Espagne, Afrique du Sud, Nouvelle-Zélande et Norvège.

C'est en 1908 que cette dernière rencontre alors John B. Andrew[810] qui lui fait découvrir son manuscrit. Il y dénombre plus de cent cinquante de *phossy jaw*. Alice mène alors l'enquête[811], précise tous les dangers liés à la substance et se démène pour que le phénomène soit rendu public. En 1909 elle communique sur l'existence d'une substitution possible avec le phosphore rouge.

Avec le soutien du Congrès qui décide de taxer lourdement l'usage du phosphore blanc, le fléau finit par disparaître aux USA...

Miss Addams told me that when she was in London in the 1880's she went to a mass meeting of protest against phossy jaw and on the platform were a number of pitiful cases, showing their scars and deformities.
All this I had learned, but I had been assured by medical men, who claimed to know, that there was no phossy jaw in the United States because American match factories were so scrupulously clean.
Then in 1908 John Andrews ...showed me the report of his investigation of American match factories and his discovery of more than 150 cases of phossy jaw ...
This episode in the history of industrial disease is very characteristic of our American way of dealing with such matters. We learned about phossy jaw almost as soon as Europe did... But while all over continental Europe and England there was eager discussion of this new disease, many cases were reported and all sorts of preventive measures proposed, practically nothing was published in American medical journals from 1851 to 1909, both laymen and public health authorities contenting themselves with the assurance that all was well in our match industry. When, however, the facts were at last made public in 1909, action was prompt.

Hamilton (Alice), *Op. cit.*, pp. 6- 7.

Mais cela ne suffira pas !

Et, partout dans le monde, le phosphore blanc continue d'être utilisé dans l'industrie pour aboutir à de l'acide phosphorique ou des phosphates permettant de fabriquer des engrais et détergents, par exemple.

Il sert aussi dans les grenades et les bombes : pendant la deuxième guerre mondiale, l'utilisation industrielle intensive du phosphore blanc pour les besoins militaires entraînera une nouvelle flambée des cas d'ostéonécrose, notamment en Allemagne[812]. Des dizaines d'années plus tard, parce qu'ils

[810]Andrews (John Bertram), (1880-1943), économiste, co-fondateur de l'Association pour la législation du travail en 1906 et de la revue associée en 1911.
[811] Hamilton (Alice), *Op. cit.*, pp. 116-118.
[812] Jakhi (SA), Parekh (BK), Gupta (S), *Phosphorus necrosis of the maxilla*, 1er octobre 1983, Journal of Oral Medicine, 38(4), pp.174-176.

auront observé de nombreux cas de nécroses de la mâchoire[813], des médecins suisses et français demanderont collectivement à ce qu'une étude sur les effets des biphosphates soit menée.

Le 28 Juillet 1961, un rapport[814] sera publié dans la revue britannique de médecine du travail, sur des cas de nécrose osseuse de la mâchoire apparus durant la décade précédente. **Le phosphore en est la cause, car ce dernier ne reste interdit que pour les allumettes et les ouvriers ou utilisateurs des autres secteurs restent exposés.**

L'empoisonnement au plomb (saturnisme)

En cette période, et bien que plus personne ne démente les méfaits du plomb et ses effets connus depuis longtemps, son utilisation a considérablement augmenté pendant tout le XIXe siècle, Dans de nombreux pays[815], le saturnisme est reconnu comme maladie professionnelle et les lois d'indemnisations commencent à émerger. Beaucoup de médecins se penchent sur cette reconnaissance aux retombées financières importantes et sur ses modalités. En effet, la mise en place de « réparations » en cas de maladies puis de décès reconnus comme professionnels coûte cher. Mais le plomb a aussi ses attraits ! Une belle couleur blanche résistante au mauvais temps, par exemple.

En Grande Bretagne, et depuis les ouvrages d'Alridge, les recommandations sur les risques liés au travail se sont multipliées. Aussi « le Home Office », organe régulateur national, décide-t-il la création de commissions chargées d'investiguer les différents risques professionnels et de décrire les bonnes pratiques de production[816] (voir Tome IV). Les lois se succèdent, de nombreux comités se réunissent et le besoin d'experts spécialistes de certains domaines se fait de plus en plus sentir car la plupart des inspecteurs du travail se préoccupent surtout des accidents, plus visibles, plus médiatisés et coûtant cher.

---

[813] Carrel (Jeab-Pierre), Seeman (Abi Najm), Lysitsa (Stella), Lesclous (Philippe), Lombardi (Thomas), Samson (Jacky), *Phosphorus and bisphosphonates: or the forgotten lessons of the past!,* 2006, EDP Sciences, vol 12, n°1, 14 p.

[814] Hughes (J. P. W.), Baron (R.), Buckland (D. H), Cooke (M. A), Craig (J. D.),Duffield (D. P.), Grosart (A. W), Parkes (P. W. J), Porter (A), Frazer (A. C.), Hallam (J. W.), Snawdon (J. W. E.), Tavenner (R. W. H.), *Phosphorus Necrosis of the Jaw: A Present-Day Study: With Clinical and Biochemical Studies,* Apr. 1962, British Journal of Industrial Medicine, Vol. 19, n°. 2, pp. 83-99, BMJ ed.

[815] Allemagne (1881), UK (1897), France (1919), Belgique (1927).

[816] Bartrip (PWJ), *The Homme Office and the Dangerous Trades: Regulating Occupational disease in Victorian and Edwardian Britain,* The Netherlands: Rodopi, 2002.

C'est ainsi que ***Thomas Oliver***[817], farouche défenseur de la notion de maladie professionnelle, est bientôt choisi pour étudier l'empoisonnement au plomb dans toutes les professions qui utilisent ce métal (il s'occupera aussi du problème du phosphore dans les fabriques d'allumettes et en viendra rapidement à se préoccuper du danger de l'inhalation de toute poussière[818]).

Le docteur Oliver mène donc ses investigations sur le plomb, son utilisation, les métiers concernés, les impacts sur la santé et conclut que la seule démarche possible est d'obtenir une coopération des experts pour éclairer le monde médical. Il va, logiquement, s'appuyer sur les écrits de plusieurs médecins spécialisés dans des domaines divers pour réaliser un ouvrage collectif [90] qui servira de référence jusqu'après la deuxième guerre mondiale.

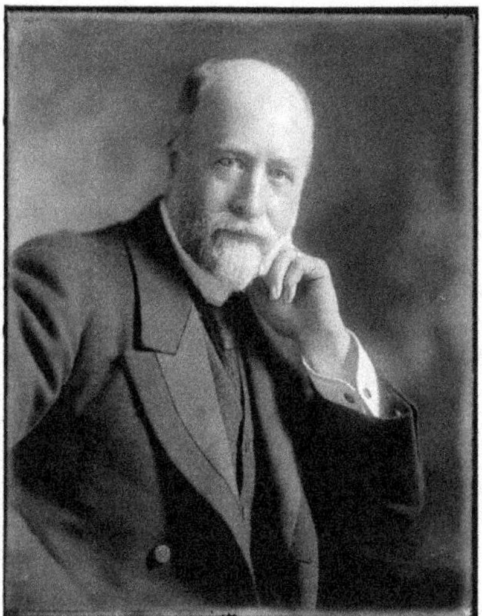

Fig. 92 Sir Thomas Oliver
Harris & Ewing, photographe, vers 1900
Cette œuvre est dans le domaine public
Library of Congress, Prints & Photographs Division, Reproduction number, e.g., LC-USZ62-123456

Cet ouvrage, il n'a voulu y porter aucune critique, et jouer son rôle de coordinateur et non d'éditeur : pas de relecture, pas de correction, pas de guerre entre « écoles ». Trente-huit médecins différents vont collaborer à ce document qui traite de neuf sujets transverses (réglementation, influence de la morphologie, du travail chez soi, besoin de statistiques ...) et propose soixante et un exposés par risques (mécaniques, chimiques, biologiques, ...), par métier (armée, marine, chemin de fer, agriculture, élevage, nettoyage à sec ...), par genre (homme, femme, enfant), par produit (plomb, poussières, mercure, ,...) ou par maladie (anthrax, nystagmus, troubles musculosquelettiques, ...).

En ce qui concerne l'empoisonnement au plomb, il différencie les mineurs et les ouvriers des manufactures de céruse[819] des autres travailleurs. Pour ces derniers, il lui parait évident que seule la combinaison de deux preuves permet

---

[817] Oliver (Sir Thomas), (1853-1942), médecin écossais diplômé en 1874 à l'Université de Glasgow, se rend à Paris afin d'élargir ses connaissances avant de s'installer à Preston (Angleterre) jusqu'en 1878 puis à Newcastle où il commence à enseigner et obtient de nombreuses récompenses pour ses conférences et ses écrits. Il devient une véritable autorité en médecine du travail.

[818] Bishop (WJ), Bartrirp (PWJ), Oliver (Sir Thomas). *Oxford dictionary of National Biography,* 1902.

[819] Aussi appelé blanc de plomb.

d'affirmer avec certitude que le patient souffre de saturnisme : un pouls dicrote[820] associé à une exposition au plomb dans le cadre du travail.

Il insiste : en dehors de cette double preuve, les erreurs de diagnostic, même réalisé par un médecin, sont fréquentes. Face à des maux de ventre et des vomissements et même en présence d'une ligne bleue bien marquée sur les gencives, la confusion avec une appendicite par exemple n'est pas rare et a déjà été révélée lors d'autopsies[821].

Sa préconisation majeure : envoyer les jeunes cadres outre-manche pour qu'ils se forment et jouent leur rôle de préventeurs.

> *I have preferred that each contributor should express his or her own opinions unfettered by editorial requirements, since the object sought is not the promulgation of the views of a particular school, but enlightenment, so that the lot of our working classes may be improved, industrial hygiene promoted, and higher ideals if possible attained.*
>
> J'ai privilégié une approche permettant à chaque contributeur d'exprimer ses propres opinions sans être entravé par des exigences éditoriales, puisque l'objectif recherché n'est pas la promulgation des vues d'une école particulière, mais un nouvel éclairage, afin que le sort de nos classes ouvrières puisse être amélioré, l'hygiène industrielle promue et des idéaux plus élevés atteints si possible.
>
> Oliver (Thomas Sir, Ambroise), *Dangerous trades,* 1902, London, John Murray ed., p. 1.

Samuel King Alcock (1863, 1947) pratique la médecine au Saint Bartholomeus Hospital de Londres. Tout comme Sir Oliver, il s'inquiète de la rapidité avec laquelle certains praticiens rattachent les morts par coliques, paralysies subites, convulsions, fausses couches … à l'empoisonnement au plomb[822]. Il considère que les conclusions sur les décès et leur rapport quasi systématique à une maladie professionnelle sont pour la plupart mal fondés. « *La présence de risques professionnels n'exclut pas les possibilités d'un décès dû à une autre cause* » affirme -t-il et c'est ce paradigme qu'il développera de manière systémique. Il s'érige ainsi en dénonciateur d'une utilisation abusive de la loi de compensation de 1904 et établit une grille d'analyse, extrêmement sévère, de l'historique des patients et des caractéristiques des décès attribués au plomb.

---

[820] Pouls présentant deux pulsations cardiaque systématiques.

[821] Oliver (Thomas Sir, Ambroise), *Op. Cit.,* p. 20.

[822] Alcock (S. King). *An Address On The Uncertainty Of Post-Mortem Evidence In Suspected Lead Poisoning*, The British Medical Journal, vol. 1, no. 2321, 1905, pp. 1371–73. JSTOR, http://www.jstor.org/stable/20285618. Accessed 29 Nov. 2023.

Encore une fois, la loi sur la reconnaissance d'une maladie professionnelle et la compensation attenante entraînent un regard plus sceptique des médecins.

Le docteur Alcock propose notamment un focus spécial sur les personnes présentant potentiellement d'autres causes de morbidité. Sa porte d'entrée : la cause du décès. Il liste ainsi, en s'appuyant sur les dires et écrits de confrères, d'autres facteurs pour les morts par colique, paralysie foudroyante, convulsion délirante ainsi que par coma, fausse couche, ingestion massive de plomb. L'alcool arrive en tête … et donc la responsabilité du travailleur. Il dénonce une invalidité possible des témoignages et, a contrario, avance l'idée qu'un ouvrier puisse cacher ses symptômes pour ne pas perdre son travail. En conclusion, il préconise une autopsie pour tous les cas suspects avant de confirmer le diagnostic.

Ces hypothèses sur les symptômes, causes et conséquences du saturnisme sont toutes, aujourd'hui, démenties par l'OMS[823].

En France, les établissements industriels qui « *répandent une odeur insalubre et incommode* » font, depuis le décret impérial du 15 octobre 1810, l'objet d'une procédure de classement avant autorisation. À compter de l'ordonnance royale du 9 février 1825 : ils sont appelés « établissements dangereux, insalubres et incommodes ». Ceux qui présentent un risque d'incendie ou d'explosion sont traités plus sévèrement que ceux qui sont insalubres ou seulement « gênants » pour le voisinage. Et les établissements travaillant le plomb sont classés dans cette classe trois, …de simple inconvénient.

Pourtant la colique de plomb est tellement répandue que les médecins lui donnent aussi le nom de « colique métallique » englobant ainsi toutes les affections dues à d'autres métaux.

Le ***docteur Octave du Mesnil***[824], connaît bien les méfaits du plomb chez les ouvriers peintres et les fabricants de céruse. Il sait que ses sels *multiplient chaque jour les cas d'intoxication saturnine.*

---

823 Organisation mondiale de la santé, Intoxication au plomb et santé, 31 août 2022, https://www.who.int/fr/news-room/fact-sheets/detail/lead-poisoning-and-health#.

824 Fleury du Mesnil (Octave, Victor, Germain), né le 22 novembre 1832 à Vitry-le-François, décédé le 25 juillet 1898 à Paris, Médecin. spécialiste d'hygiène publique et des questions sociales, notamment en milieu industriel et ouvrier. Fut maire de Créteil. - Collabora aux "Annales d'hygiène" et au "XXe siècle".

Il a lu[825] les rapports du ***Dr. Beaugrand***[826] sur les problèmes liés à la *vitrification des étiquettes en émail sur les flacons,* ceux des docteurs. ***Ladreit de la Charrière et Archambault***[827] sur les problèmes des ouvrières travaillant à la controxydation du fer, ou encore ceux du ***Dr. Chevallier*** sur les cartons et papiers moirés et sur les papiers de bonbons. Mais voici qu'il observe une situation qui n'avait pas encore été décrite. Celle des fabricants de meubles laqués à la chinoise. La présence du plomb y est certaine dans la couche d'enduit ! Il prélève des échantillons de cet enduit qui peut être blanc, jaune ou noir et les fait analyser. Le verdict tombe : ces peintures en contiennent une forte concentration. Il étudie également le process de fabrication desdits meubles et note les états de santé passés et présents des ouvriers à chaque poste.

Peinture, séchage au four, ponçage en trois passages, le dernier passage étant le seul pour lequel le ponçage se fait par voie humide, à la pierre ponce, et par une équipe différente.

Il observe, compile les données et conclut :

- le dernier polissage, humide, n'entraîne aucun empoisonnement au plomb ;
- les peintres sont rarement atteints ;
- les ouvriers polissant au papier de verre sont affectés de coliques saturniennes après quelques mois à ce poste.

Toutes affirmations étayées ensuite par les constats faits dans d'autres usines produisant des meubles de ce type. Il lui paraît « *incontestable que l'intoxication se produit par suite de l'absorption de quantités considérables de poussières qui sont tenues en suspension dans l'air et sont inspirées par les ouvriers ponceurs.* » Et il ajoute que d'autres facteurs sont à prendre en compte comme « *la négligence,* le *défaut de propreté et les habitudes d'intempérance de cette catégorie d'ouvriers*[828] ».

Il conclut en demandant à la commission de classer cet établissement en classe trois et propose des solutions de prévention : interdire toute alimentation ou boisson dans les ateliers, aérer et ventiler la salle de ponçage, se laver les mains et la bouche avec du vinaigre avant de manger, boire ou quitter l'atelier et porter des vêtements de travail.

---

825 Layet (Alexandre), *Hygiène des professions et des industries*, 1874, Paris, Annales d'hygiène publique et de médecine légale série 2, n° 41. - Jean-Baptiste Baillière.

826 Beaugrand (), *Accidents saturnins observés chez des ouvriers employés à la vitrification des étiquettes en émail sur des vases destinés à la chimie et à la pharmacie*, in- 8°, 12 p., Le Moniteur scientifique, Journal des sciences pures et appliquées spécialement consacré aux chimistes et aux manufacturiers, rééd. Dr. Guesneville, Tome IV, formant l'année 1862, pp. 5- 20.

827 Archambault, *Intoxication saturnine par la poussière de cristal chez les ouvriers qui travaillent à la controxydation du fer*, Archives de médecine générale,1861.

828 Fleury du Mesnil (Octave, Victor, Germain), *Op. cit.*, p. 338.

Il n'obtiendra pas gain de cause pour le classement de ces manufactures en classe trois, le Comité consultatif des arts et manufactures s'y opposant en arguant du fait que les ouvriers ne faisaient pas partie du voisinage ! (voir tome IV).

Le docteur ***Ladreit de Lacharrière*** procède de même, en visitant la cristallerie Engler et Krauss dans laquelle travaillent deux personnes admises à l'hôpital Cochin où il exerce. Leur travail consiste à répandre de la poussière de verre sur des supports de télégraphie. Il découvre que cette poussière est obtenue à partir de poussière de cristal et contient donc une quantité importante de plomb. Immédiatement, le Dr. Ladreit rédige un rapport[829], l'envoie à la préfecture de police qui transfère cette information au Conseil de Santé Publique. L'affaire sera prise en main par Alphonse Chevallier.

Les Etats-Unis, s'inspirent de l'Europe et les échanges se multiplient sur le sujet.

1910, le gouverneur de l'Etat de l'Illinois crée une commission composée de cinq médecins et chargée d'étudier les accidents et maladies professionnelles ainsi que l'état de l'hygiène industrielle locale. ***Alice Hamilton*** en obtient la direction. Devant l'immensité de la tâche, la commission décide tout d'abord de se partager les thèmes à traiter et de se concentrer sur quelques dangers : le plomb (Alice H.), le cuivre (Dr ***Hayburst***), le monoxyde de carbone (***Docteurs Apfelbach*** et ***Karasek***), les cyanides et la térébenthine, puis en 1911 les changements de pression par le Dr ***Bassoe*** …

Le champ des activités exposant au plomb est plus que vaste. Aussi, la décision d'Alice H. est prise : son prochain objectif sera de défricher, avec ses étudiants, un terrain quasi inconnu aux Etats-Unis : la diversité des expositions à ce métal. Et ceci, notamment en différenciant le nombre de cas chez ceux qui poncent l'émail et ceux qui l'appliquent (les émailleurs).

---

[829] Ladreit de Lacharrière (Jules, François, René), *De l'Intoxication Saturnine par la Poussière de Verre*, Archives Générales de Médecine, Vol. 2, Paris, Labé, 1859, pp. 611- 651

S'appuyant sur un protocole rigoureux mais qui écarte les nombreux cas ne présentant pas à la fois la fameuse ligne brune des gencives et une anamnèse confirmant l'exposition au plomb, elle procède à un interrogatoire serré de tous les travailleurs de la première entreprise visitée.

> *There are two kinds of people, the ones who say 'Somebody ought to do something about it but why should it be I?' and those who say "Somebody must do something about it, then why not I?'*
> l y a deux sortes de personnes : celles qui disent : « Quelqu'un devrait faire quelque chose, mais pourquoi serait-ce moi ? » et celles qui disent : « Quelqu'un doit faire quelque chose, alors pourquoi pas moi ? »
>
> Hamilton A., *Ibid*, p. 32.

Cinquante-quatre d'entre eux sont alors déclarés atteints de saturnisme et trente-huit non comptabilisés comme tels (avec le recul, elle affirmera que cette dernière cohorte aurait dû être classée comme probablement atteinte)[830]. Alice enchaîne les visites d'entreprises avec un nouveau regard et entame un travail colossal. Elle est sans doute aiguillonnée par le fait qu'aucune des instances reconnues en hygiène industrielle n'ait encore traité le sujet des maladies plus insidieuses liées à des empoisonnements lents[831] ce qui forme sans doute son premier obstacle contre la prévention : les croyances bien ancrées. Ses premières explorations lui démontrent le danger du plomb, poison invisible et pernicieux. Ainsi, les maladies liées au plomb ne proviendraient que d'un manque d'hygiène des mains et des ongles.

Sa méthode pour obtenir un changement de paradigme : analyser, compiler des preuves sur la dangerosité des poussières et fumées, rester à l'écoute, démontrer, convaincre, accompagner. Sa découverte n'est pas nouvelle : elle a lu Tanquerel des Planches[832,833] et connaît les risques. Mais elle utilise ses compétences de biologiste et son regard digne de celui d'un ingénieur, prend le temps d'étudier les process en place et de proposer des modes de prévention « accessibles » aux entrepreneurs. Bien sûr, et à la demande du gouverneur, ses écrits anonymisent les entreprises concernées mais elle a vu ! Elle a compris ! Et infatigable, elle consacrera le reste de sa vie à la recherche des dangers liés au travail et aux possibles solutions de prévention.

---

830 Hamiton (Alice), *Exploring the dangerous trades: the autobiography of Alice Hamilton*, M.D., Boston, North eastern University Press, 1943, pp. 138-139.

831 *Ibid.*, p. 3.

832 Tanquerel des Planches (Louis), *Essai sur la paralysie de plomb ou saturnine*, Thèse de doctorat en médecine de la faculté de Paris, 1834.

833 Tanquerel des Planches (Louis), *Traité des maladies de plomb ou saturnines*, t. 1, Paris, Ferra, 1839, 580 p.

Elle déniche la présence de plomb dans tant de situations : les fours des fonderies, l'arasage des peintures au plomb, les pelletées de blanc de plomb ... Mais elle est certaine qu'il ne sert à rien d'alerter les inspecteurs. Alors, elle décide, sans aucune formation préalable, de rechercher l'origine des dangers et petit à petit, de persuader les responsables d'améliorer la situation. Et ... elle s'étonne elle-même de constater l'efficacité de sa méthode : observer, échanger, comprendre, proposer, écouter, reproposer ... sans hésiter à affronter certains chefs d'entreprise qui, indignés, parient que leur industrie est saine et sans danger ... avant de déchanter[834]. Pour elle, pas de secret, **lorsque l'employeur est convaincu, il agit !**

Octobre 1910, Alice participe au quatrième congrès international sur les accidents et les maladies professionnelles. Elle y fait une conférence sur le plomb et en ressort mortifiée : elle n'a pas su répondre aux questions de l'auditoire (nombre d'empoisonnements dans tel ou tel type d'industrie, réglementation, etc.). Elle prend un nouveau virage, décide d'abandonner la recherche, de se consacrer à la prévention et de passer à l'action avant d'élargir son champ d'action aux risques toxicologiques.

Et elle est efficace. Sa première visite dans une usine de Saint Louis entraîne, en deux années, une véritable métamorphose. Elle découvre, à cette occasion et en échangeant avec un ouvrier, qu'une autre maladie professionnelle liée à la poussière de silice cause aussi de gros dégâts...

---

[834] Hamilton (Alice), *Op. cit.*, pp. 7-9.

Conclusion

Tandis que les risques mécaniques sont plus facilement détectés, leurs impacts plus rapidement visibles et leur prévention plus largement prise en charge par des ingénieurs et des physiciens, les effets des produits dits chimiques sont plus longs à se révéler, les diagnostics plus difficiles à poser, d'autant que la radiologie vient tout juste d'être découverte. C'est le cas notamment des risques liés aux poussières qui affectent différents organes et font l'objet de nombreux échanges, discussions, controverses -le plus souvent constructives - entre médecins.

L'hygiénisme a gagné bien du terrain sur la médecine classique et, pour convaincre, les médecins n'oublient pas de prouver leurs assertions avec de nombreuses statistiques.

Les collaborations entre médecins, chimistes et ingénieurs se renforcent et se multiplient.

Les avancées sur les maladies pulmonaires et l'étude approfondie des prélèvements réalisés après autopsie permettent de distinguer les maladies pulmonaires d'autres maladies. Les travaux sur les poussières se multiplient. Mais si celles-ci commencent à être regardées de manière différente selon qu'elles proviennent de telle ou telle matière, nous sommes encore bien loin de la compréhension des causes de la silicose.

A la veille des deux guerres, Thomas Oliver fait le constat d'une demande sociale de transparence sur les risques professionnels et sur la nécessité d'une coopération entre experts des différents risques, aucun d'entre eux ne pouvant être réellement pointu sur tous.

La mosaïque de pays riches et industrialisés reconnaissant le besoin de médecins spécialisés en hygiène industrielle, les échanges sont de plus en plus nombreux entre « voisins ».

Les discussions s'enchaînent, notamment au sein des congrès internationaux de santé au travail, avec des enjeux fortement liés à la reconnaissance de cette maladie comme professionnelle, à la notion d'inaptitude comme aux frais que cela entraîne … Pourtant les réflexions et arguments utilisés dans le débat font réellement avancer la compréhension des risques professionnels et les moyens de prévention proposés.

Dans un monde dont l'équilibre semble fragile, les médecins, malgré leurs avancées tant dans leurs multiples découvertes que dans l'amélioration des échanges, affrontent régulièrement de nouveaux défis.

La médecine, en se spécialisant est devenue plus performante. Dans le même temps les évolutions des technologies et des organisations se sont révélées parfois antagonistes avec la santé des travailleurs.

L'hygiène et la santé publique ont ouvert les premières voies à la prévention. Un long chemin parcouru, un long chemin encore à faire.

Mais de nouveaux défis vont bientôt rebattre les cartes.

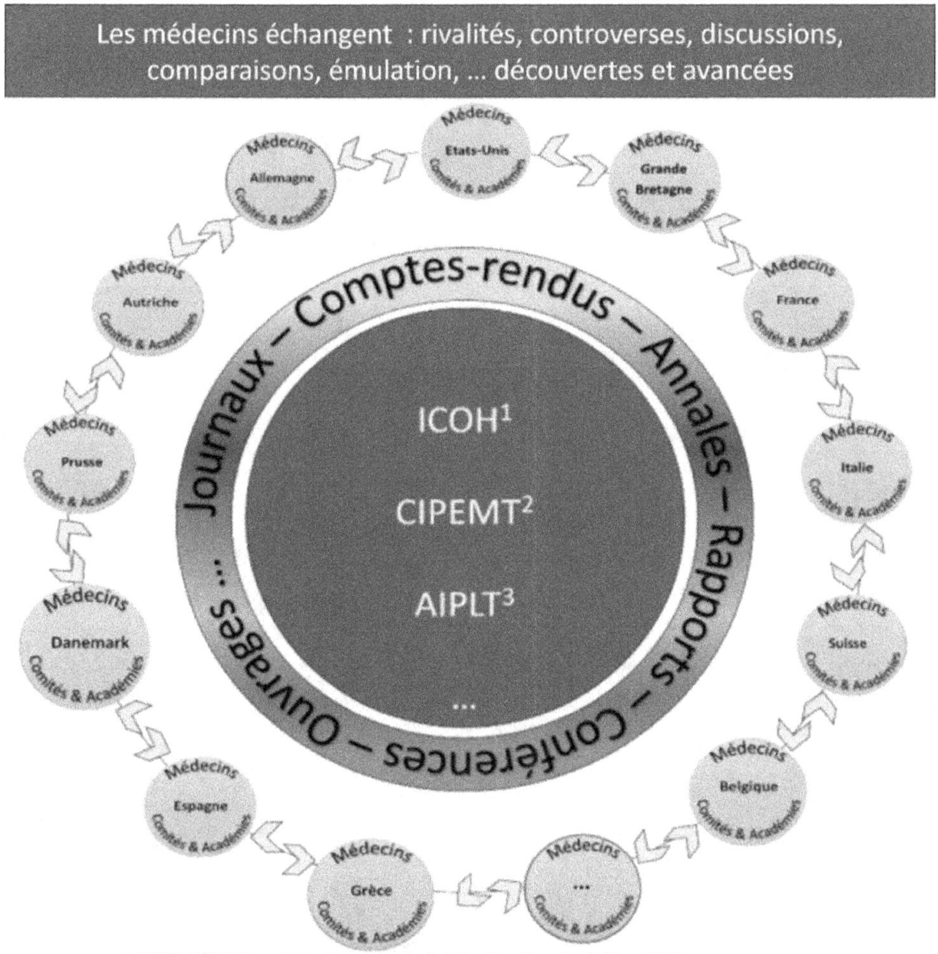

1. ICOH (CIST) Commission Internationale de la Santé au Travail. Créée en 1906.
2. CIPEMT Commission Internationale Permanente pour l'étude des maladies du travail. Créée en 1906.
3. AIPLT. Association internationale pour la protection légale des travailleurs. 1901.

Planche X– © Catherine Montagnon – L'Humanité et le travail- Tome I - 2025

BIBLIOGRAPHIE

[1] Entretien avec Albert Zink, chercheur spécialiste d'Ötzi -Académie suisse des sciences humaines et sociales-29 Avril 2019 - https://sagw.ch/fr/assh/offre/publications/details/news/interview-mit-dem-oetzi-forscher-albert-zink/-

[2] Vinel (Abel) et Pialoux (Jacques), *Médecine de l'Ancienne Egypte et Médecine Traditionnelle Chinoise*, Aix en Provence, Conférence donnée au Registre européen et français de synergétique, 31 octobre 2005.

[3] Thorwald (Jurgen), *Histoire de la médecine dans l'Antiquité*, Paris, Hachette, 1966, 330 p.

[4] Metm, *Satire des Métiers*, Papyrus Sallier II, British Museum, Londres, trad. Vernus, 2001, 2 p.

[5] Société de médecins, Andrey, Caille, Chambon, Chamseru, de Brieude, Doubmet , Faure, Fourcroy, Goulin, Hallé, Huzrd, JeanRoi, Laguerenne, La Porte, Macquart, Mahon, Mauduyt, Saillant, Thouret, Verdier, Vicq Dazye, *Encyclopédie méthodique de médecine, tome II* , Paris, Panckoucke, 1790, 774 p.

[6] Hippocrate, *Traduction des Œuvres complètes* – Paris, Bailleul & Files -1861, 480 p.

[7] Lombard (Jean), Aristote et la médecine, Paris, L'Harmattan, 2004, 160 p.

[8] Société de médecins, Andrey, Caille, Chambon, Chamseru, de Brieude, Doubmet , Faure, Fourcroy, Goulin, Hallé, Huzrd, JeanRoi, Laguerenne, La Porte, Macquart, Mahon, Mauduyt, Saillant, Thouret, Verdier, Vicq Dazye, *Encyclopédie méthodique de médecine, tome IV* , Paris, Panckoucke, 1792, 896 p.

[9] Société de médecins, Andrey, Caille, Chambon, Chamseru, de Brieude, Doubmet , Faure, Fourcroy, Goulin, Hallé, Huzrd, JeanRoi, Laguerenne, La Porte, Macquart, Mahon, Mauduyt, Saillant, Thouret, Verdier, Vicq Dazye *Encyclopédie méthodique de médecine, tome VI* , Paris, Panckoucke, 1793, 78 p.

[10] Pline l'Ancien, *Histoire naturelle de Pline avec la traduction en français*, vol.1, par E. Littré, Paris, Firmin-Didot & Cie, 1877, 766 p.

[11] Société de médecins, Andrey, Caille, Chambon, Chamseru, de Brieude, Doubmet , Faure, Fourcroy, Goulin, Hallé, Huzrd, JeanRoi, Laguerenne, La Porte, Macquart, Mahon, Mauduyt, Saillant, Thouret, Verdier, Vicq Dazye *Encyclopédie méthodique de médecine, tome III* , Paris, Panckoucke, 1790, 779 p.

[12] Société de médecins, Andrey, Caille, Chambon, Chamseru, de Brieude, Doubmet , Faure, Fourcroy, Goulin, Hallé, Huzrd, JeanRoi, Laguerenne, La Porte, Macquart, Mahon, Mauduyt, Saillant, Thouret,

Verdier, Vicq Dazye *Encyclopédie méthodique de médecine,* Paris, Panckoucke, 1824,tome XI, 764 p.

[13] Leclerc (Lucien), *Histoire de la médecine arabe*, Paris, Ernest Renoux, 1876, livre IV, 466 p.

[14] Talmud Jérôme, 2016, Une page médiévale de l'histoire de la pharmacie avec le Traité des Poisons de Moïse Maïmonide. Revue d'histoire de la pharmacie, 92ème année n°344, 2004, pp.607-613

[15] Figuier (Louis), *Vie des savants illustres du Moyen-âge*, Paris, Hachette& Cie, 1877, 503 p.

[16] de Villeneuve (Arnaud), *Opera medica omnia,* Barcelona, Publicación i Ediciones de la Universidad de Barcelona, 2014, 16 vol.

[17] Ozanam (Jean Antoine François) *-Histoire médicale générale et particulière des maladies épidémiques, contagieuses et épizootiques qui ont régné en Europe depuis les temps les plus reculés jusqu'à nos jours*, Paris, JM Boursy, 1835, 322 p.

[18] Léonicène (Nicolas), *De Plini et aliorum medicorum in medicina erroribus*, Ferrare, Henricus Petrus Basileae Maciochium, 1529,318 p.

[19] Fernel (Jean), *Le meilleur traitement du mal vénérien*, 1579, traduction, préface et notes par L. Le Pileur, Paris, G. Masson éd., 1879, 395 p.

[20] Baillou (Guillaume de), *Epidemiorum & ephemeridum, libri duo*, Paris, Quesnel, édition Thévart, 1640, 2 livres réunis, 206 p.

[21] Harvey (William), *La circulation du sang. Des mouvements du cœur chez l'homme et chez les animaux,* Traduction française par Charles Richet, Paris, G. Masson, 1879, 287 p.

[22] Poterius (Petrus), *Pharmacopola Spagirica*, Bologne, I. Monte & C. Zeneri, 1635, 542 p.

[23] Ramazzini (Bernardino), *Essai sur les maladies des artisans*, traduit du latin par Mr De Fourcroy , Paris, Moutard imprimeur, 1777, 573 p.

[24] Société de médecins, Andrey, Caille, Chambon, Chamseru, De Brieude, Doubmet , Faure, Fourcroy, Goulin, Hallé, Huzrd, JeanRoi, Laguerenne, La Porte, Macquart, Mahon, Mauduyt, Saillant, Thouret, Verdier, Vicq Dazye, *Encyclopédie méthodique de médecine, tome I ,* Paris, Panckoucke, 1793, 779 p.

[25] Koulisher (Joseph), La grande industrie aux XVIIe et XVIIIe siècles : France, Allemagne, Russie, Annales d'histoire économique et sociale, 3ème année, n°9, 1931, pp. 11-46; doi : https://doi.org/10.3406/ahess.1931.1298; https://www.persee.fr/doc/ahess_0003-441x_1931_num_3_9_1298

[26] Felton (John Spencer), *200 years of occupational medicine in the US*, Journal of occupational medicine, 1976, n°18, pp 809_817.

[27] Société de médecins, Andrey, Caille, Chambon, Chamseru, de Brieude, Doubmet , Faure, Fourcroy, Goulin, Hallé, Huzrd, JeanRoi, Laguerenne, La Porte, Macquart, Mahon, Mauduyt, Saillant, Thouret,

Verdier, Vicq Dazye, *Encyclopédie méthodique de médecine, tome VII*, Paris, Panckoucke, 1798, 776 p.

[28] Jenner (Edouard), *An inquiry into the causes and effects of the variolae vaccinae, a disease discovered in some of the western counties of England (Enquête sur les causes et les effets de la vaccine de la variole,* Londres, éd. par l'auteur,1801, 182 p

[29] Portal (M.), *Histoire de l'anatomie et de la chirurgie,* Paris, Didot, 1770, tome I, 658 p.

[30] Morgagni (Jean-Baptiste), *De sedibus et causis morborum per antomen indugatis libri quinque (Recherches anatomiques sur le siège et les causes des maladies)*, Paris, A. Delahaye, 1855, tome I, 546 p.

[31] Laffisse, *Eloge de Vicq-Dazyr*, lu à la deuxième séance publique de la Société de Médecine le 22 brumaire an VI (12 novembre 1797), 27 p

[32] Frank (Johan Peter), *System einer vollständigen medicinische Policen,* Mannheim, 1779, 1788, t. I-IV; Stuttgart, 1813, t. V; Wien, 1819, t. VI.

[33] Mac Dunn (Peter), *Dr William Buchan (1729, 1805) and his Domestic medicine*, Arch Dis Child Foetal Neonatal Ed 2000;83: F71- F73.

[34] Valentin (Michel), *Jacques Tenon, précurseur de la médecine sociale,* 25 Janvier 1975, Société Française d'Histoire de la Médecine, Communication présentée, pp. 65 -73.

[35] Young (J. H.), *James Blundell experimental physiologist and obstetrician*, Med Hist. 1964 Apr;8(2):159-69. doi: 10.1017/s0025727300029409. PMID: 14139095; PMCID: PMC1033367.

[36] Larrey (D. J.), *Relation historique et chirurgicale de l'expédition de l'armée d'Orient en Egypte et en Syrie,* Paris, An XI-1803, Demonville et sœurs imp., 480 p.

[37] Larrey (D. J.), *Mémoires de chirurgie militaire et campagnes du baron D. J. Larrey,* Paris.

[38] Percy (Baron), *Journal des campagnes,* Paris, Tvp. Plon -Nourrit et Cie, Vol 1, 382 p.

[39] Dufriche baron Desgenettes (Jean), *Histoire médicale de l'Armée d'Orient,* Paris, chez Croullebois & chez Bossange, Masson, Cibesson, 1802, 443 p.

[40] Bernard (Claude), *Introduction à l'étude de la médecine expérimentale*, [Paris, J.B. Baillère & Fils, 1865, 400 p.

[41] Mémoires de l'Académie royale de médecine, *Éloge de M. Le Baron Corvisart,* Paris, Londres, Bruxelles, Tome premier, 1828, J.B. Baillère, pp.107 -133.

[42] Pollitzer (R.), *Le choléra,* Genève, OMS, 1960, 1065 p.

[43] Théodorides (Jean), *Casimir Davaine et les débuts de la bactériologie médicale*, 1964, conférence donnée au palais de la découverte, n°95, 32 p.

[44] Mémoires de l'Académie royale de médecine, Tome premier, Paris, Londres, Bruxelles, 1828, J.B. Baillère, Eloge de Monsieur le chevalier Cadet de Gassicourt, pp. 134- 158.

[45] Roux (Paul), *Recueil des travaux du comité consultatif d'hygiène publique de France et des actes officiels de l'administration sanitaire- tables-répertoire des matières contenues dans les tomes 1 à 20, 1872-1890, et notice sommaire sur l'organisation, le fonctionnement et la composition du comité consultatif d'hygiène publique de France depuis sa création le 10 août 1848 jusqu'au 31 décembre 1890*, Melun, Imprimerie administrative, 1895, 564 p.

[46] Préfet de Police, *Rapports généraux des travaux du Conseil de salubrité pendant les années 1829 à 1839 inclusivement*, Paris, De Lottin de Saint-Germain imp., 1840, 277 p.

[47] Gallard (T), *Notice sur J.-A. Guérard*, Paris, lue en séance de la société de médecine légale, 12 Octobre 1874.

[48] Cleeland (J.), Burt (S), *Charles Turner Thackrah: a pioneer in the field of occupational health*, Leeds, 1996, Occupational health review, vol 45, n°6, pp 285-297

[49] Meiklejohn A. *The Life, Work and Times of Charles Turner Thackrah*, Edinburgh and London, 1957, E. & S. Livingstone Ltd., 295 p.

[50] Thackrah (Charles Turner), *The Effects of Arts, Trades and Professions and of Civic States and habits of living on Health and Longevity with suggestions for removal of many of the agents which produce disease and shorten the duration of life,* 1832, London, Longman &Cie, second edition, greatly enlarged, 179 p.

[51] Greenhow (Edward Headlam), *The Results of an Inquiry into the different Proportions of Death produced by certain Diseases in different Districts in England*, 1858, Londres, communication to the General Board of Health, 219 p.

[52] *Public health: fourth report of the medical officer of the privy council with appendix (presented pursuant to Act of Parliament)*, 11 April 1862, London, The House of Commons, communication made in 1861, 195 p.

[53] Holdsworth (Clarke), *Dr John Thomas Arlidge and Victorian Occupational Medicine,* Cambridge, 1998, Cambridge University Press, Medical History, 42(4), doi:10.1017/S0025727300064358, pp. 458- 475.

[54] Oraison funèbre, *Obituary of John Thomas Arlidge, B.A., M. D. Lond., F.R.C.P., Physician to The North Staffordshire Infirmary,* 4 Novembre 1899, The British medical journal, p.1325- 1326.

[55] Arlidge (John Thomas), *On the Sanitary State of the Staffordshire Potteries, with especial reference to that of the Potters as a class, their Mortality, and the Diseases; prevalent among them*, 1864, The British and foreign medico-chirurgical review, 34(67), pp. 216- 217.

[56] Leboutte (René) & al., *Un siècle d'histoire industrielle (1873-1973), Belgique, Luxembourg, Pays-Bas, industrialisation et sociétés*, Paris, Sedes, 1998, 298 p.

[57] Viaene (Patrick), *Le concept de "cite ouvrière" du chirurgien Adolphe Burggraeve (1806 - 1902) dans le cadre de l'amélioration des conditions de logement des travailleurs à Gand (Belgique) au XIXe siècle,* Article paru dans, Villages ouvriers, Utopie ou réalités ? Actes du colloque international au Familistère de Guise (16- 17 octobre 1993), L'archéologie industrielle en France, N° 24-25, 1994, 32 p.

[58] Ducpetiaux (Charles), *De la condition physique et morale des jeunes ouvriers et des moyens de l'améliorer,* Bruxelles, Maline, Cans et compagnie éditions,1843.

[59] Patissier (Philibert), *Traité des maladies des artisans, et de celles qui résultent des diverses professions*, Paris, 1822, J.-B. Baillère, 491 p

[60] Béclard (J) et Henri (Roger), Bulletin de l'académie royale de médecine, Paris, 1877, G. Masson, pp 250-259.

[61] Layet (Alexandre), *Hygiène des professions et des industries,* Paris, J.-B Baillère et Fils, 1875, 587 p.

[62] Valentin (Michel), *Louis-René Villermé (1782,1863), aperçu biographique*, Communication présentée à la séance du 11 décembre 1932 de la Société française d'histoire de la médecine, 16 p.

[63] Villermé (Louis-René), *Tableau de l'état physique et moral des ouvriers employés dans les manufactures de coton, de laine et de soie*, Paris, Jules Renoir & Cie, 1840, 451 p.

[64] Eichholzer (E.), *La mission sociale de Fridolin Schuler, inspecteur des fabriques,* Revue syndicale suisse, 1951, Berne, pp. 71-85.

[65] Ayaß (Wolfgang), *Schuler Fridolin,* Neue Deutsche Biographie, Vol. 23, Duncker & Humblot, Berlin 2007, p. 681 et suivantes.

[66] Wolff (Irene), *Ludwig Hirt, Repräsentant der Arbeitsmedizin in Deutschland während der Periode des Übergangs vom Industriekapitalismus zum Monopolkapitalismus,* 1984.

[67] Eulenberg (Hermann en latin Arminius), *De tela elastica,* 28 août 1836, .Berolini Formis nietackianis, 29 p.

[68] Giordano (Alfonso Junior), *Alfonso Giordano : da Lercara a Parigi attraverso il servizio al territorio*, paru dans l'appendice de l'ouvrage de Malta (Renalto), Storia delle parassitosi nelle Zolfare di Sicilia, pp. 99- 115.

[69] Istituto della Enciclopedia Italiana fondata da Giovanni Treccani, *Canalis, Pietro*, Dizionario Biografico degli Italiani - Volume 17 (1974)

[70] Public Health Service, US Department of health, Education and welfare, *Trends in employee Health Services,* US Government Printing Office, 1965, 108 p.

[71] Hamilton, Alice, *Exploring the dangerous trades: the autobiography of Alice Hamilton, M.D.,* Boston, North eastern University Press, 1943, 434 p.

[72] Kennedy (Paul), *Naissance et déclin des grandes puissances : Transformation économiques et conflits militaires entre 1500 et 2000*, Paris, Payot, 2004 [1989],

[73] Von Bibra (Freiherr Ernst) & Geist (Lorenz), *The diseases of the Workmen employed in Lucifer Manufactories, and especially the Affection of the Maxilla, produced by the vapours of Phosphorus, considered in their Chemico-physiological, Medico-chirurgical and Forensic Relations,* 1847, Erlangen, Verlang von Carl Heyden, 347 p.

[74] Cartwright (Frederick F), *Joseph Lister, British surgeon and medical scientist,* Londres, Britannica, https://www.britannica.com/biography/Joseph-Lister-Baron-Lister-of-Lyme-Regis

[75] Lister '(Sir Joseph), *On a New Method of Treating Compound Fracture, Abscess, etc., with Observations on the Conditions of Suppuration,* Lancet, 1867, vol. I, p.1-36.

[76] *On the Antiseptic Principle in the Practice of Surgery. A Paper read before the British Medical Association in Dublin on August 9, 1867;* British Medical Journal, 1867, vol. II, p. 246.

[77] *Illustrations of the Antiseptic System of Treatment in Surgery* Lancet, 1867, vol. VI, p. 668.

[78] Bentivegna (R.), *Il senatore Giulo Bizzozero,* 1890, Rivista d'Igiene e sanità pubblica, pp. 650- 651.

[79] Salvioli (G) e Foà (P.), S*ull'origine dei globuli rossi del sangue*, Archivio per le scienze mediche, vol. IV. n°. 2., pp. 1-48.

[80] Bizzozero (Giulio) e Salvioli (G), *Ricerche sperimentali sulla ematopoes splenica*, Archivio per le scienze mediche, vol. IV. n°. 2., pp. 49-67.

[81] Biscione FM*: Luigi Devoto. Dizionario Biografico degli Italiani.* Treccani, Roma, 1991.

[82] Fustinoni (Silvia), Riva (Michèle A.), *I primi passi dell'igiene industriale e della tossicologia occupazionale presso la Clinica del Lavoro di Milano sotto la guida di Luigi Devoto,* December 2019, La Medicina del lavoro, n°110, pp. 24-35. DOI : 10.23749/mdl.v110iS1.8814

[83] MM. Armaignac, Chibret, Coppez, Gayet, Meyer, Panas, Parinaud et Parent, Bulletins et mémoires de la société française d'ophtalmologie, 1892, Paris, Typographie Gaston Née, 520 p.

[84] Ministère de l'industrie et du travail - administration des mines, Annales des Mines de Belgique, 1911, Bruxelles, Imprimerie L. Narcisse, 151 p.

[85] Romiée (Hubert), *Etude sur le nystagmus des houilleurs*,1892, Bruxelles. H. Manceaux.

[86] Libert (Joseph), *Congrès international des maladies professionnelles – rapport*, Annales des Mines de Belgiques, Tome VI, 1911, Bruxelles, Imprimerie L. Narcisse.

[87] Moret (Albert), *Contribution à la pathogénie du nystagmus des houilleurs*, 1912, Congrès international de la santé au travail de 1910, J. Goemaere, Bruxelles, 185 p.

[88] Bibra (Ernst von), Gheist, *Die Krankheiten der Arbeiter in der Phosphorzundholz Fabriken*, 1847, Erlanger, 59 p.

[89] Brouardel (Paul), *Hygiène des ouvriers employés dans les fabriques d'allumettes chimiques , AHPML, troisième série,* 1889, pp. 69-70.

[90] Oliver (Sir Thomas), *Dangerous Trades, the historical, social, and legal aspects of industrial occupations as affecting health, by a number of experts*, 1902, Londres, Thomas Oliver éd., 891 p.

Structures éditoriales du groupe L'Harmattan

L'Harmattan Italie
Via degli Artisti, 15
10124 Torino
harmattan.italia@gmail.com

L'Harmattan Hongrie
Kossuth l. u. 14-16.
1053 Budapest
harmattan@harmattan.hu

L'Harmattan Sénégal
10 VDN SICAP AMITIE 3
BP 45034 Dakar-Fann
direction@senharmattan.com

L'Harmattan Cameroun
Tsinga/Derrière polyclinique FECAFOOT
BP 11486 Yaoundé
Jacques.koukam@harmattan.fr

L'Harmattan Burkina Faso
Villa 281, secteur 23 623, rue 14.32
Ouagadougou
zagbie@outlook.fr

L'Harmattan Guinée
Almamya, rue KA 028 OKB Agency
BP 3470 Conakry
harmattanguinee@yahoo.fr

L'Harmattan RDC
185, avenue Nyangwe
Commune de Lingwala – Kinshasa
matangilamusadila@yahoo.fr

L'Harmattan Congo
219, avenue Nelson Mandela
BP 2874 Brazzaville
deunovmikhael@gmail.com

L'Harmattan Mali
Immeuble Mgr Jean Marie Cissé
Aci Hamadallaye
BP 145 Bamako
syllaka@yahoo.fr

L'Harmattan Togo
Djidjole – Maison Amela
face EPP BATOME
02 BP 20680 Lomé
didieramela11@gmail.com

L'Harmattan Côte d'Ivoire
Résidence Karl – Cité des Arts
Abidjan-Cocody
03 BP 1588 Abidjan
harmattan.ivoire@gmail.com

L'Harmattan Bénin
Rue 604, (Immeuble à l'entrée
de la rue UCAO- Cite de Saint-Jean)
Cotonou
stepcorpus@gmail.com

Nos librairies en France

Librairie internationale
16, rue des Écoles
75005 Paris
librairie.internationale@harmattan.fr
01 40 46 79 11
www.librairieharmattan.com

Librairie des savoirs
21, rue des Écoles
75005 Paris
librairie.sh@harmattan.fr
01 46 34 13 71
www.librairieharmattansh.com

www.ingramcontent.com/pod-product-compliance
Lightning Source LLC
LaVergne TN
LVHW011158061026
849535LV00003B/773